普通高等教育中医药类创新课程"十三五"规划教材
全国高等中医药院校教材

主　编
袁　颖　都广礼

副主编
李　然　张文风　王海颖　郭晶磊　赵海平　杭爱武

方药学

（第 2 版）

供康复·护理·营养·卫生管理·运动医学·药学等专业用

本书配套数字教学资源

微信扫描二维码，加入方药学读者
交流圈，获取配套学习课件、课后
习题等板块内容，夯实基础知识

上海科学技术出版社

普通高等教育中医药类创新课程"十三五"规划教材
全国高等中医药院校教材

图书在版编目(CIP)数据

方药学/袁颖,都广礼主编. —2版. —上海:上海科
学技术出版社,2020.10(2024.1重印)
普通高等教育中医药类创新课程"十三五"规划教材
全国高等中医药院校教材
ISBN 978-7-5478-4752-7

Ⅰ.①方… Ⅱ.①袁…②都… Ⅲ.①方剂学-中
医学院-教材 Ⅳ.①R289

中国版本图书馆 CIP 数据核字(2020)第 010507 号

方药学(第 2 版)

主编　袁　颖　都广礼

上海世纪出版(集团)有限公司
上海科学技术出版社 出版、发行
(上海市闵行区号景路 159 弄 A 座 9F-10F)
邮政编码 201101　　　www.sstp.cn
常熟市华顺印刷有限公司印刷
开本 787×1092　1/16　印张 15.25
字数:400 千字
2010 年 2 月第 1 版
2020 年 2 月第 2 版　2024 年 1 月第 9 次印刷
ISBN 978-7-5478-4752-7/R·2006
定价:48.00 元

普通高等教育中医药类创新课程"十三五"规划教材
全国高等中医药院校教材

方 药 学

编委会名单

主 编

袁 颖（上海中医药大学）　　　　都广礼（上海中医药大学）

副主编

李 然（辽宁中医药大学）　　　　张文风（长春中医药大学）

王海颖（上海中医药大学）　　　　郭晶磊（上海中医药大学）

赵海平（江西中医药大学）　　　　杭爱武（南京中医药大学）

编 委（以姓氏笔画为序）

王又闻（上海中医药大学）　　　　韦永红（陕西中医药大学）

刘 铭（成都市中西医结合医院）　　汪 琼（湖北中医药大学）

陈子珺（上海中医药大学）　　　　陈少丽（上海中医药大学）

陈学习（福建中医药大学）　　　　范 萍（广州医科大学）

季旭明（浙江中医药大学）　　　　金素安（上海中医药大学）

崔 璨（河南中医药大学）　　　　管家齐（浙江中医药大学）

霍莉莉（上海市中西医结合医院）

主 审

杨柏灿（上海中医药大学）　　　　文小平（上海中医药大学）

编写说明

方药学是研究方药的基本理论和临床运用等知识的一门学科,是由中药学和方剂学两门既独立又密切关联的课程所组成。本教材适用于康复、护理、营养、卫生管理、运动医学、药学等专业的学生,应安排在中医基础理论、中医诊断学之后进行教学。

《方药学》第1版在2010年出版后应用已近十载,得到了使用单位和学生的认可与好评。根据使用过程中反馈的情况及最近10年来的学科发展,为了更好地适应教学、科研和临床需要,满足学生日益变化的学习需求,现对《方药学》进行修订。

本教材分上篇总论,下篇各论,附篇常用中成药,索引,共四部分。

一、总论

较为系统地介绍了方药学的定义、范围;发展简史按朝代重点介绍了一些代表性的本草学和方剂学专著。

中药的产地和采集介绍了产地与药效的关系以及道地药材的概念,并简单介绍了植物类药、动物类药、矿物类药的采集;中药的炮制重点介绍了炮制的概念和炮制的目的,简述了传统炮制的常用方法。

方药基本理论重点介绍了中药药性理论,中药的配伍,方药与治法,方剂的组成,方剂的变化等方面的内容。

方药的应用包括方药禁忌、方药的常用剂型、方药的用量用法等。

二、各论

遵循"以药带方,方药结合"的原则,按功效将方药分为解表、清热、泻下、祛湿、温里、理气、消食、理血、化痰止咳平喘、平肝息风、安神、开窍、补虚、收涩共十四章,共收载中药275味(其中主要药物144味,其他药131味),方剂102首,附篇中成药182种。

每章分概说、中药、方剂三部分。

1. 概说 包括定义、分类、功效、适应证、配伍、使用注意等内容,其中定义将中药和方剂两部

1

分合二为一。

2. 中药　首先简介该类药物的定义、共性、功效、适应证;具体药物分主要药物和其他药物两类。主要药物包括药名、来源、药性、功效、应用、用法用量、使用注意等。药名以2015年版《中华人民共和国药典》(《药典》)为正名,标明出处,注明拼音和拉丁名;来源介绍药物科属、主要品种、药用部位及产地;药性介绍五味、四气、毒性、归经;功效参照《药典》及现有的全国教材,并按药物功用的主次顺序排列;应用包括主治病证及代表性症状、药物的治疗原理、主要配伍及方名;用法包括剂型、入汤剂的特殊入药法;剂量包括常用剂量、特殊剂量,单位以克的英文字母"g"表示;使用注意包括病证、配伍、饮食和特殊生理状况的禁忌。其他药物以表格形式表示,包括药名、药性、功效、主治、用法用量、备注(特殊使用注意、称谓等)。

3. 方剂　首先简介该类方剂的定义、主要功效、适应证以及分类。每个方剂包括方名、组成、功用、主治、方解、现代应用、注意事项等。方名注以出处;组成包括药名、原剂量(括号内为现代应用参考剂量);功效以国家级规划教材《方剂学》(陈德兴,文小平主编,2013,清华大学出版社)为准;主治包括证候类型以及代表性症状;方解包括主治特点、主要病因病机、配伍作用或特点、名家评价或称谓;现代应用包括西医学病名以及中医证型;注意事项根据具体方剂着重于用量、用法、宜忌等有特点的内容。

三、附篇(常用中成药)

选择内科、外科、妇科、儿科、骨伤科、眼科、耳鼻喉科等常用中成药,介绍中成药的组成、功效、主治、禁忌等。主要参考《全科医生中成药手册》(陈德兴主编,2015年,上海科学技术出版社)相关内容。

四、索引

1. 中药名称索引　按药名拼音顺序编排。

2. 方剂名称索引　按方剂名拼音顺序编排。

本教材由全国10余所中医药院校的中药、方剂学科的专家组成编委会,共同承担编写工作。分工如下:上海中医药大学袁颖、都广礼编写上篇总论;上海中医药大学金素安编写解表药、泻下药;上海中医药大学王海颖、王又闻编写清热药;江西中医药大学赵海平编写祛湿药;湖北中医药大学汪琼编写温里药、化痰止咳平喘药;河南中医药大学崔璨编写理气药、消食药、平肝息风药;南京中医药大学杭爱武编写理血药;浙江中医药大学管家齐编写安神药、开窍药、收涩药;上海中医药大学袁颖、王又闻编写补虚药;福建中医药大学陈学习编写解表方剂、安神方剂;长春中医药大学张文风编写泻下方剂、理血方剂、开窍方剂;辽宁中医药大学李然编写化痰止咳平喘方剂、收涩方剂;上海中医药大学郭晶磊编写温里方剂、理气方剂;上海中医药大学陈少丽编写祛湿方剂;陕西中医药大学韦永红编写清热方剂、平肝息风方剂;浙江中医药大学季旭明编写补益方剂。上海中医药大学陈子珺、上海市中西医结合医院霍莉莉、成都市中西医结合医院刘铭、广州医科大学范萍编写常用中成药部分。

本教材主审为上海中医药大学杨柏灿教授和文小平教授。

《方药学》第1版下篇康复、营养(药膳)方药及方药护理部分现转移至与本教材配套的网络增值部分。其中康复方药由上海中医药大学杨柏灿、文小平、齐瑞编写,营养(药膳)方药由上海中医药大学杨柏灿、文小平、王海颖、孙丽红编写,方药护理由上海中医药大学杨柏灿、文小平、王茵编写。此外,上海中医药大学附属岳阳中西医结合医院原院长严隽陶教授、上海市营养质控中心主任陈霞飞教授、上海中医药大学附属曙光医院护理部主任张雅丽教授分别对康复方药、营养(药膳)方药、方药护理的编写提出了宝贵和中肯的修改意见,在此一并致谢。

本教材针对康复、护理、营养、卫生管理、运动医学、药学等专业的特点,将药和方有机地组合在一起,旨在帮助学生更有效地学习中药与方剂。对第2版编写中存在的问题和不足,欢迎大家在使用过程中提出宝贵的修改意见,以利于今后进一步完善。

《方药学》编委会

2019 年 11 月

普通高等教育中医药类创新课程"十三五"规划教材
全国高等中医药院校教材

目　录

总　论

第一章
方药学的起源及发展

第二章
中药的产地和采集

第三章
中 药 的 炮 制

第四章
方药基本理论

第五章

方药的应用

各 论

第六章

解 表 方 药

第七章

清 热 方 药

第八章

泻 下 方 药

第九章

祛 湿 方 药

第十章
温 里 方 药

第十一章
理 气 方 药

第十二章
消 食 方 药

第十三章

理 血 方 药

第十四章

化痰止咳平喘方药

第十五章

平肝息风方药

第十六章
安 神 方 药

第十七章
开 窍 方 药

第十八章
补 虚 方 药

第十九章

收涩方药

附　篇

常用中成药

索　引

总 论

方药学是研究方药基本理论和临床运用等知识的一门学科,是由中药学和方剂学两门既独立又密切关联的学科组成。

"中药"是300年以来西方医药学(现代医药学)传入我国之后,人们对我国传统药物的总称。相对于西药,在此之前我国的中药则被称为"药"或"毒药"。

药物是医疗体系中在一定的理论指导下预防和治疗疾病的主要工具之一。作为医疗体系中的重要组成部分,中药的应用也必然有其理论体系的指导。从这个意义上看,"中药"是在中医药理论指导下认识和应用的药物。因此,中药不可能脱离中医理论而单独使用,中医也不可能缺少中药这一防病治病的重要武器。

中药不能简单地理解为中国之药。虽然在众多的中药品种中,绝大多数原产于我国,但也有为数不少的域外舶来之品,如乳香、没药等迄今仍主产或完全产于国外。另外,自秦汉以来,中药不但在我国使用,许多中药也被为数不少的国家如日本、朝鲜等所接受,并对这些国家的医药学发展产生了深远的影响。

中药大多来源于天然之品,但不等于天然药物。中药来源以植物类药材居多,故古代大凡中药学专著多冠以"本草"之名,如《神农本草经》《本草拾遗》《本草衍义》《本草纲目》《本草备要》等。直至近代,传统本草学才称之为"中药学"。我国古代的医药学家在世界上最早利用炼丹术中合理的技术和理论,加工和使用了化学合成药品。至今,在中药品种中,不仅有铅丹、轻粉、升药等矿物合成药,也有机制冰片、人工牛黄等合成药。同时,随着现代科学技术的发展,已经在中药生产中应用人工栽培和养殖的方法,目前的许多中药,无论是植物类还是动物类药物与传统意义上的天然药物已有很大的区别。

方剂学起源于本草学,是本草学发展到一定阶段的必然结果。因此可以说方药同源，方药一体，方剂是药物在临床运用的高级形式。因此，方剂是在中医药理论指导下，在辨证求因、审因论治的基础上，按照一定的组方原则，酌定剂量、剂型及用法，妥善配伍而成的、针对某一特定病证的药物组合形式。

自古以来，药和方的关系就密不可分。药是组方的基础，单味药是方的最小单元；方是由相关功能的药物按一定的主次、剂量比例所组成，离开了药物的具体功效就无以成方，即所谓的"方以药成"。而药物的具体功效只有通过方的形式才能得以体现和应用，即所谓的"药以方荣"；同时，方的应用既决定和控制了药物的具体功效，又进一步促进和发展了药物的功效和应用，即"方药共荣"。因此，无药则不成方，无方则难用药，方药可分不可离，即"方药离合"。

第一章

方药学的起源及发展

 导学

【学习目标】掌握方药发展各历史时期主要代表著作,熟悉方药的基本概念,了解方药的起源与发展概况。

【教学内容】

1. 掌握:《神农本草经》《新修本草》《经史证类备急本草》《本草纲目》《伤寒杂病论》《太平惠民和剂局方》《普济方》等重要方药学著作的名称、作者、成书年代、收载药物、方剂的数量及贡献、地位。

2. 熟悉:中药、中药学、方剂的概念,药与方的关系。

3. 了解:本草、草药、天然药的含义以及与中药的关系。

中药、方剂的起源与发展有着悠久的历史,是人类社会医事活动的必然产物。早在原始社会,先民们在当时恶劣的生活条件和环境下,为了生存而采用最原始的方式开展维持生命的活动中,如通过采集植物、狩猎动物等获取食物的过程中了解到了一些植物、动物的特性以及对人体的影响。经过无数次的试验、观察和实践,逐步积累形成了简单的药物学知识。在这漫长的过程当中,最早发现和应用的无疑是植物药,以后逐步发展到动物药和矿物药。随着药物知识的积累,药物的应用也由单味药(单方)发展为复方(二味以上药物)。所以,方药的起源是我国劳动人民长期生活实践和医疗实践的结果。

文字的发明和使用使得有关药物和方剂知识的传播和应用也由口耳相传发展为用文字记载,从而大大地促进了医药学知识的传播和发展。首先是药物品种迅速增加,先秦文献中所记载药物的品种很多,如《诗经》中记载了300多种药物、《山海经》中有120多种药物;其次在药物应用形式上,由单味药的单方发展为两味以上药物组成的复方;第三是在剂型上已经有出现汤液、药酒等剂型。该时期,还诞生了不少反映当时中医学或方药学成就的专著,其中具有代表性的是《五十二病方》。

1973年湖南长沙马王堆三号汉墓出土的《五十二病方》成书于春秋战国时期,是现存最早的方书。该书记载了52类疾病、283首方、240余味药。这些药物既包括草、谷、菜、木、果的植物药,兽、禽、鱼、虫的动物药,雄黄、水银的矿物药,并涉及有关药物的采集、贮藏方法等内容,病种包括内、外、妇、儿、耳鼻咽喉、眼等各科疾病,这些内容反映了秦以前方药学的发展概况。

(一) 秦汉时期

秦汉时期生产力的迅速发展和科学技术的进步,对外交流的日益增加,极大地促进了中药学和方剂学的发展。许多边远地区、少数民族地区甚至是域外的药物如西红花、麝香等不断输入中国,极大地丰富了中药的品种。

3

《黄帝内经》是一本综合性理论专著,成书于两汉时期。其内容不仅奠定了中医学的理论基础,也奠定了方剂学的理论基础,如组方原则与分类方法等。书中记载了13首方,有些至今仍被沿用,并有丸、散、膏、丹、酒、汤等多种剂型。因此,中药学、方剂学的基本体系在先秦时期已初步形成。

另外值得一提的是该时期诞生了对方药学乃至中医学理论体系具有举足轻重的专著——《神农本草经》和《伤寒杂病论》。

《神农本草经》是我国现存最早的药学专著,成书时间不晚于公元2世纪,即东汉末年。该书托名"神农",实非一人一时之作,而是经过了较长时间的补充和完善过程。全书共3卷,包括序例和各论。序例论述了中药学的基本理论,如君臣佐使,配伍法度,四气五味,服药方法,剂型选择,毒性。各论中载药365种,按药物的性能和作用将药物分为上、中、下三品。该书系统总结了汉以前的药学成就,初步奠定了本草学的理论和应用基础,影响十分深远。

东汉时期,张仲景勤求古训、博采众方,创造性地融理、法、方、药于一体,著《伤寒杂病论》,后世将其尊称为"方书之祖",所载方剂被称为"经方"。《伤寒杂病论》被后世医家整理为《伤寒论》和《金匮要略》两部书,《伤寒论》载方113首,《金匮要略》载方262首,除去重复者,两书实际有方剂269首。该书中方剂的配伍组成和加减变化已达到很高的临床水平。"经方"组方严谨、用药精当、主次分明、剂型多样、变化灵活,大多数方剂至今仍十分有效地应用于临床,而且后世许多名方也是在其基础上演化而来。

(二)魏晋南北朝时期

该时期适逢战乱不断、政权更替频繁,引发社会动荡。这不利于药物的生产、运输,但疾病谱的变化却促进了临床医学迅速发展,故选药制方多轻于理论而注重实用。

《本草经集注》成书约在500年,作者陶弘景是南北朝时期的著名医学家。该书对《神农本草经》的序列条文进行了注释发挥,各论部分以《神农本草经》药物365种为主,又增加了汉魏以来名医常用药物365种,共收载药物730种,以朱笔书写《神农本草经》、墨笔书写《名医别录》,小字加注,首开标明文献出处的先河。此外,该书还补充了大量有关药物的采收、鉴别、炮制、制剂以及用量等方面的内容,并首创药物按自然属性分类,将药物分为玉石、草木、虫兽、果、菜、米食及有名未用7类,这标志着综合本草模式的初步确立。

《雷公炮炙论》为南北朝时期的雷敩所著,是我国第一部关于药物炮制的专书,收录了300种药物的炮制方法,提出药物经过炮制可以提高疗效、降低毒性,并便于储存、调剂和制剂等。该书标志着本草学新兴分支学科的出现,对后世中药炮制的发展产生了极大的影响。

《肘后备急方》又名《肘后救卒方》为东晋医家葛洪所著,共收单方510首,复方494首,载录之药方及用法为葛氏"皆已试而后录之",其方有"简、便、廉、效"的特点。如用青蒿一握取汁服治疗疟疾,为青蒿素的研发提供了宝贵经验。

另外,这一时期在方药学发展史上影响较大的著作还有《吴普本草》《名医别录》《小品方》和《刘涓子鬼遗方》等。

(三)隋唐时期

隋唐时期尤其是唐代经济繁荣、文化昌盛、交通发达、对外交流频繁,极大地推动了医药学的发展。该时期药物种类和方剂的数量大大增加,本草学专著和方书大量涌现,出现了在整个中药学发展史上具有举足轻重地位的《新修本草》及《备急千金要方》《千金翼方》《外台秘要》等本草及方书巨著。

《新修本草》又称《唐本草》,由苏敬领衔20余人集体编写,于唐显庆四年(659年)颁行。全书共载药844味,以图文对照形式开创了药学著作的先例,全书正文、药图、图经三部分各自成册,相辅而行。《新修本草》是我国第一部官修本草,也被认为是世界上最早的一部药典性质的本草,先于欧洲《纽伦堡药典》800多年。一经问世就很快传播到国内外,对世界药学事业的发展作出了重要的贡献。

《备急千金要方》和《千金翼方》是唐代医药学家孙思邈所著。《备急千金要方》载方5 300余首,分30卷、132门;《千金翼方》载方2 200余首,也分为30卷。两书既全面总结了前人经验,又有许多创新之剂,许多名方如苇茎汤、温胆汤、独活寄生汤等至今仍为临床常用。

王焘的《外台秘要》是唐代又一部大型方书,全书40卷,1 104门,收方6 800余首。《外台秘要》整理和保存了一大部分现已失传的唐代及唐以前的医方著作,如《小品方》《深师方》等,集唐以前方剂学之大成,是研究唐以前方剂的宝贵资料。

此外,在该时期影响较大的方药著作还有陈藏器所著的《本草拾遗》。该书广泛收集民间单方验方中涌现的新药,拾取《新修本草》遗漏692种,依据药物的性能功效,提出药物有宣、通、补、泻、轻、重、滑、涩、燥、湿10种,既为徐之才"十剂"理论奠定基础,也成为后世中药和方剂按性能功效分类的发端。同时,该时期也出现了一些专类本草著作,如孟诜的《食疗本草》是一部介绍食疗的代表性专书;李珣的《海药本草》是一部海外输入药物及南药的专书。

(四) 宋、金、元时期

北宋时期国家稳定、经济振兴、科技发展,政府也重视文化教育。这一时期以政府的力量集中编写了一些综合性的本草和方剂书籍,同时,活字印刷术的发展也带动了民间对方药书籍的编辑和印刻,成为历史上综合性本草和方书集中出现的时期,保存了大量的药学和方剂文献。国家药局的设立和商业的繁荣,极大促进了药物的流通、品种和炮制的规范,使方药学无论是在学术上还是在应用上都得到巨大的发展。在该时期方药学著作中具有代表性的主要有《开宝本草》《经史证类备急本草》《本草衍义》《太平圣惠方》《圣济总录》《太平惠民和剂局方》等。

开宝六年(973年)刊行的《开宝本草》可称为我国第二部药典,全面修订了《新修本草》之传误。

《经史证类备急本草》简称《证类本草》,作者唐慎微,初刊于大观二年(1108年)。收载药物1 558种(一说为1 740余种),而且附列单方、验方3 000余首,几乎保存了北宋以前的药学精华,在本草史上占有极为重要的地位,是研究本草学必不可少的文献。正如李时珍所说:"使诸家本草及各药单方,垂之千古,不致沦没,皆其功也。"

这一时期,在政府的主持下编纂了许多大型方书,其中《太平圣惠方》全书100卷,载方16 834首,是我国历史上由国家组织编写的第一部方书。《圣济总录》共200卷,是宋代继《太平圣惠方》之后的又一巨著,载方近20 000首,内容极其丰富,是方剂文献的又一次总结,是理、法、方、药俱备的医学巨著,也是极具研究价值的历史文献,成为我国方剂专著的大典。国家官办药局"太平惠民和剂局"的设立,使许多成方制剂的生产规范化。《太平惠民和剂局方》共载方788首,是我国历史上第一部由政府编制的成药药典。

金元时期,由于战乱频繁、社会动荡,该时期没有代表性的大型综合药学专著,但医药学界的学术争鸣推动了方药学理论体系的发展,出现了一批有明显临床药物学特征的药学专著,如刘完素的《素问药注》《医方精要》,张元素的《珍珠囊》《脏腑标本寒热虚实用药式》,李东垣的《药类法象》《用药心法》,王好古的《汤液本草》等。在该时期,有关药物性能的理论逐渐系统化、具体化、实用化,其药物性能的理论体系至此已初具规模。此外,对药物间的配伍禁忌也十分重视,出现了著名的"十八反""十九畏"歌诀。成无己的《伤寒明理论·药方论》首次依据君、臣、佐、使理论分析方剂的组成原理及方、药间的关系,开后世方论之先河。专科方剂在这一时期也得到了总结和发展,如钱乙的《小儿药证直诀》下卷专录小儿用方,陈自明的《妇人大全良方》集妇科方剂之大成。此外,金元四大家刘完素的《素问玄机原病式》、张从正的《儒门事亲》、李东垣的《脾胃论》和《内外伤辨惑论》、朱丹溪的《丹溪心法》等医著,对方药学的发展都产生了很大影响。

（五）明代时期

明代初中期方药学的发展缓慢、创新不多、成就不大,而到了中后期发展速度加快。成书于1505年《本草品汇精要》虽是一本官修本草,但因当时并未面世而影响不大。而《本草纲目》《神农本草经疏》《普济方》等影响深远的著作,在方药学的研究深度和广度上,都有巨大进步,是我国方药学史上的重要时期。

《本草纲目》是一部被公认为内容丰富、影响深远的医药学巨著,成为我国古代科学文化宝库中的一颗明珠。作者李时珍从1552—1578年,历经27年编撰成书,于1596年刻印面世。全书共52卷,约200万字,收药1 892种,其中新增药物374种,绘图1 100多幅,附方11 000余首,将药物分为水、火、土、金石、草、谷、菜、果、木、服器、虫、鳞、介、禽、兽、人等16部60类,对中药的基本理论进行了全面系统深入的总结和发挥,并纠正以往本草著作中的错误。该书全面总结了16世纪以前的本草学成就,开创了我国本草以该书为中心的历史时期。其系统、完备的分类方法,在当时世界上是最先进的药物分类法,出版后很快传播海外,先后有多种文字译本,促进了国际医药学的发展。《本草纲目》不但在药物学上作出了突出贡献,而且在训诂、语言文字、历史、地理、植物、动物、矿物、冶金、物理、化学、地质等方面也有突出成就,被誉为"16世纪中国的百科全书",2011年入选《世界记忆名录》。

这一时期,还出现了一些专题药物学著作,从不同侧面揭示了药物学的发展状况。如兰茂的《滇南本草》是我国现存内容最丰富的古代地方性药物学著作,朱橚的《救荒本草》是救荒食物类和食疗营养类的专著,缪希雍的《炮制大法》是明代最有影响的炮制专书。

该时期的重要方书有朱橚著的《普济方》,收载方剂61 739首,是明以前方书的总集,也是我国现存古代最大的一部方书;吴昆的《医方考》是历史上第一部考证方剂、详析方剂理论的专著。此外,明代的一些临床医著中,也有丰富的方药学内容,如王肯堂的《证治准绳》、张景岳的《景岳全书》等。

（六）清代时期

清代方药学的发展主要集中在对《本草纲目》《神农本草经》的研究与整理上。同时,该时期的一些本草学、方书的编写趋向于由博返约和实用,便于诵读和记忆的方药歌诀大量涌现,有些至今仍广为流传。这一时期代表性著作有《本草纲目拾遗》和《医方集解》等。

《本草纲目拾遗》成书于1765年,作者赵学敏。该书参考文献有600余种,广泛收集民间、外来药品,共载药921种,其中有《本草纲目》未载药物716种,纠正和补充了《本草纲目》内容34条,丰富了本草学的内容。

《医方集解》作者汪昂,该书根据方剂功效分门别类为补养、涌吐、发表、攻里、表里、和解、理气、理血、祛风等22类,开创了方剂学的综合分类法。

此外,在清代影响较大的方药学著作还有吴谦的《医宗金鉴》、刘若金的《本草述》、吴其濬的《植物名实图考》、吴仪洛的《成方切用》等。

（七）民国时期

该时期的方药学是在斗争和创新中发展。一方面在志士仁人的努力下,对当时的国民政府取缔和歧视中医药的政策展开了不懈的斗争;另一方面,在西医药日益进入我国并占据越来越主要地位的同时,努力开展中西医汇通工作,使中西医并存。各地相继兴建了中医专门学校或中医药学校,涌现了一批适应教学和临床需要的与中药、方剂有关的讲义。

药学辞典类大型工具书的产生是这一时期药物学发展的重要成就,如1930年赵公尚编纂的《中药大辞典》、1931年江忍庵编纂的《中国药物新字典》、1935年陈存仁编纂的《中国药学大辞典》等。

民国时期方药学发展的另一个重要标志就是出现了中西汇通的方药学专著,张锡纯的《医学衷中参西录》首开以西医理论研究方剂之端,其后陆渊雷的《伤寒论今释》、叶橘泉的《近世内科国药处方集》等保留了这个时代的印记,也拉开了中药的现代研究序幕。

(八) 当代

中华人民共和国成立以后,党和政府推行中西医并重的政策,大力扶持中医药,使中医药学事业走上了健康发展的道路,方药学取得了前所未有的成就。

从1954年起各地出版部门根据卫生部的安排和建议,首先整理、刊行了《神农本草经》《新修本草》《证类本草》《本草衍义》等数十种重要的古代本草专著,特别是在亡佚本草的辑复方面取得了突出的成绩,涌现了大量的方药学新著,门类齐全;其次是进行了大规模的中药资源调查;其三是利用自然科学方法,对方药及其理论进行现代研究;其四是全面整理了中药炮制,使之规范化,同时发展了许多新的炮制技术,开发了新的中药剂型;其五是各地开始成立中医院校,中医药教育事业有了长足的发展。

在政府的关怀、组织和支持下,编写了许多有巨大学术价值和影响的方药专著。如《中药大辞典》(1977年,2006年修订再版,上海科学技术出版社出版)由江苏新医学院编写,第二版由南京中医药大学编著,共载中药6 008种,分上、下册和附编三部分,汇集古今中外有关中药的文献,收罗广泛,资料丰富,查阅方便,成为医、教、研及中西医结合工作者不可缺少的中药专业工具书。

《中医方剂大辞典》(1993年,2015年修订再版,人民卫生出版社出版)由国家中医药管理局主持编撰,是当今方剂学巨著。对我国上自秦、汉,下迄现代(1986年)的所有有方名的方剂进行了一次系统的整理。全书共11册,收录历代方剂近10万首。内容浩瀚,考订严谨,既是对方剂的一次全面系统的大总结,又展现出了中华人民共和国成立以来方剂学的研究所取得的令人瞩目的成绩。

《中华本草》(1999年,上海科学技术出版社出版),由国家中医药管理局组织全国中医药专家编纂而成。全书30卷,另立民族药4卷。共计载药8 000余味,附图1万余幅。内容涉及中药品种、栽培、药材、化学、药理、炮制、制剂、药性理论、临床应用等中医药学科的各个方面。全面总结了我国2 000多年来的中药学术成就,是一本反映了20世纪中药学科发展水平的综合性著作,无论在深度,还是广度上都超过了以往的本草文献,在中药学的发展史上起到重要的作用。

中药资源方面,自中华人民共和国成立以来,对全国中药资源已经进行了3次大规模普查。20世纪90年代全国中药资源普查资料表明,中国的中药资源种类达到了近13 000种。中药资源保护、植物异地引种和人工栽培、药用动物驯化等,皆取得很大成绩。

方药学现代研究主要从实验研究、文献研究(配伍规律研究等)、方药理论及临床应用研究等方面展开。实验研究从整体、器官、组织、靶点、细胞等多个水平阐释了方药的药效物质基础及作用机制,网络药理学、数据挖掘等现代信息技术也应用于方药的理论研究。

随着现代自然科学的迅速发展,方药现代研究无论在深度还是广度都取得了令人瞩目的成就。中国科学家屠呦呦从中药青蒿中分离出青蒿素并应用于疟疾的治疗,获得2015年诺贝尔生理学或医学奖,这是中医药传承与创新的体现,使全世界对中医药在生命科学领域的发展有了更大的关注和期待。

当前,中医药事业的发展正处于前所未有的好时机。我们应当抓住时机,坚持继承、发扬、创新,使方药学的独特优势进一步得到发挥,造福全人类。

第二章

中药的产地和采集

 导学

【学习目标】掌握中药的产地和采集对于中药品质及药效的影响。

【教学内容】

1. 掌握：道地药材的概念。

2. 了解：中药的品种、产地、采集等因素与药效的关系；植物药、动物药、矿物药采集季节与药效的关系。

　　中药绝大多数品种来源于天然的动物、植物和矿物。因此，产地、采收和贮存是否适宜是影响药材质量的重要因素，也可以说是保证中药疗效的源头。对中药产地和采集的研究，能保证和提高药材质量，对合理开发利用药物资源十分重要。

第一节　产　　地

　　天然药材的分布和生产与地理自然条件的关系十分密切。我国幅员广阔，地理气候复杂多样，各地的水土、生物分布等生态环境不完全相同，因而天然中药材的生产多有一定的地域性。产地直接影响着药材的产量、质量，由此而形成"道地药材"的概念。

　　道地药材，又称地道药材，是优质纯正药材的专用名词，专指历史悠久、品种优良、产量丰富、炮制讲究、疗效显著、带有明显地域特点的药材。如四川的黄连、川芎、附子，江苏的薄荷、苍术，广东的陈皮、砂仁，东北的人参、细辛、五味子，浙江的浙贝母，云南的茯苓，河南的地黄，山东的阿胶等，都是著名的道地药材。

　　道地药材是在长期的生产和用药实践中形成的。自然环境条件的变化，过度采伐，栽培和养殖技术的改变等都会使道地药材的产区发生变迁。如上党人参绝灭，现以东北人参为道地；三七原产广西，称为广三七、田七，而云南文山产的三七却后来居上，所产三七称为滇三七，成为三七的新道地产区。因此道地药材的确定，涉及药材产地、品种、质量等多种因素，而最为关键的因素就是临床疗效。

　　重视中药产地与质量的关系，强调道地药材开发和应用，对于保证中药疗效，起着十分重要的作用。因此，无论是药物的临床应用还是新药研发，都必须重视药物的产地。但随着医疗事业的发展，中药材需求的日益增加，加上很多药材的生产周期较长，产量有限，如果片面强调道地药材，在道地产区扩大生产，也已经无法满足市场需求。目前药材异地引种栽培以及药用动物的驯养，成为解决道地药材不足的重要途径。

第二节　采　集

药物所含的有效成分是药物防病治病的物质基础,而有效成分的质量与采集的季节、时间和方法有着十分密切的关系。无论是植物还是动物都有各自的生长发育规律,在不同的年份、季节、月份乃至时辰,药物所含的有效成分各不相同,导致药物的疗效也有较大差异。因此,必须重视药材的采集时间,尽量在药材有效成分含量最高的时候进行。

(一) 植物类药物的采集

植物类药材的根、茎、叶、花、果实等器官的生长成熟期有明显的季节性,其采收时间和方法通常以入药部位的生长特性为依据,大致可以分为以下几种情况:

1. 全草类　大多数在植物充分生长、枝叶茂盛的花前或刚开花时采收。有的割取植物地上部分,如薄荷、荆芥、益母草、紫苏等;以带根全草入药的,则连根拔起全株,如车前草、紫花地丁等;茎叶同时入药的藤本植物,应在生长旺盛时采集,如首乌藤、忍冬藤。

2. 叶类　采集通常在花蕾将开放或正在盛开的时候进行。此时正当植物生长茂盛阶段,性味齐全,药力雄厚,最适于采收,如大青叶、荷叶、艾叶、枇杷叶等。有些特定的品种,如霜桑叶,须在深秋或初冬经霜后采集。

3. 花类　一般在花正开放时进行。由于花朵次第开放,所以要分次采摘,应掌握采摘时间。若采收过迟,则易致花瓣脱落或变色,气味散失,影响质量,如菊花、旋覆花;有的要求在含苞欲放时采摘花蕾,如金银花、槐花、辛夷;有的在刚开放时采摘,如月季花。

4. 果实或种子类　多数果实类药材当于果实成熟后或将成熟时采收,如瓜蒌、枸杞子;少数品种如青皮、枳实等应当在未成熟时采摘幼嫩果实。种子入药的,通常在果实成熟后采集,如莲子、白果、沙苑子等;有些果实成熟后很快脱落,或果壳裂开,种子散失,如茴香、白豆蔻、牵牛子等,最好在果实开始成熟时采取。容易变质的浆果,如枸杞子、女贞子,最好在略熟时于清晨或傍晚采收。

5. 根或根(块)茎类　一般以阴历二月、八月即春初、秋末采收。因为早春二月新芽未萌;深秋时节,多数植物的地上部分停止生长,其营养物质多贮存于地下部分,有效成分高,此时采收质量好,产量高,如天麻、苍术、葛根、桔梗、大黄、玉竹等。此外,少数品种宜在夏季挖取,如半夏、延胡索等。

6. 树皮或根皮类　通常在清明至夏至剥取树皮。此时植物生长旺盛,不仅疗效较佳,而且树皮内浆汁丰富,形成层细胞分裂迅速,树皮易于剥离,如黄柏、杜仲。木本植物生长周期长,应尽量避免伐树取皮的简单方法。根皮采收,与根和根茎相类似,应于秋后苗枯,或早春萌发前采集,如牡丹皮、地骨皮、苦楝根皮。

(二) 动物类药物的采集

动物类药材因品种不同,采收各异。其具体采收时间,以保证药效及容易获得为原则。如桑螵蛸应在三月中旬采收,过时则虫卵已孵化;鹿茸应在清明后 45～60 日截取,过时则角化;驴皮应在冬至后剥取;小昆虫等,应于数量较多的活动期捕获。

(三) 矿物类药材的采集

矿物类药材大多可随时采收。

9

第三章

中 药 的 炮 制

导学

【学习目标】掌握中药炮制的目的及常用炮制方法。
【教学内容】
1. 掌握：中药炮制的概念及目的。
2. 了解：常用的炮制方法。

炮制，古称"炮炙"。《说文解字》中云："炮，毛炙肉也。""炙，炮肉也。"炮与炙都离不开火。早期的炮制主要是用火加工处理药物，随着药物加工方法的逐渐丰富和完善，炮制方法也不限于火处理药物的范畴，故名称以炮炙转向炮制。

炮制是指药物应用或制剂以前必要的加工过程，包括对原药材进行一般修治整理和部分药材的特殊处理。炮制是否得当，既直接关系到临床疗效，更是确保药物的用药安全。

第一节 炮 制 目 的

（一）消除或降低药物的毒性或副作用，确保用药安全

有些药物临床疗效明显，但有较强的毒性或明显的副作用，未经炮制而使用，可能出现严重的毒副反应。因此，在使用前，必须进行特殊的加工处理以降低或消除这些毒副反应。如半夏、天南星生用对口腔黏膜有较强的刺激作用，可用明矾、石灰等炮制以除其毒性。有些药物的有效成分与毒性成分为同一物质，在保证疗效的前提下，通过炮制尽量减少药物对人体的危害性。如巴豆含有 34%～57%的巴豆油，既是峻下的有效成分，又是毒性成分，巴豆制霜能适度降低其脂肪油的含量，降低毒性。

（二）增强药物功能，提高药物疗效

在炮制过程中加入一些辅料，可增强药物功能，提高临床疗效。如蜜炙百部、紫菀，能增强润肺止咳作用；酒炒川芎、当归能增强活血作用；醋炒延胡索，可增强止痛作用。还有一些种子类药材，因质地坚硬，生用难以煎出有效成分，炒熟后表皮爆裂，有效成分便易于溶出，如紫苏子、白芥子、决明子等，正所谓"逢子必炒"。

（三）改变药物的性能或功效，符合病情需要

药物的性能、功用是药物本身所固有，但在某些特定的条件下，为了适应不同病情和体质的需要，往往通过炮制来改变药物中部分性能或功效，使之符合病证。如吴茱萸的性味辛热燥烈，有温里散寒、止呕、止痛功效，适用于里寒证。但通过用寒性的黄连水拌炒后，改变了其热性，取其止呕

止痛功效,而用于肝火犯胃之呕吐、腹痛等症。地黄生用清热凉血,制熟后则专补肝肾,益精血。

(四) 矫臭矫味,便于服用

有些药物具有特殊的气味或刺激性,服后常致呕吐、恶心,患者厌恶。通过醋制、酒制、麸炒等方法,可以消除其不良气味或刺激性。如乳香、没药,含有的挥发油对胃有较强刺激性,经醋制后能降低挥发油含量,矫味矫臭,减少对胃的刺激性。

(五) 纯净药材,保证药材品质和用量准确

中药材采集后必须除去杂质和非药用部分,以保证药物的纯度,有利于准确称量和服用。如植物类药材的根和根茎应洗去泥沙,拣去杂质;皮类药材应剥去粗皮;花叶类去枝梗等。

(六) 改变药物的某些性状,便于贮存或制剂

如多数根及根茎类药材要切成片。矿物类、贝壳类等药材需粉碎处理,既易于煮出有效成分,也易于制成各种剂型。有些药物易腐烂变质,应对其进行焙烘、炒干等,使之易于贮存而不变质。桑螵蛸为螳螂之卵鞘,内有虫卵,应蒸后晒干,杀死虫卵,防止贮存过程中因虫卵孵化而失效。

第二节　炮　制　方　法

中药的炮制方法可分为五大类,即修治、水制、火制、水火共制和其他制法。

(一) 修治法

包括纯净、粉碎、切制等处理。采用挑、拣、簸、刮、刷等方法去掉灰屑杂质及非药用部分,纯净药材。以捣、碾、研、磨、锉等方法以粉碎药材,使之符合制剂和应用要求。按一定的规格,用刀具采用切、铡的方法将药材切成片、段、丝、块等形状,使有效成分易于溶出,便于应用。

(二) 水制法

用水或其他液体辅料处理药材、清洁药物、润软药物和降低药物的毒性。常用方法有:洗、淋、漂、润、浸泡、水飞等。

(三) 火制法

将药材经火加热处理。一般分炒、炙、烫、煅、煨等几种方法。

(四) 水火共制法

既用水又用火的加工方法。常用的有煮、蒸、燀、淬等几种方法。

(五) 其他制法

常用的有制霜、发芽及发酵等加工方法。

第四章

方药基本理论

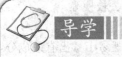

【学习目标】掌握中药的性能中四气、五味的概念及意义;方药与治法及方剂的组方原则。熟悉或了解中药的归经、升降浮沉及毒性的概念和意义。

【教学内容】

1. 掌握:中药性能的概念及中药治病的基本原理、中药药性的主要范围;四气和五味的概念、作用;七情配伍的概念及应用原则;方剂与治法的关系;方剂的组方原则与方剂的运用变化。

2. 熟悉:归经的概念、确定依据,药物归经对临床用药的指导意义;常用治法的基本内容。

3. 了解:升降浮沉的概念、作用,以及影响升降浮沉的主要因素;毒性的概念,影响药物毒性的因素;方剂与病证的关系。

第一节 中药的性能

中医学认为任何疾病的发生发展都是致病因素(即病因)作用于人体,使机体邪正相争,导致气血阴阳的盛衰变化和脏腑经络的功能紊乱的结果。因此,治疗必须针对疾病发生的环节,包括消除病因,扶助正气,调整和恢复脏腑经络的生理功能,纠正气血阴阳的盛衰偏性,从而使机体重新恢复动态平衡,达到治愈疾病、恢复健康的目的。

中药之所以能治疗疾病,就是因为药物具有若干特性和作用,即"药物偏性",利用这种偏性来纠正疾病的阴阳盛衰偏差,从而治疗疾病,即所谓"以偏纠偏"。药物与治疗环节有关的性质和性能统称为"药性",是药物本身所具有的性质和功能的高度概括。因此,药性也可称为药物的性能,主要包括四气、五味、升降浮沉、归经、毒性等方面的内容。

中药的性状是指药物的形状、颜色、气味、滋味、质地等。性状是通过人的直接感官而得到的认识,与中药的性能并不相同。但古代也有用中药的性状来探求、解释中药的某些性能特点。

(一) 四气

四气是指药物寒、热、温、凉四种药性,又称"四性"。主要用以反映药物影响人体的寒热病理变化及阴阳盛衰的作用性质和特征,是药性理论的重要组成部分,是说明药物作用的主要理论之一。

四气之中,寒与凉为同一性质,凉次于寒;热与温为同一性质,温次于热。其实质仍是寒热二性,只是寒与凉、温与热在程度上有所差异。还有一些药物的药性不存在明显的寒热之偏性,称为平性药。

药物的寒热药性的确定,是在人体用药以后,从药物作用于机体所发生的反应中概括出来的,是与所治疾病病性或症状的寒热性质相对而言的。因此,药性的确定应以阴阳理论为指导,以中医学的寒热辨证纲领为理论基础,以机体用药的效应为依据。如机体出现寒性症状,表现出畏寒怕冷、手足不温、面色苍白、喜温热、小便清长、大便稀溏、舌淡苔白、脉迟等,应用附子、干姜、细辛等药物能改善或消除这些寒性症状,说明这些药物的药性是温热的。如机体出现热性症状,表现出发热、面赤、烦躁、口渴、小便短赤、大便秘结、舌红苔黄、脉数等,应用石膏、知母、黄芩等药物能减轻或消除这些热象,说明这些药物具有寒凉之性。因此,凡是能针对寒证,消除或减轻寒性症状的药物,称之为温热药。反之,凡是针对热证,能改善或消除热性症状的药物称为寒凉药。

一般而言,寒凉药具有清热泻火、凉血解毒、育阴潜阳、清化热痰、泻下通便、利尿通淋等功效,主要用于阳热病证,包括实热证和虚热证;温热药具有温经散寒、温里止痛、回阳救逆、补火助阳、温通血脉、芳香开窍、化湿行气等作用,主要用于阴寒病证,包括实寒证和虚寒证。

《神农本草经》云:"疗寒以热药,疗热以寒药。"《素问·至真要大论篇》云:"热者寒之,寒者热之。"寒热药性的确定和应用是临床应用中药治疗疾病最为重要的环节。如不分药性的寒热而把寒性药用于寒性疾病,热性药用于热性疾病,不但起不到治疗作用,反而会加重病情。但值得指出的是,有些病证比较错综复杂,出现寒热错杂之证,如上寒下热,或上热下寒等,因此在应用时往往也需寒热药同用,但侧重点不同。另外,有时会在大队寒性药中加少量的温热药,或在大队温热药中加少量的寒凉药,起到反佐作用,即相反相成的作用,这也是临床上常用的用药方法。

(二)五味

五味是指药物的五种药味,即辛、甘、酸、苦、咸,部分药物还有淡味、涩味。但因局限于五行学说的影响,而且药味以前五种最为基本,所以习惯上仍然称为五味。

药味的确定主要有两条途径:直接通过人的味觉器官辨别,即药物的真实滋味;但更重要的是根据临床疗效而确定。因此,五味既是部分药物真实滋味的反映,更是药物作用规律的总结。五味的作用分述如下。

1. 辛味　能行、能散,即辛味药具有行气、行血、发散解表的功能。一般用于治疗气滞血瘀病证和表证的药物多具有辛味。如行气药木香,活血药红花,解表药麻黄、生姜等。此外气味芳香的药物也大多为辛味,如芳香开窍药石菖蒲、芳香化湿药藿香等。

2. 甘味　能补、能缓、能和,即甘味药具有补益、缓急、调和、和中的功能。具有补益作用,能治疗虚证的药物,如党参、黄芪、熟地黄等;具有缓急止痛作用,能治疗挛急疼痛的药物,如甘草、饴糖、蜂蜜;能调和药性的甘草;能消食健脾和中的谷芽等,都具有甘味。此外,甘味药中的甘草、大枣、绿豆等还能解某些药物、食物之毒,所以又有甘能解毒之说。

3. 酸味　能收、能涩,即酸味药有收敛固涩的作用,一般用以治疗久咳、虚喘、虚汗、久泻、久痢、遗精、滑精、崩漏不止、白带过多等滑脱不禁病证。如五味子、乌梅、山茱萸等。此外,部分酸味药还具有生津止渴、安蛔止痛的功能,如乌梅。

4. 苦味　能泄、能燥,即苦味药具有降泄、通泄、清泄、燥湿的作用。一般用于治疗胃气上逆之呕吐、呃逆,以及肺气上逆之咳喘的药物,如枇杷叶、旋覆花;用于治疗热结便秘的泻下药,如大黄、番泻叶;治疗里热壅盛的清热泻火药,如栀子;治疗湿热病证、寒湿病证的药物,如黄连、黄芩、苍术、厚朴等均为苦味。

此外,苦味药还有坚阴之说,如知母、黄柏等泻火存阴用于治疗阴虚火旺证。

5. 咸味　能软、能下,即咸味药具有软坚散结、泻下通便的作用。如牡蛎软坚散结,用于治疗

13

癥瘕积聚;芒硝泻下通便治疗燥屎内结之便秘。

6. 淡味　能渗、能利,即淡味药具有利水渗湿的作用。茯苓、泽泻、薏苡仁都为淡味,一般用以治疗水肿、小便不利。因淡味药物较少,故常"淡附于甘"。

7. 涩味　与酸味作用相似,有收敛固涩作用,故有"涩附于酸"之说。如龙骨、海螵蛸等。

每一味药都同时具有性和味,必须将两者结合起来综合认识中药的功用。如紫苏味辛而有发散之功,性温而具散寒之力,因此,紫苏功能发散风寒,用于治疗风寒表证。一般性和味都相同的药物,作用相近,同类药物的主要功用类似。如辛温药多能发散风寒,辛凉药多能发散风热,苦寒药多能清热燥湿或清热泻火,甘温药多能益气温阳。性味不同,则作用有别,如黄连苦寒,能清热燥湿、泻火解毒,麻黄辛温,能发散风寒。性同而味异,或味同性异的药物,则作用有同有异。如紫苏与薄荷同为辛味,均有解表之功,但薄荷凉性以散热,而能发散风热;紫苏温性以散寒,而能发散风寒。再如黄连与薄荷,均为寒凉之性,都有清热作用,但黄连味苦清泄,以清热解毒为主;而薄荷味辛发散,以发散风热为主。此外,有的药物具有多种药味,表明该药功效的多样性和应用的广泛性,当结合临床有选择配伍使用。

(三) 升降浮沉

升降浮沉,是指药物作用于人体的趋向性,是中药的基本性能之一。升即上升、升提,趋向于上;浮即轻浮、浮散,趋向于外;降即下降、降逆,趋向于下;沉即重沉,内敛,趋向于内。因此,升降浮沉也就是指药物对机体有向上、向外、向下、向内四种不同的趋向性,表明药物作用的定向概念。其中升与降、浮与沉是相对的,而升与浮,降与沉,分别又是相互关联、相互交叉的,故实际上往往是升浮并称,沉降并提,难以截然区分。药性升浮的药物,大多能上行、向外,如具有升阳、解表、散寒、开窍、涌吐等作用的药物,药性是升浮的;药性沉降的药物,大多能下行、向内,如具有清热、泻火、泻下、利水、平喘、止呕、止咳等作用的药物,药性是沉降的。

升降浮沉既是四种药性,又可以作为临床用药的原则。疾病的病势有向上逆和下陷的差别,发生病变的部位有上、下、表、里的不同。一是根据疾病的病势,采用与病势相反的治疗方法。病势上逆的病证应用药性沉降的药物治疗。如枇杷叶能降胃气以治疗胃气上逆之呕吐,杏仁能降肺气以治疗肺气上逆之咳喘,药性均为沉降。相反,治疗病势下陷的病证应用药性升浮的药物治疗。如柴胡、升麻、黄芪能升阳举陷以治疗脾阳不升、中气下陷引起的内脏下垂、久泄脱肛,药性均为升浮。二是根据疾病的病位,采用与病位相顺应的治疗方法。疾病在上、在表,当选用能作用于上部和体表的药物。如头痛、鼻塞、恶寒发热,应用辛夷、薄荷、紫苏等药物治疗,这些药物的药性为升浮;疾病在下、在里,当选用能作用于下部和体内的药物。如便秘、腹胀,应用大黄、芒硝等药物治疗,这些药物的药性为沉降。

药物的升降浮沉受多种因素的影响,涉及药物本身的性味、质地以及炮制、配伍等。一般具有辛甘之味和温热之性的药物,多为升浮,如麻黄、黄芪;酸涩苦咸之味和寒凉药性之品多为沉降药,如大黄、五味子。药材质地对药物升降浮沉的影响也较为明显,通常花叶质轻的药物多为升浮,种子、果实、矿石、贝壳类以及质重之品多为沉降药。但这种规律并非绝对,还必须结合药物的功效特点。如旋覆花虽为花但能降逆止呕,药性是沉降的,而蔓荆子虽为果实但能清利头目,药性是升浮的。

通过炮制可以改变药物本身的升降浮沉之性。酒制药物多升提,姜制药物多发散,醋制药物多收敛,盐制药物多下行。此外,配伍对药物的升降浮沉也会有一定的影响,升浮药配伍在较多沉降药中,其升浮之性受到制约,反之亦然。

（四）归经

归经是药物作用的定位概念，是指药物对某些脏腑经络的选择性治疗作用。反映药物的药效所在，是阐明药效机制，指导临床用药的基本药性理论之一。

中药的归经理论以中医脏腑经络学说为理论基础，以药物所治病证的病位为确定依据。中医学认为人体是以五脏为中心，通过经络把人体上下内外连接成一个有机的整体。内脏有病，必然通过相应的经络反映到其所连接的体表组织、五官九窍；同样，体表有病也一样会循着经络影响到相应的内脏。如肺系病证多见咳喘胸闷、鼻塞流涕，如果药物能止咳平喘，治疗咳喘鼻塞等，则该药物归于肺经，如麻黄；心系病证多见心悸失眠、口舌生疮，如果药物能养心安神，治疗心悸失眠，则该药归于心经，如酸枣仁；肝经病证多见胁痛黄疸、目赤肿痛，如果药物能疏肝解郁，治疗胁痛黄疸，则该药归于肝经，如郁金；脾经病证多见食少便溏、四肢倦怠，如果药物能健脾补中，治疗食少便溏，则该药归于脾经，如茯苓；肾经病证多见腰酸阳痿、耳鸣耳聋，如果药物能补益肾精，治疗腰酸阳痿，则该药归于肾经，如菟丝子。

掌握药物的归经对于指导临床用药具有重要的意义，有利于提高用药的准确性，增强临床疗效。

药物的归经、性味、升降浮沉等内容，都是中药药性理论的组成部分，对临床用药都有重要的指导意义。但每一种性能的侧重点不同，对疾病治疗的针对性也不一样。归经侧重于药物对病位的选择性作用，四性则强调药物对疾病的寒热性质，升降浮沉针对病势的趋向性。因此，在应用药物治疗时必须将药物的性味、升降浮沉、归经等药性理论综合起来，才能有效地指导临床用药。如针对热性病证，自当选用寒凉性质的药物以清热泻火，但热证有心火、肝火、肺热、胃火等的不同，在坚持"热则寒之"原则的前提下，又当结合归经理论，而选用不同的清热药，如用黄连清心火，黄芩清肺热，夏枯草清肝火，石膏清胃火等。

（五）毒性

《神农本草经》中率先提出"有毒无毒"的理论。合理、有效而安全地使用药物可以防治疾病，用药失当则可能对人体造成伤害。

综合历代本草医籍关于"毒"的概念有广义和狭义之分。

广义的毒性，泛指药物的偏性。凡药皆毒，《类经》云："药以治病，因毒为能。"《周礼》："医师掌医之政令，聚毒药以供医事。"认为凡是药物都具有毒性，药物之所以能治病祛邪，是因为具有某种偏性，这种偏性就是毒性。正确应用药物的偏性，使药证相符，何毒之有？不识药物偏性，药不对证，则皆为毒药。因此药物的毒性具有普遍性，是每种药物都具有的性质和特点。

狭义的毒性，是指药物对人体的毒害作用和伤害反应，是与药物的治疗效应相对的。与现代的毒性概念相似。因此目前所指药物的毒性是多指狭义的毒性。毒药就是指容易引起毒性反应的药物。

应当明确的是药物的毒性作用有别于药物的副作用。副作用是指在常用剂量下出现的与治疗目的无关的不适反应，比较轻微，对机体危害不大，停药后可自行消退。而毒性作用是指用药后造成的机体组织器官的损害，或机体生理功能的破坏，危害较大，有些甚至在停药后也难以修复，主要是由药物本身的毒性引起，多由于用量过大或疗程过长所致。

对于毒性的分级，历代并不统一。在古代，有按有无毒性以及毒性的大小分为"大毒""常毒""小毒""无毒"，或"大毒""有毒""小毒""微毒"等。目前，一般将毒性分为大毒、有毒、小毒三类。

影响药物毒性的因素很多，最为主要的是用药是否对证以及用量的大小。此外，与药材品种、药材质量、炮制、给药途径、剂型与制剂工艺、配伍、服药方法以及患者本身的个体差异等因素有关。

正确认识药物的毒性,对指导临床用药有重要的意义。在使用毒药时,既要注意用药的安全性,重视药物的毒副作用,严格控制剂量和用药时间,也要强调药物的治疗效应。不要为求安全而随意降低剂量,忽视疗效。在必要的情况下,可以应用以毒攻毒、以毒克毒的原则,应用有毒药物来治疗一些疾病。

需要注意的是,所有的药物都有偏性,即使在使用无毒药时,也不能毫无顾忌地大剂量运用,以求速效,应严格掌握药证相符、合理用药的法则。

第二节 中药的配伍

临床上疾病千变万化,复杂多样,有时应用单味药不能满足需要;同时,有些药物具有毒副反应,易导致用药不安全。所谓配伍,就是根据病情的需要,结合药物的性能特点,有选择地将两种或两种以上的药物配合使用。配伍的目的在于增强药力,提高疗效,适应复杂病情,监制、减轻甚至消除药物的毒副作用。

前人将药物之间的配伍关系概括为七种情况,简称"七情"。所谓"七情"就是方药运用的七种情形,即相须、相使、相畏、相杀、相恶、相反以及单行。

七情理论最早由《神农本草经》提出:"药有阴阳配合,子母兄弟,根茎花实,草石骨肉,有单行者,有相须者,有相使者,有相畏者,有相恶者,有相反者,有相杀者。凡此七情,合和视之,当用相须,相使者良,勿用相恶、相反者。若有毒宜制,可用相畏、相杀者;不尔,勿合用也。"现分述如下。

1. 单行 是单用一味药,不与其他药物配伍来治疗疾病。如独参汤用人参一味,大补元气,治疗气虚甚至气脱。单行的使用要求单味药针对性强,效专力宏,所治疗的病证单一。《本草纲目》云:"独行者,单方不用辅也。"

2. 相须 两味性能、功用类似的药物联用(多为同类药),能增强原有各自的同类疗效,发挥协同增效作用的配伍。如大黄、芒硝均为寒凉攻下药,配伍运用可以增强清热泻下通便的作用;石膏、知母均为寒凉清热之品,合用则清热泻火之力更盛。《本草纲目》:"相须者,同类不可离也。"

3. 相使 两味性能或功用上具有某种共性的药物联用(可以是同类药也可以不是同类药),以其中一种药物为主,另一种药物为辅,合用以后,辅药可提高主药功效的配伍。如治疗脾虚水肿的黄芪茯苓汤,用黄芪益气利水为主药,配茯苓加强黄芪的益气利水功能。《本草纲目》:"相使者,我之佐使也。"

4. 相畏 两味药物联用后,一种药物的毒性或副作用能被另一种药物减弱或消除的配伍。如生半夏与生南星的毒性能被生姜减轻或消除,可以说生半夏、生南星畏生姜。《本草纲目》云:"相畏者,受之制也。"

5. 相杀 两味药物联用后,一种药物能减轻或消除另一种药物的毒性或副作用的配伍。如生姜减轻或消除生半夏、生南星的毒性,即生姜杀生半夏、生南星。《本草纲目》:"相杀者,制彼之毒也。"

相畏与相杀具有相同的配伍意义,即两种药物配伍后,其中一种药物的毒性或副作用减轻或消除了,只是两味药物在配伍中的位置不同而已。

6. 相恶 两味药物联用后,一药能使另一药原有的功效减弱,甚至丧失的配伍。如人参配莱菔子,因人参补气,莱菔子消气,故莱菔子能削弱人参的补气作用。再如生姜配黄芩,黄芩的清肺功能与生姜的温肺功效相互拮抗,而使各自对肺的治疗效应降低。《本草纲目》云:"相恶者,夺我之能也。"

7. 相反 两味药物联用后,能增强药物原有毒性,或产生新的毒副反应的配伍。如芫花、甘遂反甘草等。《本草纲目》云:"相反者,两不相合也。"详见用药禁忌中的"十八反"和"十九畏"。

上述"七情配伍"虽然是七种配伍方法,但从配伍后的效应来看,除单行外,主要是四个方面:

一是增效作用。主要是相须、相使配伍,能增强疗效,在临床上应充分予以利用。

二是监制作用。主要是相畏、相杀配伍,能降低或消除药物的毒副作用,确保用药安全,在临床上对有明显毒性的药物运用时,应予以使用。

三是减效作用。主要是相恶配伍,能降低、减弱甚至消除药物的某个或某些功效,降低治疗效应,在临床上应尽可能避免使用,但在必要时适当考虑使用。

四是增毒作用。主要是相反配伍,能产生或增强毒性,影响用药安全,在临床上应避免、禁忌使用。

正如《本草经集注》云:"相须、相使是各有所宜,共相宣发;相畏、相杀是取其所畏,以相制尔;相恶、相反是性理不和,更以成患。"

药物的配伍使用是中医用药的主要形式,药物按一定法度加以组合,并确定合适的剂量比例,制成适当的剂型,即为方剂。方剂是药物配伍的发展和具体体现,也是药物配伍应用更为高级而普遍的形式。

第三节　方药与治法

治法是在辨清证候,审明病因、病机之后,有针对性地采取的治疗方法。在临床实践中只有准确地把握具体治法,才能保证针对具体病证的遣药处方等过程中有所遵循。

从中医学形成和发展的过程来看,治法是在长期临床积累了方药运用经验的基础上和对人体生理病理等认识不断丰富、完善的过程中,逐步总结而成的有针对性的治疗策略,是后于方药形成的一种理论。当治法已由经验上升为理论之后,它就成为遣药组方和运用成方的指导原则。例如,对一个腰痛患者的四诊合参,审证求因,确定其为肾阳不足证后,须以温补肾阳法治之,选用肾气丸等相应成方,或自行选药组成温补肾阳的方剂振奋肾阳,温养腰脊,则腰痛渐愈。由此可见,治法是指导遣药组方的原则,方剂是体现和完成治法的主要手段。治法与方剂相互为用,密不可分,二者之间的关系称之为"方从法出"。

除上述以法组方、以法用方这两个主要方面以外,治法和方剂的关系,还体现在以法分类方剂和以法解释方义两个方面。前者在本教材总论中相关内容中讨论,后者在教材各论方解中得以体现。"以法组方""以法遣方""以法类方""以法释方"四个方面构成了中医学历来所强调的"以法统方"的全部内容。

治法的沿革源远流长,内容丰富。早在《内经》时期就记载了有关治法理论,并为其后续发展奠定基础。如《素问·阴阳应象大论篇》谓:"形不足者,温之以气;精不足者,补之以味。其高者,因而越之;其下者,引而竭之;中满者,泻之于内。其有邪者,渍之以为汗;其在皮者,汗而发之。"《素问·至真要大论篇》谓:"寒者热之,热者寒之,微者逆之,甚者从之,坚者削之,客者除之,劳者温之,结者散之,留者攻之,燥者濡之,急者缓之,散者收之,损者益之,逸者行之,惊者平之,上之下之,摩之浴之,薄之劫之,开之发之"。

现行教材中常常引用的"八法"为清代医家程钟龄根据历代医家对治法的认识归类总结而来,被认为是较为完备而且概括性比较强的方剂分类方法。程氏在《医学心悟·医门八法》中说:"论病之源,以内伤外感四字括之。论病之情,则以寒、热、虚、实、表、里、阴、阳八字统之。而论治病之方,则又以汗、和、下、消、吐、清、温、补八法尽之。"现将八法内容简要介绍如下:

1. 汗法　通过开泄腠理、调畅营卫、宣发肺气等使在表的外感六淫之邪随汗而解的一类治法。汗法适用于外感六淫之邪所致的表证。汗法主要是通过汗出使腠理开、营卫和、肺气畅、血脉通,从而使邪气外透,正气安和。汗法不单纯用于外感六淫之表证,亦可用于痹证、麻疹初起而疹发不畅、水肿腰以上肿甚、疮疡初起而有恶寒发热等表证者。因病邪有寒热之异、体质有强弱之别、病情有兼杂之变,故汗法有辛温、辛凉、扶正解表、攻邪解表之分。

2. 和法　通过和解与调和而使半表半里之邪,或脏腑、阴阳、表里失和之证得以解除的一类治法。该法既能祛除病邪,又能调整脏腑功能,是集两种以上治法于一体的治疗方法。戴天章在《广瘟疫论》中总结为"寒热并用之谓和,补泻合剂之谓和,表里双解之谓和,平其亢厉之谓和"。和法的适应病证较为广泛,分类也多,从狭义上看,不外"伤寒少阳证""脏腑不和""表里不和"三大类病证。故和法相应地分为和解少阳、调和肝脾、调和肠胃、表里双解等内容。

3. 下法　通过泻下、荡涤、攻逐等作用,使停留于胃肠的宿食、燥屎、冷积、瘀血、结痰、停水等从下窍而出以祛邪除病的一类治法。下法适用于燥屎、冷积、宿食等有形之邪滞于肠胃所致的大便不通,以及停痰留饮、瘀血积水等里实之证。由于病性有寒热,正气有虚实,邪气有兼夹,所以下法与其他治法结合运用,分寒下、温下、润下、逐水、攻补兼施五类。

4. 消法　通过消食导滞、行气活血、软坚散结、化痰利水、驱虫等使气、血、痰、食、水、虫等有形之邪渐消缓散的一类治法。消法适用于饮食停滞、气滞血瘀、癥瘕积聚、水湿内停、痰饮不化、疳积虫积、结石以及疮疡痈肿等病证。随着对消法研究的深入,结合针对不同病证,该法分为消食、行气、活血、祛湿、祛痰、祛虫、消石等诸法。消法与下法虽同是治疗内蓄有形实邪的方法,但各有特点。前者所治,主要是病在脏腑、经络、肌肉之间,邪坚病固而来势较缓,属渐积形成,且多虚实夹杂,尤其是气血积聚而成之癥瘕痞块、瘰疬痰核等,不可能迅即消除,必须渐消缓散;而后者所治,大抵病势急迫,邪在肠胃,形证俱实,必须速除使邪从下窍而出。

5. 吐法　通过诱发呕吐使停留在咽喉、胸膈、胃脘之痰涎、宿食或毒物从口中吐出的一类治法。吐法适用于中风痰壅、宿食壅阻胃脘、毒物尚在胃中、痰涎壅盛之癫狂、喉痹等。使用本法的基本条件是病位居上,病势急暴,内蓄实邪。

6. 清法　通过清热、泻火、解毒、凉血等使在里之热邪得以清除的一类治法。清法适用于里热之证。由于里热证有实热与虚热之分;实热又有热在气分、营分、血分、热壅成毒以及热在某一脏腑之异,因此清法有清气分热、清营凉血、清热解毒、清脏腑热、清虚热之不同。又热证最易伤阴耗气,所以清法亦多与补法配合运用。

7. 温法　通过温里祛寒使在里之寒邪得以消散的一类治法。温法适用于里寒之证。里寒证的形成,或由寒邪直中于里,或因失治误治而伤损人体阳气,或因素体阳气虚弱,以致寒从中生。里寒之证因有部位浅深、程度轻重的区别,故温法又有温中祛寒、回阳救逆和温经散寒的区别。由于里寒证形成和发展过程中,往往阳虚与寒邪并存,所以温法每与补法配合运用。

8. 补法　通过补益人体气血阴阳之不足或激发衰退的脏腑功能使人体气血阴阳或脏腑虚弱的状态得到纠正,复归于协调平衡的一类治法。由于虚证有气虚、血虚、阴虚、阳虚及各脏腑虚损之分,故而补法的具体内容甚多,既有补益气、血、阴、阳的不同,又有分补五脏之侧重,但较常用的治法分类仍以补气、补血、补阴、补阳为主,运用时结合虚损的脏腑综合考虑。值得一提的是,在正虚不能祛邪外出时,也可以补法扶助正气,并配合其他治法,达到扶正祛邪兼顾的目的。运用补法虽可收到间接祛邪的效果,但一般是在无外邪时使用,以免"闭门留寇"之弊。

上述八种治法适用于表里寒热虚实等不同的证候。对于多数疾病而言,病情往往是复杂的,不是单一治法所能解决,常需多种治法配合运用,方能治无遗邪,兼顾全面。正如程钟龄《医学心悟》卷首中所说："一法之中,八法备焉,八法之中,百法备焉。"因此,临证处方必须针对具体病证,灵活运用八法,或单用、或杂合,依法组方、依法用方,使之切中病情,方能收到满意的疗效。

第四节 方 剂 的 组 成

方剂是由药物组成的,是在辨证立法的基础上,选择合适的药物组合而成。鉴于"药有个性之专长,方有合群之妙用",因此在遣药组方时必须根据病情需要合理配伍用药以达减毒增效之目的;同时须按方剂"君、臣、佐、使"之基本结构配伍组方;并依据病势之缓急、病情之轻重、病程之长短等因素加减变化。如此方能主从有序,全面兼顾,方证相合,提高疗效。

方剂是辨证论治的最终表达形式之一,多以复方形式出现,即方剂大多是由多味药配伍而成的有机整体,一首典型的方剂结构上应包括"君、臣、佐、使"四个部分。"君、臣、佐、使"的概念最早见于《黄帝内经》,《素问·至真要大论篇》:"方制君臣,何谓也? 岐伯曰:主病之谓君,佐君之谓臣,应臣之谓使。"即通过借喻封建国家政体中君、臣、佐、使的等级设置,以说明药物在方中的主次地位与从属关系,是方剂中药物职能差异化的体现。故李东垣说:"主病之为君……兼见何病,则以佐使药分治之,此制方之要也"。明代何柏斋在《医学管见》作了进一步的阐明:"大抵药之治病,各有所主。主治者,君也;辅治者,臣也;与君相反而相助者,佐也;引经及引治病之药至于病所者,使也。"君、臣、佐、使的基本框架理论是对方剂制方理论的归纳与总结,是方剂组方配伍理论的重要基石。

经过历代医家对君、臣、佐、使的涵义不断完善和补充,使方剂基本结构的阐发逐步系统化,今据各家对君、臣、佐、使涵义的论述,进一步将方剂基本结构的阐发归纳如下。

君药:即针对主病或主证起主要治疗作用的药物。君药是方剂中不可或缺的核心,具有药量较大或药力较强的特点。

臣药:有两种含义。一是辅助君药加强治疗主病或主证作用的药物;二是针对主要的兼病或兼证起治疗作用的药物。一般臣药药味数较君药为多,其药力或药量较君药为小。

佐药:有三种含义。一是佐助药,即配合君、臣药以加强治疗作用,或直接治疗次要兼证的药物。二是佐制药,即用以消除或减弱君、臣药的毒性,或能制约君、臣药峻烈之性的药物。三是反佐药,指病重邪甚,或拒药不受时,方剂配伍中与君药药性相反而在治疗中起到相成作用的药物。但现代反佐药的含义较广,凡与君药的性能相反但在全方中有相成配伍效用的药物即为反佐药。佐药一般用药味数稍多,用量较小。

使药:有两种含义。一是引经药,即能引方中诸药到达病所的药物。二是调和药,即可以调和方中诸药作用的药物。通常使药用量偏小。

上述方剂结构中依据药物所起治疗的作用主次与药物的性能特点,确定该药在方中所处的君、臣、佐、使的地位。君药是方剂中的核心部分,解决疾病主要矛盾或矛盾的主要方面;臣、佐、使药则是辅助君药,在增效、减毒以及全面兼顾病情等不同层次上的配伍部分。临床应依据病情需要遣药组方,不要拘泥于某种固定模式,即每一方剂组成中,君药是不可缺少的,臣、佐、使药则可以不必悉具,如某些方剂中只有君、臣药而无佐、使药,或只有君、佐药而无臣、使药;也可以一药多职,或多药一职。组成方的药味多少,以及君、臣、佐、使的结构是否齐备,全视具体病情的轻重,治疗要求的不同,以及所选药物的功能所决定。如方剂中某味药既是君药,同时又可兼有使药的职能,而同一味臣药或佐药,也可同兼为佐药或使药。一般而言,组方基本结构要求君药在方中相对于臣、佐、使药而言,多为药味少,剂量大,作用强的药物。至于有些药味繁多的大方,或多个基础方剂组合而成的"复方",分析其组方结构时则可以按照组成这个大方的基础方剂按照其在治疗中的起作用的主次轻重进行功能划分,不宜人为地割裂基础方剂作为一个功能模块的完整性,即遵循仲景"合证合方"的基本原则。

为进一步说明君、臣、佐、使的涵义及其具体运用,兹以麻黄汤为例,结合病证,分析如下。麻黄汤为《伤寒论》中治疗太阳伤寒表证之方,主治外感风寒表实证,证见恶寒发热、头痛身疼、无汗而喘、舌苔薄白、脉浮紧等症状,据此辨其病机为外感风寒,肺气不宣,治当辛温发汗,宣肺平喘。其组方基本结构分析如下。

君药——麻黄:辛温,发汗解表以散风寒;宣发肺气以平喘逆。

臣药——桂枝:辛甘温,发汗解肌以助麻黄发汗发表;温经和营以解头身疼痛。

佐助药——杏仁:苦温,降利肺气助麻黄平喘。

使药——炙甘草:甘温,调和诸药。

方中以麻黄为君,既可发汗散寒解表,又可宣肺平喘而止咳,针对主病、主证起主要治疗作用。以桂枝为臣,既辅助麻黄以加强发汗解表之力,又兼顾寒凝经脉的头身疼痛。以苦温的杏仁为佐助,合麻黄宣降肺气,助其平喘止咳之功。炙甘草为使,以调和麻、杏之宣降,缓和麻、桂之峻烈。从上述的分析看,君臣佐使的组方结构强调辨证论治基础上的组方完整性与严谨性。遣药组方时首先要在中医药理论指导下,辨证立法,以法组方,方药相合,主从有序,全面兼顾,切中病情,发挥综合性的整体调节作用。

第五节 方剂的变化

方剂疗效卓著与否,有赖于处方者的匠心独运。方之既成,全在乎用,或原方使用,或依据病情加减变化,或方方相合,运用之法,全在医者之灵动。《医学源流论》曰:"用方之妙,莫如加减,用方之难,亦莫如加减。"所谓加减,就是对成方运用的知常达变,就是成方运用过程中药味加减的变化、药量增减的变化、剂型更换的变化,甚或给药途径的变化。制方有定规,用方有法度,盖因如此,历代医家都十分注重用方的变化。

临证使用成方时必须先审病者所患之证与所选之方是否相合,然后施用。若方证相应度不高,则应根据病人体质强弱、性别年龄、四时气候、地域差异,以及病情变化,灵活加减,无可加减,则另择一方或另外组方。做到"师其法而不泥其方,师其方而不泥其药",即在运用方剂时不可囿于成方,应当随证变化。方剂的运用变化主要有以下形式。

(一)药味加减的变化

方剂是由药物组成的,药物配伍是决定方剂功用的主要因素。当方剂中的药物增加或减少时,必然对方剂的功用产生影响或发生改变。这种药味加减变化即临床常用的成方"随证加减"运用法,是指在主病、主证以及君药不变的前提下,改变方中的次要药物,以适应病情需要。主要用于临床选用成方,主要依据是临床病情的变化,目的是使选用的方剂更加适合变化了的病情需要。诚如清代医家徐灵胎言:"能识病情与古方合者,则全用之;有别症,则据古法加减之;如不尽合,则根据古方之法,将古方所用之药,而去损取益之。必使无一药之不对症,自然不倍于古人之法,而所投必有神效矣!"

例如《伤寒论》中的桂枝汤,由桂枝、芍药、生姜、大枣、甘草五味药组成,具有解肌发表、调和营卫之功,主治外感风寒表虚证,见有头痛发热、汗出恶风、脉浮缓或浮弱、舌苔薄白等症。若在此证候基础上,兼有宿疾喘息,则可加入厚朴以下气除满、杏仁降逆平喘(即桂枝加厚朴杏子汤);若在桂枝汤证基础上,因风寒阻滞太阳经脉以致津液不能敷布,筋脉失去濡养,而见项背强几几者,可加葛根解肌舒筋(桂枝加葛根汤);又如桂枝汤证因误下而兼见胸满,此时桂枝汤证仍在者,因方中芍药之酸收,不利于胸阳舒展,则当减去芍药,以专于解肌散邪(桂枝去芍药汤)。

桂枝汤、桂枝加厚朴杏子汤、桂枝加葛根汤以及桂枝去芍药汤之间的加减变化(见表4-1),都是在主病(太阳中风)、主证(恶风、发热、自汗)、君药(桂枝)不变的前提下,改变方中的次要药物(臣、佐等),以适合兼证变化的需要。由此可见,在选用成方加减时,一定要注意所治病证的病机、主证都与原方基本相符,否则是不相宜的。

表4-1　桂枝汤类方加减变化表

方名	主病主证	兼证	主要药物组成	加减变化
桂枝汤				
桂枝加厚朴杏子汤	太阳中风。见有头痛发热、汗出恶风、脉浮缓或浮弱、舌苔薄白等症	兼有宿疾喘息	桂枝、芍药、生姜、大枣、甘草	加厚朴以下气除满、杏仁降逆平喘
桂枝加葛根汤		兼见项背强几几者		加葛根解肌舒筋
桂枝去芍药汤		因误下而兼见胸满		因方中芍药之酸收,不利于胸阳舒展,故去芍药

(二) 药量增减的变化

由于药物的剂量直接决定药效强度,所以即使组成方剂的药物不变,只是药量发生改变,也会改变方剂中药物的配伍关系,从而使该方功用和主治证候发生改变。例如《伤寒论》四逆汤与通脉四逆汤,两方均由附子、干姜、炙甘草三药组成。但前者姜、附用量比较小,主治阳微寒盛而致四肢厥逆、恶寒蜷卧、下利、脉微细或沉迟细弱的证候,有回阳救逆的功用;后者将姜、附用量比加大,主治阴寒极盛格阳于外而致四肢厥逆、身反不恶寒、下利清谷、脉微欲绝的证候,有破阴回阳、通脉救逆的功用(见表4-2)。再如《伤寒论》小承气汤与厚朴三物汤,两方均由大黄、枳实、厚朴三药组成。但小承气汤主治阳明腑实轻证,病机是实热结于胃肠,治当轻下热结,方中大黄四两为君、枳实三枚为臣、厚朴二两为佐,大黄与厚朴的比例为2∶1;而厚朴三物汤主治大便秘结、腹满而痛,病机侧重于气闭不通,治当下气通便,方中厚朴八两为君、枳实五枚为臣、大黄四两为佐,此时大黄与厚朴的比例为1∶2。两方相比,大黄用量虽同,厚朴用量增加了4倍,可见,由于剂量改变使方中配伍关系发生了改变,致使两方在功用和主治的侧重也发生了改变(见表4-3)。

表4-2　四逆汤和通脉四逆汤鉴别表

方剂名称	组成药物			主治证候	备注
	炙甘草	生附子	干姜		
四逆汤	二两	一枚	一两五钱	下利清谷,呕吐,恶寒,四肢厥逆,身体疼痛,脉微细或沉迟细弱	四逆汤证是由阳衰寒盛所致,故以干姜、附子回阳救逆
通脉四逆汤	二两	一枚(大者)	三两	下利清谷,四肢厥逆,身反不恶寒	通脉四逆汤证是阴寒极盛格阳于外所致,故加重干姜、附子用量以破阴回阳、通脉救逆

表4-3　小承气汤与厚朴三物汤鉴别表

方剂名称	方药组成配伍			主治证候	备注
	君	臣	佐|使		
小承气汤	大黄四两	枳实三枚	厚朴二两	阳明腑实证(热结): 潮热谵语,大便秘结,腹痛拒按	分二服
厚朴三物汤	厚朴八两	枳实五枚	大黄四两	气滞便秘(气闭): 脘腹满痛不减,大便秘结	分三服

从上述两个例子来看,四逆汤和通脉四逆汤二方药物运用虽有剂量变化,但配伍关系基本不变,故两方的主治证候和病机也基本相同,只是病情有轻重差异,故方名也接近。小承气汤和厚朴三物汤则随着药量增减的变化,使方剂组成的配伍关系也发生了改变,所以主治证候和病机也有了差异,方名也变化较大。由此可知,药量的增加或减少,可以是单纯药效强度的改变,也可以随着组成配伍关系的改变而使方剂功用、主治发生改变。

(三) 剂型更换的变化

中药剂型繁多,各有特点。由于剂型不同,在效用上也有差异。由于剂型的选择常决定于病情的需要和药物的特点,所以剂型的变化也能影响方剂的功用和适应证。在传统剂型中,组成、剂量完全相同,但所选用的剂型不同的方剂,其功效、主治也有区别。如李东垣曰"汤者荡也,去大病用之""丸者缓也,舒缓而治之也"(《汤液本草》),此论明确指出古时汤剂、丸剂在治疗疾病运用中有轻重缓急之别。一般仍认为汤剂作用快而力峻,丸、散剂作用缓而持久。如《伤寒论》理中丸和人参汤,两方组成与用量完全相同,但前方研末炼蜜为丸,治疗脾胃虚寒,脘腹疼痛,纳差便溏,虚寒较轻,病势较缓,取丸以缓治;后方水煎作汤内服,主治中上二焦虚寒之胸痹,症见心胸痞闷,自觉气从胁下上逆,虚寒较重,病势较急,取汤以速治(见表4-4)。

此外,《伤寒论》抵当汤与抵当丸(见表4-5)方药相同,但剂量与剂型不同,故其功用有别,这也是因证情轻重不同而决定的。这种以汤剂与丸剂的互换方式,在古方运用中极为普遍。

表4-4　理中丸与人参汤的鉴别

方剂名称	组成药物				主治病证	备注
	人参	干姜	白术	炙甘草		
理中丸	三两	三两	三两	三两	中焦虚寒,脘腹疼痛,自利不渴,病后喜唾	蜜丸如鸡子黄大,服一丸
人参汤	三两	三两	三两	三两	中上二焦虚寒,心胸痞闷,气从胁下上逆抢心	煎汤分三次服

表4-5　抵挡汤与抵挡丸的区别

方剂名称	组成药物				主治病证	备注
	水蛭	虻虫	大黄	桃仁		
抵挡汤	三十条	三十只	三两	二十个	伤寒蓄血证。少腹硬满急结,身黄发狂或如狂,脉微沉或沉结	煎汤,先服 1/3,不下再服
抵挡丸	二十条	二十只	三两	二十五个	同抵当汤证。但无发狂或如狂,且诸症较轻	四药捣分四丸。先一丸煮服,24小时后当下血,不下再服

综上所述,方剂的药味、药量、剂型等的变化形式,可以根据临证需要,或单独运用,或合并运用。只有很好地理解原方制方之旨,厘清方中君臣佐使的配伍关系,掌握方剂变化运用的规律,才能知常达变,圆机活法,随心化裁,应万变之病情,以求更好的治疗作用。

第五章

方 药 的 应 用

 导学

【学习目标】掌握或熟悉方药的应用禁忌及用法。了解常用剂型。

【教学内容】

1. 掌握：方药禁忌中十八反的内容。

2. 熟悉：方药剂量的概念及确定剂量的原则；特殊入药方法。

3. 了解：十九畏、妊娠禁忌、饮食禁忌；常用剂型的概念、特点及适用对象；方药的一般煎煮方法及服药方法。

第一节　方药的应用禁忌

方药禁忌是指在用药治病时，在特殊生理或病理状态下对某些药物或食物应该禁止或谨慎使用。为了确保方药应用的有效性和安全性，必须注意方药的应用禁忌。主要内容包括病证方药禁忌、配伍用药禁忌、妊娠方药禁忌和服药食忌等。

（一）病证方药禁忌

疾病治疗时，首先必须重视的是方药与病证相符，避免方药不对证。病证方药禁忌，是指某种或某类病证不宜使用某种或某类方药，否则可能导致病情加重或恶化。如出血患者忌发汗方药，所谓"夺血者无汗，夺汗者无血"；阳虚、寒证患者忌寒凉方药；阴虚内热患者忌温热方药，所谓"桂枝下咽，阳盛则毙"；单纯实证者忌补益；单纯虚证者忌攻泻等均属此类。

（二）配伍用药禁忌

药物配伍合用后疗效降低，产生或加重毒副反应，影响用药安全者，属于配伍用药禁忌。如七情配伍中的相恶与相反配伍。《神农本草经》云："勿用相恶、相反。"关于配伍禁忌的主要内容有"十八反"和"十九畏"。虽历代记载的内容有所差异，但以金元时期概括的"十八反"和明代概括的"十九畏"歌诀最为流行，广为传诵。

十八反：甘草反甘遂、大戟、芫花、海藻；藜芦反人参、丹参、沙参、玄参、苦参、芍药、细辛；乌头反贝母、瓜蒌、半夏、白蔹、白及。

十八反歌："本草明言十八反，半蒌贝蔹及攻乌，藻戟遂芫俱战草，诸参辛芍叛藜芦。"（金代张元素《儒门事亲》）

十九畏：硫黄畏朴硝，水银畏砒霜，狼毒畏密陀僧；巴豆畏牵牛，丁香畏郁金，牙硝畏三棱；川乌草乌畏犀角，人参畏五灵脂，官桂畏石脂。

十九畏歌："硫黄原是火中精，朴硝一见便相争；水银莫与砒霜见，狼毒最怕密陀僧；巴豆性烈最为上，偏与牵牛不顺情；丁香莫与郁金见，牙硝难合京三棱；川乌草乌不顺犀，人参最怕五灵脂；官桂善能调冷气，若逢石脂便相欺。大凡修合看顺逆，炮爁炙煿莫相依。"（明代刘纯《医经小学》）

在此应明确相反、相畏与"十八反"和"十九畏"的关系。其中"相反"的"反"与"十八反"的意义相同，均属于配伍禁忌的范畴；而相畏是用于降低毒副作用的配伍关系，并非配伍禁忌，不能与"十九畏"混淆。

对于"十八反"和"十九畏"的认识历来存在分歧。有的认为这是古人在长期的医疗活动中总结而来的，必须遵守，不能违背；有的则认为"十八反"和"十九畏"并非绝对禁忌，甚至认为有些反药同用可起到相反相成的效能。对此，不必轻易下结论，在无充分把握，没有依据的情况下最好不要随意使用"十八反"和"十九畏"中的药物配伍。

（三）妊娠方药禁忌

妊娠方药禁忌是指妇女妊娠期间应禁止使用的方药。可能会对母体、胎元有损害作用，甚至导致堕胎。

根据药物对胎儿、母体的损害程度一般将妊娠禁忌方药分为两类：

1. 禁用方药　大多是药性峻猛，毒性较强的方药。药物如：砒霜、水银、雄黄、轻粉、斑蝥、马钱子、蟾酥、川乌、草乌、藜芦、胆矾、瓜蒂、巴豆、甘遂、大戟、芫花、牵牛子、商陆、干漆、水蛭、三棱、莪术等；方剂如：十枣汤、三物备急丸等。

2. 慎用方药　药性较为峻急，多具有通经祛瘀、攻下、破气、温里等作用的方药。药物如：牛膝、川芎、红花、桃仁、姜黄、丹皮、枳实、枳壳、大黄、番泻叶、芦荟、芒硝、附子等；方剂如：大承气汤、桃核承气汤、抵挡汤等。

对于妊娠禁忌方药，如无特殊必要，应尽量避免使用。如孕妇因疾病必须应用，则应注意辨证准确，掌握好用量与疗程，适当配伍，密切观察，以减轻药物对妊娠的影响。

（四）服药的饮食禁忌

是指在服药期间不能同时食用某些食物，即民间所谓"忌口"。一般在服药期间，应避免食用生冷、油腻、腥臊以及有刺激性的食物。某些疾病在治疗过程中，根据病证特点应该禁食或慎食某些食品，以免诱发疾病或加重病情。如热性病证，应忌食辛辣、油腻、煎炸性食物；寒性病证应忌食生冷、寒凉性食物；胸痹患者应慎食肥肉、动物内脏以及烟酒；胃酸过多者忌米醋；失眠者忌浓茶；水肿者禁高盐饮食；疮痈者忌虾、蟹等。

此外，服用某些药物时不能或谨慎同食某些食物。如古人记载有：常山忌葱，地黄、何首乌忌葱、蒜、萝卜；薄荷、柿子忌蟹肉；茯苓忌醋；鳖甲忌苋菜等。关于这些饮食禁忌的原因还不十分清楚，现代研究较少，结果不太一致，还有待进一点探讨。

第二节　方药的常用剂型

方剂组成后根据病情与药物的特点制成一定的形态，称为剂型。早在《黄帝内经》中就有汤、丸、散、膏、酒、丹等剂型的记载，可见方剂的剂型历史悠久，有着丰富的理论和宝贵的实践经验。后世历代医家在《黄帝内经》基础上又有很多发展，如明代《本草纲目》所载剂型已有40余种。中华人民共和国成立以来，随着现代医学与医药工业的发展，许多新剂型，如片剂、冲剂、注射剂等被广泛运用于临床。现将常用剂型的特点及制备方法简要介绍如下。

一、传统剂型

（一）汤剂

古称汤液，是将药物饮片加水或酒浸泡后，再煎煮一定时间，去渣取汁，制成的液体剂型。有内服、外用两种。内服的如麻黄汤、小承气汤等。外用的多作洗浴、熏蒸及含漱。汤剂的特点是吸收快、药效发挥迅速，加减灵活。适用于病证较重或病情不稳定，变化较多的患者。如李东垣所说："汤者荡也，去大病用之。"汤剂的不足之处是某些药的有效成分不易煎出或易挥发散失而浪费药材；服用量大且口感不好；不适于大生产，亦不便于贮存和携带。

（二）散剂

是将药物粉碎，混合均匀，制成粉末状制剂。有内服和外用两类。内服散剂有细粉和粗末之分。细粉直接以温开水冲服，量小者亦可直接吞服，如七厘散；粗末则加水煎煮取汁服用，故亦称为煮散，如银翘散。散剂的特点是制作简便，吸收较快，节省药材，便于服用和携带。李东垣说："散者散也，去急病用之。"外用散剂一般直接外敷，掺散疮面或患病部位，如金黄散、生肌散；但亦有为防止刺激创面而研成极细粉末，作点眼、吹喉等用，如八宝眼药、冰硼散等。

（三）丸剂

是将药物研成细粉或在药材提取物里加适宜的黏合剂制成的球形固体剂型。与汤剂相比，其吸收较慢，但药效持久，节省药材，便于服用与携带。李东垣说："丸者缓也，舒缓而治之也。"故适用于慢性、虚弱性疾病，如六味地黄丸、肾气丸等。但也有少部分芳香类药物或剧毒类药物不宜作汤剂煎服，也做成丸剂，如安宫牛黄丸、舟车丸等。常用的丸剂有除了传统的蜜丸、水丸、糊丸、蜡丸外，还有现代的浓缩丸、微丸、滴丸等。现将主要丸剂分述如下。

1. 蜜丸　指药物细粉用炼制的蜂蜜为黏合剂制成的丸剂，有大蜜丸和小蜜丸之分。其性质柔润，作用缓和持久，并可以矫正口味。具有补益作用的药物细粉多做蜜丸，用于需要长期服药的慢性病和虚弱性疾病。

2. 水丸　俗称水泛丸，用水（冷开水或蒸馏水）或酒、醋、蜜水、药汁等作为黏合剂，与需要快速崩解或溶解，且能快速吸收起效，又易于吞服的药物细粉制成的小丸。适用于多种疾病，如六应丸、左金丸、越鞠丸等。

3. 糊丸　用米糊、面糊、曲糊等作为黏合剂，与需要延长药效，减轻毒性或不良反应及对胃肠道刺激的药物细粉制成的丸剂。其黏合力强，质地坚硬，崩解、溶散均迟缓，如舟车丸、黑锡丹等。

4. 浓缩丸　将方中药物或部分药物煎汁浓缩成膏，再与其他药物细粉混合干燥、粉碎，用水或蜂蜜或药汁制成的丸剂。其体积小，有效成分高，服用剂量小，可用于治疗多种疾病。

（四）膏剂

是将药物用水或植物油煎熬去渣后制成的剂型，有内服和外用两种。内服膏剂又分流浸膏、浸膏、煎膏三种；外用膏剂分软膏、硬膏两种。其中流浸膏与浸膏多用于调配其他制剂使用。现将主要膏剂分述如下。

1. 煎膏　又称膏滋，是将药物加水反复煎煮后去渣浓缩，加炼蜜或糖制成的半固体剂型。其特点是体积小、含药量高、便于服用、口味甜美，有滋润补益作用。一般用于需较长时间服药的慢性虚弱性患者，如鹿胎膏、八珍益母膏等。

2. 软膏　又称药膏，是将药物细粉与适宜的基质制成具有适当稠度的半固体外用制剂。用乳剂型基质的亦称乳膏剂，多用于皮肤、黏膜或疮面。软膏具有一定的黏稠性，外涂后可逐渐软化或熔化，使药物慢慢吸收，持久发挥疗效，适用于外科疮疡疖肿、烧烫伤。

3. **硬膏** 又称膏药,古称薄贴。它是以油类将药物煎至一定程度,去渣,再煎至滴水成珠状,加入黄丹等搅匀,冷却后制成的硬膏。用时需要加温摊涂在布或纸上,软化后贴于患处或穴位上。多用于局部疾病,如疮疡肿毒、跌打损伤、风湿痹证以及腰痛、腹痛等。常用的有狗皮膏、暖脐膏等。

(五)酒剂

又称药酒,古称酒醴。它是将药物用白酒或黄酒浸泡,或加温隔水炖煮,去渣取液后,供内服或外用。酒可活血通络,又易于发散和助长药效,促进有效成分的溶出,故在祛风通络和补益剂中常被使用,如风湿药酒、参茸药酒、五加皮酒等。外用酒剂多以祛风活血、止痛消肿为主。

(六)丹剂

"丹"这一含义古代较为混乱,往往多种剂型以"丹"相称,以显该药的药品贵重或药效显著。有内服和外用两种。内服丹剂没有固定剂型,有丸剂,也有散剂,如至宝丹、活络丹等。外用丹剂亦称丹药,多为某些矿物类药经高温炼制成的不同结晶形状的制品。常研细粉涂撒疮面,治疗疮疡痈疽;亦可制成药条、药线和外用膏剂应用。如红升丹、白降丹等。

(七)栓剂

栓剂古已有之,多称坐药或塞药。栓剂近年来发展较快,是将药物细粉与基质混合制成具有一定形状的固体制剂,用于肠道并在其间融化或溶解并释放药物,有杀虫止痒、润滑、收敛、解热等作用。可用于治疗局部或全身性疾病。其优点是直接作用于直肠(也有用于阴道),通过黏膜吸收,其药物成分有50%～70%不经过肝脏而直接进入大循环,既减少药物在肝脏中的"首过效应",又减少药物对肝脏的毒性和副作用,还可以避免胃肠液对药物的影响及药物对胃黏膜的刺激作用等。尤其是婴幼儿直肠给药更为方便。如小儿解热栓、消痔栓等。

二、现代剂型

(一)冲剂

冲剂是将药材提取物加适量赋形剂或部分药物细粉制成的干燥颗粒状或块状制剂,服用时以开水溶化服。其特点为作用迅速、味道可口、体积较小、服用方便等。如感冒退热冲剂、小柴胡颗粒等。

(二)片剂

片剂是将药物细粉或药材提取物与辅料混合压制而成的片状制剂。其特点为用量准确,体积小;味很苦或具恶臭的药物,压片后可外加包糖衣,使之易于服用;如在肠道吸收的药物,则可外包肠溶衣,使之易在肠道中崩解。此外,尚有含片、泡腾片等。

(三)糖浆剂

糖浆剂是将药物煎煮、去渣取汁、浓缩后,加入适量蔗糖溶解制成浓糖水溶液。其特点为味甜量小、服用方便、吸收较快等。尤其适用于儿童服用,如止咳糖浆、桂皮糖浆等。

(四)口服液

口服液是将药物用水或其他溶剂提取,经精制而成的内服液体制剂。具有剂量较少、吸收较快、服用方便、口感适宜等优点。如人参蜂王浆口服液、杞菊地黄口服液、生脉饮口服液等。

(五)注射液

亦称针剂,是将药物经过提取、精制、配制等制成的灭菌溶液、无菌混悬液或配制成液体的无菌粉末,供皮下、肌肉、静脉等给药的一种制剂。其特点为剂量准确、药效迅速、适于急救、不受消化系统影响等,对于神志昏迷,难于口服给药的患者尤为适宜。如清开灵注射液、参芪注射液等。

（六）胶囊剂

胶囊剂是将药物加工后加入适当辅料填充于空胶囊或密封于软质胶囊中制成的固体制剂。有硬胶囊、软胶囊、肠溶胶囊之分。其特点是既可掩盖药物的不良气味、提高生物利用度及稳定性、定时定位释放药物，又可使药物整洁、美观、便于吞服。口服胶囊剂已成为世界上使用最广泛的剂型之一。如芪参胶囊、红景天胶囊、藿香正气软胶囊等。

以上诸种剂型，各有特点，临证应根据病情与方剂特点酌情选用。此外，尚有茶剂、露剂、锭剂、条剂、线剂、灸剂、熨剂、灌肠剂、搽剂、气雾剂等，临床中都在广泛应用。

第三节 方药的用量用法

一、剂量

剂量是指方药在临床治疗时应用的量，包括单味药的药量、方剂组成中各药物的用量（相对用量）以及整个方剂的用量。

药物剂量的实质，是药物应用于机体后，能够产生特定生物效应的量。因此，方药的用量直接影响临床疗效。

1. 确定用量原则　取得最佳疗效、最小不良反应的最低有效剂量，否则便收不到预期疗效。如猪苓常用有效量为 $5\sim10\,g$，如服用 $8\,g$，$6\,h$ 内尿量增加 62%，尿中氯化物增加 45%，但如只服 $3\,g$，则无明显的利尿作用。

2. 限定剂量范围　某些药物随着剂量的增加疗效也会相应提高。但如剂量过大，超过一定的限度，不但疗效不会提高，还可能出现毒副作用、疗效下降或相反效果三种不良反应。如过量服用使君子，会引起呃逆、眩晕；羌活水溶性部分能抗心律失常，但剂量过大时，该作用消失；黄连小量健胃，量大伤胃。

方药剂量的确定涉及多方因素，包括药材本身的特性（如质量、质地、气味、毒性等），患者的身体素质及疾病状况（如年龄、性别、体质、病程、病情等）以及医生的应用（配伍、剂型、经验等），同时还受季节、气候、环境等因素的影响，故应综合多方因素制定合理剂量。

二、用法

指方药的应用方法，包括方药的煎煮法、服药方法以及应用形式、给药途径等。

（一）一般煎煮方法

汤剂自古以来，是中药治疗疾病最常用、最主要的剂型。煎煮方法的正确与否直接影响着药效，具体内容包括以下几方面。

1. 煎药用具　宜用砂锅、砂罐等陶瓷器具。其化学性质稳定，不易与药物成分发生化学反应，导热均匀，保暖性能好。忌用铜、铁等金属器具，以免与药物成分发生化学反应，使疗效降低，甚至产生毒副作用。

2. 煎药用水　无异味、洁净澄清的冷水，如自来水、井水、蒸馏水、纯净水等。前人有用流水、泉水、甘澜水（劳水）、米泔水等煎药的记载。

3. 煎药水量　用水量应视药量、药物质地、煎煮时间而定。一般将饮片适当加压后，第一煎水面高出饮片 $2\sim3\,cm$，第二煎、第三煎则 $1.5\sim2\,cm$ 即可。每次煎得药量以 $100\sim150\,ml$ 为宜。

4. 浸泡时间　多数药物宜先用冷水浸泡 $20\sim30\,min$，以种子、果实为主的药物，可浸泡至 $1\,h$

左右。

5. 煎煮火候 《本草纲目》云："先武后文，如法服之。"一般宜先武火使药液煮沸后再改文火煎煮，以免药汁溢出或过快熬干。

6. 煎药时间 药物不同则煎药时间有别，一般药物煮沸后改文火再煎煮 15～30 min。

解表药或含有挥发性成分的药物，宜用武火急煎，不宜久煮，以免药效丧失；有效成分不易煎出矿物类、贝壳类、骨角类及滋补药物，一般须文火久煎（30～60 min）以利有效成分溶出，否则既达不到治疗效果又浪费药材。

7. 煎煮次数 一般一剂药煎煮 2～3 次。煎药时，有效成分会先溶解再进入药材组织内的水液中，然后再通过分子运动扩散到药材外部的水液中。当药材内外溶液的浓度达到平衡时，因渗透压平衡，有效成分就不再扩散了。这时，只有将药液滤出，重新加水煎煮，有效成分才会继续溶解。

（二）特殊入药方法

同一处方中，部分药物因其性质、性能和临床用途不同需作特殊处理。这些特殊入药方法应在处方中标明，以便配方另包及煎煮时遵循。主要有以下几种。

1. 先煎 即将药物先煎 30～60 min，再纳入其他药同煎。主要指一些有效成分不易煎出的药物，如贝壳类、矿物类以及少数植物药（如苦楝根皮），或须久煎去毒的药物（如乌头、附子、雷公藤）。

2. 后下 即在其他药物煎成之前再投入煎沸 10 min 左右即可。有效成分久煎易挥发散失或易破坏的药物宜后下。如薄荷、砂仁等芳香药宜后下；大黄、番泻叶久煎则泻下力减缓，故欲泻下当后下或开水泡服；钩藤的有效成分钩藤碱受热易破坏故不宜久煎等。

3. 包煎 即用纱布将药物包裹后入煎。绒毛类药物，煎煮时易漂浮在药液表面，对喉咙有刺激，如辛夷、旋覆花等需包煎；细小种子及细粉类药物应包煎，因其易漂浮在液面而不利于煎煮，如海金沙、蒲黄、葶苈子等；含淀粉、黏液质较多的药物宜包煎，因煎煮时易粘锅且不便滤汁，如车前子等。

4. 另煎 主要指一些贵重药材，为了更好地煎出有效成分以提高其生物利用度，应单独另煎。煎出液可以单独服用，也可以与其他药物煎出液混匀同服。如人参、西洋参等。

5. 烊化 又称溶化。指单用水、黄酒或药汁将此类药物加热溶化后服用，或再与其他药汁混匀后服用。主要是指某些胶类药及黏性大而易熔化的药物，为避免入煎剂粘锅或黏附其他药渣而影响煎煮需烊化。如阿胶、鹿角胶、饴糖等。

6. 冲服 入水即化的药或汁液类药宜冲服，如芒硝、竹沥、蜂蜜等。某些贵重且用量少的药物，为防止散失而研成细末粉状也应冲服，如羚羊角粉、沉香粉等。

7. 煎汤代水 主要为了防止某些药物与其他药物同煎煮时药液混浊，难以服用。这类药物应预先用大量水进行煎煮，取其煎液过滤后代水再煎煮其他药物，如灶心土。

（三）服药方法

服药方法的正确与否也会影响疗效，包括服药时间、服药量、服药温度等。

1. 服药次数 汤剂，一般每日 1 剂，每剂分 2～3 次服，每次量 100～150 ml。病情急重者，可每日 2～3 剂，4～6 h 服用 1 次；病轻缓者可 2 日 1 剂。发汗药、泻下药，如药力较强，服药应以得汗出、泻下为度，中病即止，不必尽剂。呕吐者则宜小量频服。

2. 服药时间 一般药物的服药与进食间隔 1～2 h 为宜。有些药物的服药时间当根据病情需要和药物特性确定，如驱虫药宜晨起空腹时服，能迅速进入肠中，充分发挥驱杀肠道寄生虫的作用；峻下逐水药、攻下药宜晨起空腹服用，可不受食物影响而使药物迅速入肠，发挥作用，也避免夜间频繁如厕而影响睡眠;对胃肠道有刺激作用的药物宜饭后服,因胃中有食物与药物混合,减轻刺激;消导药宜饭后服,以帮助消化;安神药宜睡前 30～60 min 服用。补益药多空腹服,以利于药物迅速进入小肠被充分吸收。

3. 服药温度　一般汤药以温服为主,因为汤液冷却后易产生较多的沉淀物而影响胃肠的消化吸收。根据病证特点还有治寒证宜热服,热证宜凉服的方法。

各 论

第六章

解 表 方 药

 导学

【学习目标】掌握解表方药的含义、分类、功效主治。掌握或熟悉具体药物的主要药性、基本功效及临床应用；掌握或熟悉解表剂的组成、功效、主治，熟悉方药分析。了解解表方药的配伍原则及使用注意。

【教学内容】

1. 掌握：麻黄、桂枝、羌活、牛蒡子、菊花、柴胡、葛根；麻黄汤、桂枝汤、九味羌活汤、小柴胡汤。

2. 熟悉：紫苏叶、生姜、白芷、防风、薄荷、桑叶；小青龙汤、川芎茶调散、银翘散、败毒散。

3. 了解：荆芥、香薷、藁本、苍耳子、辛夷、蝉蜕、升麻；桑菊饮、杏苏散。

凡以发散表邪为主要作用，常用于解除表证的方药，称为解表方药。

解表方药具有发汗、祛风、宣散等作用，适用于以恶寒发热、头身痛、脉浮为主要表现的表证。部分药物兼有止咳平喘、利水消肿、透疹止痒、消肿止痛、祛除风湿等作用，故还可用于咳喘、水肿、麻疹、疮疡、风湿痹痛等病证兼有表证者。

表证是由于外邪侵犯人体肌表后所产生。由于侵犯人体的外邪性质不同，故所表现出的症状也不一样。一般有风寒表证、风热表证之分，此外还有暑湿感冒、虚人外感等。

在应用解表方药时，应根据表证的类型正确选用。如风寒外感宜选用发散风寒方药，风热外感宜选用发散风热方药。此外，还应根据表证发生的不同季节、患者的体质及全身状况而进行适当的配伍。若虚人外感，则在应用解表方药同时，配伍益气、温阳、养阴等药物，以扶正祛邪。若温热病证初期，也可适当配伍清热解毒药。

对发汗力强的解表方药，不可过量或长期服用，以免过汗伤正。若体虚汗多、失血伤津、孕妇及年老体弱者则应禁用或慎用。解表方药多宜于饭后热服；服药后需"温覆"，以助药力。因解表方药多属辛散轻扬之品，因此不宜久煎，以"多浸少煎"为原则。

第一节　解　表　药

解表药多具辛味，主入肺、膀胱经。偏行肌表，透解外邪，故长于治疗表证。

根据表证的证候类型，解表药可分为两类，即用于风寒表证的发散风寒药和用于风热表证的发散风热药。

一、发散风寒药

凡以发散风寒为主要作用,用于解除风寒表证的药物称为发散风寒药,因其性味辛温,故又称辛温解表药。具有发散风寒解表的作用,适用于风寒表证,症见恶寒重、发热轻,无汗或有汗,头痛、身痛、脉浮紧。

麻 黄

máhuáng/EPHEDRAE HERBA
《神农本草经》

为麻黄科植物草麻黄 *Ephedra sinica* Stapf、木贼麻黄 *Ephedra equisetina* Bge. 或中麻黄 *Ephedra intermedia* Schrenk et C. A. Mey. 的草质茎。主产于河北、山西、甘肃等地。

【药性】辛、微苦,温。归肺、膀胱经。

【功效】发汗解表,宣肺平喘,利水消肿。

【应用】

1. 风寒表实证　本品辛散温通,善于开泄腠理,透发毛窍,具有显著的发汗作用,用于风寒表实,恶寒发热无汗,常配伍桂枝相须为用,如麻黄汤。

2. 咳嗽气喘　本品既味辛宣通肺气,又味苦降肺之逆气,止咳平喘作用显著,故广泛用于咳喘病证的治疗,素有"喘家圣药"之称。因其性温,尤善治风寒咳喘,常配伍杏仁、甘草,即三拗汤;治肺热咳喘,常配伍石膏、杏仁、甘草,如麻杏石甘汤;治寒饮咳喘,常配伍细辛、干姜、五味子,如小青龙汤。

3. 风水水肿　本品既辛散宣透,开泄腠理,发汗祛邪使水湿之邪随汗而走;又苦降清泄,宣降肺气,通调水道,利水消肿使水湿之邪从小便而出。多用于治疗风水水肿,常配伍桑白皮、生姜、赤小豆等,如麻黄连轺赤小豆汤。

【用法用量】煎服,2～10 g。

【使用注意】①气虚自汗、阴虚盗汗、温病发热者忌用。②老人体弱者慎用。③咳喘由于肾不纳气者慎用。

桂 枝

guìzhī/CINNAMOMI RAMULUS
《神农本草经》

为樟科植物肉桂 *Cinnamomum cassia* Presl 的嫩枝。主产于广东、广西及云南。

【药性】辛、甘,温。归心、肺、膀胱经。

【功效】发汗解表,温通经脉,温阳化气。

【应用】

1. 风寒表证　本品辛温浮散,善透肌表,通卫阳和营阴,适用于风寒表证。治风寒表实,恶寒发热无汗,常配伍麻黄,如麻黄汤;治风寒表虚有汗,常配伍白芍,如桂枝汤。

2. 寒凝经脉之痛证　本品辛温散寒,温通经脉,温经止痛,可用于因寒凝而致的多种痛证。治风寒湿痹痛,常配伍附子,如桂枝附子汤;治经闭腹痛、痛经,常配伍当归、川芎、赤芍等,如温经汤;治中焦虚寒,脘腹冷痛,常配伍白芍、饴糖等,如小建中汤;其又能温通血脉,促进血行,故又能治疗瘀血阻滞的病症,如治癥瘕积聚,常配伍桃仁、红花、当归等,如桂枝茯苓丸。

3. 胸痹,心悸,痰饮,水肿 本品辛甘温,既能温助阳气,又能宣通阳气。治心阳不振、心脉瘀阻之胸痛彻背,胸闷心悸的胸痹证,常配伍瓜蒌、薤白等,如瓜蒌薤白桂枝汤;治脾阳不振、运化失职,水湿内停的痰饮证,常配伍茯苓、白术、甘草,如苓桂术甘汤;治肾阳不足、气化不利、水湿内停之水肿,常配伍茯苓、猪苓、泽泻等,如五苓散。

【用法用量】煎服,3～10 g。

【使用注意】①本品含有挥发性成分,不宜久煎。②辛温助热,容易伤阴,凡外感热病、里热内盛、阴虚火旺者忌用。③血热妄行、月经过多、孕妇忌用或慎用。

紫 苏 叶

zǐsūyè/PERILLAE FOLIUM

《名医别录》

为唇形科植物紫苏 *Perilla frutescens* (L.) Britt. 的叶(或带嫩枝)。我国南北均产。

【药性】辛,温。归肺、脾经。

【功效】发汗解表,行气和胃。

【应用】

1. 风寒表证 本品性温味辛,能发汗解表散寒,且善于宣畅气机,既宣肺气又宣脾胃之气,长于治疗风寒表证咳嗽痰多明显者,常配伍前胡、桔梗等,如杏苏散;治外感风寒兼气滞胸闷者,常配伍香附、陈皮等,如香苏散。

2. 脾胃气滞证 本品辛香温散,善于宣畅中焦,通行气滞,可用于治疗多种原因引起的脾胃气滞之胸脘胀闷,恶心呕吐等。因胃寒者,常配伍藿香、陈皮等,如藿香正气散;因胃热者,常配伍黄连等,如苏叶黄连汤。本品还可行气安胎,治妊娠早期,胎气上逆所致恶心呕吐、胎动不安,常配伍黄芩、砂仁等,如加味安胎饮。

此外,本品具有一定的解鱼蟹毒功能,用于食鱼蟹中毒,腹痛吐泻,既可单用煎服,也可配合生姜同用。

【用法用量】煎服,5～10 g。

【备注】紫苏的茎称紫苏梗。功偏宽胸利膈,顺气安胎。多用于胸膈痞闷,嗳气呕吐。

生 姜

shēngjiāng/ZINGIBERIS RHIZOMA RECENS

《名医别录》

为姜科植物姜 *Zingiber officinale* Rosc. 的新鲜根茎。全国各地均产。

【药性】辛,微温。归肺、脾、胃经。

【功效】发汗解表,温中止呕,化痰止咳。

【应用】

1. 风寒表证 本品辛温,能发汗解表,但作用较弱,多用于外感风寒轻证,可单煎,或配红糖、配葱白煎服;如外感风寒轻重证,则入辛温解表剂中,以增强发汗解表之力,如桂枝汤。

2. 呕吐 本品善温胃散寒、和中降逆,为止呕良药,适用于多种呕吐。尤宜治胃寒呕吐,常与半夏同用,如小半夏汤;若治胃热呕吐,可配伍竹茹、黄连等共奏清胃止呕之功。

3. 风寒咳嗽　本品能温肺散寒、化痰止咳,常与其他温肺化痰止咳药同用。

此外,生姜具有解毒作用,误食生半夏、生南星导致喉舌发麻者,鱼蟹中毒呕吐腹泻者,可用生姜汁冲服或煎汤内服。

【用法用量】煎服,3～10 g,或捣汁服。

【使用注意】阴虚内热及热盛之证慎用。

【备注】生姜的外皮称为生姜皮,功能利水消肿,主要用治水肿。生姜捣汁入药称为生姜汁,偏于开痰止呕,多用于治疗呕吐。

羌　活

qiānghuó/NOTOPTERYGII RHIZOMA ET RADIX

《药性论》

为伞形科植物羌活 *Notopterygium incisum Ting ex* H. T. Chang 或宽叶羌活 *Notopterygium forbesii* H. de Boiss. 的根茎及根。主产于四川、青海、甘肃等地。

【药性】辛、苦,温。归膀胱、肾经。

【功效】解表散寒,祛风除湿,止痛。

【应用】

1. 风寒表证　本品气味雄烈,善能升散发表,既具明显的祛风散寒作用,又有较强的祛风止痛之力。又因主入足太阳膀胱经,故善治太阳头痛。用于风寒感冒,恶寒发热,头痛,身痛,常配伍防风、白芷等,如九味羌活汤;治风湿在表,头项强痛,腰背酸重,一身尽痛者,常配伍独活、防风、藁本等,如羌活胜湿汤。

2. 风寒湿痹　本品辛散祛风,温通关节,苦燥胜湿,善于止痛,为治疗风寒湿痹之要药。尤其善于治疗上半身风寒湿痹痛,常配伍防风、当归、川芎等,如蠲痹汤。

【用法用量】煎服,3～10 g。

【使用注意】①本品辛温香燥而性较烈,故阴虚、血虚、燥热证忌用。②本品易致呕吐,用量不宜过大。

防　风

fángfēng/SAPOSHNIKOVIAE RADIX

《神农本草经》

为伞形科植物防风 *Saposhnikovia divaricate*(Turcz.)Schischk. 的根。主产于东北及内蒙古东部。

【药性】辛、甘,微温。归膀胱、肝、脾经。

【功效】祛风解表,胜湿止痛,止痉。

【应用】

1. 外感表证　本品辛而升浮,具有发散透达之性,善祛风邪,但散寒力较弱,可用于各种外感表证。治风寒表证,恶寒发热,无汗不渴者,常配伍羌活、荆芥、独活等,如荆防败毒散;治风寒挟湿,头痛如裹,身重肢痛者,常配伍白芷、荆芥等,如防风胜湿汤;治风热表证,发热恶风,咽痛口渴者,常配伍薄荷、荆芥、牛蒡子等;治气虚外感,常配伍黄芪、白术,如玉屏风散。

2. 风湿痹痛　本品祛风除湿而止痛,常配伍羌活、独活、川芎等,如羌活胜湿汤。用于头风痛因于风寒者,常配伍天麻、白芷、川芎等;因于风热者,常配伍菊花、薄荷等。

3. 破伤风 本品味辛能祛散风邪,又能平息内风以止痉,可用于风毒内侵而致的肌肉痉挛、四肢抽搐、项背强急、角弓反张的破伤风证,常配伍天南星、白附子、天麻等,如玉真散。

此外,本品辛散温通,善于祛风止痒,用于因风邪所致之皮肤瘙痒病证,无论风寒、风热均可配伍使用。用于风寒者,常配伍麻黄、白芷、苍耳子等;用于风热者,常配蝉蜕、牛蒡子、石膏等,如消风散;用于湿热者,常配伍土茯苓、白鲜皮、赤小豆等;若兼里实者,常配伍大黄、芒硝、黄芩等,如防风通圣散。

本品又有止血、止泻作用,如用于腹痛泄泻,常配合白芍、白术、陈皮等同用,如痛泻要方;如用于便血、崩漏,一般炒炭应用。

【用法用量】煎服,5～10 g。

【使用注意】本品药性偏温,阴血亏虚、热盛动风者慎用。

白　芷

báizhǐ/ANGELICAE DAHURICAE RADIX

《神农本草经》

为伞形科植物白芷 *Angelica dahurica*（*Fisch. ex Hoffm.*）*Benth. et Hook. f.* 或杭白芷 *Angelica dahurica*（Fisch. ex Hoffm.）*Benth. et Hook. f. var. formosana*（Boiss.）Shan et Yuan 的根。白芷产于河南长葛、禹县者习称"禹白芷",产于河北安国者习称"祁白芷"。此外陕西和东北亦产。杭白芷产于浙江、福建、四川等地,习称"杭白芷"和"川白芷"。

【药性】辛,温。归胃、大肠、肺经。

【功效】解表散寒,宣通鼻窍,祛风止痛,消肿排脓,燥湿止带。

【应用】

1. 风寒表证 本品辛温升散,芳香透达,以止痛通窍见长,散寒作用较弱。用于风寒表证头痛、鼻塞流涕者,常配伍防风、羌活、细辛等,如九味羌活汤。

2. 鼻渊 本品气味芳香,善通鼻窍,且能止痛,常用于鼻塞流涕,头面部疼痛等,常配伍苍耳、薄荷、细辛等。

3. 头痛,牙痛 本品芳香上达,入阳明胃经,止痛作用明显,善于治疗前额头痛,眉棱骨疼痛等阳明经头面部痛证。治外感风寒者,可单用,如都梁丸;也可配伍川芎、细辛、石菖蒲等;治外感风热者,常配伍薄荷、菊花等,如川芎茶调散。

4. 疮疡肿痛 本品辛温散结,消肿排脓,常用于疮疡肿痛,既可内服,又能外用。治疮痈初起,红肿疼痛,常配伍金银花、丹皮、升麻等,如仙方活命饮;治疮痈脓成不溃,常配伍穿山甲、皂角刺等,如托里透脓毒散。

5. 带下病 本品辛香性燥,具有化浊辟秽,燥湿止带之力,常用于妇女带下证。治寒湿带下者,常配伍白术、茯苓、海螵蛸等;治湿热带下者,常配伍黄柏、黄芩等。

【用法用量】煎服,3～10 g。外用适量。

【使用注意】辛散温燥,阴虚血热者慎用。

其他常用发散风寒药

荆芥、香薷、藁本、苍耳子、辛夷的药性、功效、主治、用法用量等见表6-1。

表 6-1 其他常用发散风寒药

药名	药性	功效	主治	用法用量	备注
荆芥	辛,微温。归肺、肝经	解表散风,透疹,消疮	外感表证,麻疹不透,风疹,疮疡初起	煎服,5~10 g,不宜久煎	
香薷	辛,微温。归肺、胃经	发汗解表,化湿和中	暑湿感冒,水肿,小便不利	煎服,3~10 g	表虚有汗者,暑热证忌用
藁本	辛,温。归膀胱经	祛风散寒,除湿止痛	风寒表证,巅顶头痛,风湿痹痛	煎服,3~10 g	
苍耳子	辛,苦,温;有毒。归肺经	散风寒,通鼻窍,祛风湿	风寒头痛,鼻塞流涕,鼻渊,风疹瘙痒,湿痹拘挛	煎服,3~10 g,或入丸散	
辛夷	辛,温。归肺、胃经	散风寒,通鼻窍	风寒头痛,鼻塞流涕,鼻渊	煎服,3~10 g,包煎	

二、发散风热药

凡以发散风热为主要功效,用以治疗风热表证的药物,称为发散风热药,或疏散风热药。因其味辛凉,故又称辛凉解表药。具有发散风热、辛凉解表的作用,适用于风热表证,症见发热,微恶风寒,咽干口渴,咽喉痒痛,苔薄黄或薄白而干,质红,脉浮数。

薄 荷
bòhé/MENTHAE HAPLOCALYCIS HERBA
《新修本草》

为唇形科植物薄荷 *Mentha haplocalyx* Briq. 的地上部分。以江苏产者为佳,亦产于浙江、湖南等地。

【药性】辛,凉。归肺、肝经。

【功效】疏散风热,清利头目,利咽,透疹,疏肝行气。

【应用】

1. 风热表证,温病初起　本品药性辛凉,气味芳香,有较强的透散发汗之力,是治疗外感风热表证,温病初起的常用药,常配伍金银花、连翘、桑叶等,如银翘散、桑菊饮。

2. 头痛、目赤、咽喉肿痛　本品轻扬升浮,善于清利头目、咽喉,多用于风热上攻头面疾患。治头痛眩晕,常配伍川芎、石膏、白芷等;治目赤多泪,常配伍桑叶、菊花、木贼等;治咽喉疼痛,常配伍桔梗、牛蒡子、甘草等。

3. 麻疹透发不畅,风疹瘙痒　本品清宣透散,善于透疹止痒,用于麻疹初起透发不畅,兼有风热表证者,常配伍牛蒡子、蝉衣、柽柳等,如竹叶柳蒡汤;用于风疹瘙痒,常配伍荆芥、防风、僵蚕等。

4. 肝郁气滞证　本品入肝经,能轻疏肝气,解除肝郁,可用于肝郁气滞胁肋胀痛、月经不调,常配伍柴胡、白芍等,如逍遥散。

【用法用量】煎服,3~6 g,后下。

【使用注意】①本品轻清升浮,含挥发性成分,不宜久煎。②芳香辛散发汗耗气,体虚多汗、阴虚血燥者慎用。

牛 蒡 子

niúbàngzǐ/ARCTII FRUCTUS

《名医别录》

为菊科植物牛蒡 *Arctium lappa* L. 的成熟果实。主产于河北、吉林、浙江等地。

【药性】辛、苦,寒。归肺、胃经。

【功效】疏散风热,宣肺祛痰,利咽透疹,解毒消肿。

【应用】

1. 风热表证,温病初起,咳嗽痰多　本品辛散透发,苦寒清泄,具有发散风热的作用,兼可宣肺祛痰。用于风热表证,温病初起,常配伍薄荷、金银花、连翘等,如银翘散;治风热咳嗽,痰多不畅者,常与桑叶、桔梗等药配伍。

2. 麻疹透发不畅　本品既辛散宣发透疹,又苦泄解毒透疹。治麻疹初期、透发不畅,常配伍防风、薄荷、蝉蜕等;治热毒壅盛,疹出不畅,常配伍升麻、射干等。

3. 咽喉肿痛　本品辛散苦泄,清热解毒,具有良好的清利咽喉、解毒消肿作用,为治风邪热毒上攻咽喉之咽喉肿痛之要药,常配伍甘草、桔梗、玄参等。

4. 热毒疮痈,痄腮　本品既能苦泄清热,又能解毒消肿,治热毒所致的疮疡、痄腮等,常配伍板蓝根、连翘、黄芩等,如普济消毒饮。

本品性偏滑利,兼能滑肠通便,故上述诸症兼有大便秘结者,用之尤宜。

【用法用量】煎服,6～12 g。

【使用注意】本品性寒而滑利,气虚便溏者慎用。

桑 叶

sāngyè/MORI FOLIUM

《名医别录》

为桑科植物桑 *Morus alba* L. 的叶。分布于我国南北各地,有野生或栽培。

【药性】甘、苦,寒。归肺、肝经。

【功效】疏散风热,清肺润燥,清肝明目。

【应用】

1. 风热表证,温病初期　本品轻清凉散,苦寒清热,善于清疏肺卫风热之证,适宜于风热表证、温病初起伴有头痛咳嗽者,常配伍菊花、连翘、桔梗,如桑菊饮。

2. 肺热咳嗽,燥咳无痰　本品入肺经,苦泄清热,甘寒润肺,既可用于风热犯肺,肺气失宣之咳嗽,又能用于燥邪犯肺,肺失润降之干咳无痰,常配伍杏仁、沙参、贝母等,如桑杏汤。

3. 目赤肿痛、眼目昏花　本品既苦寒清泄肝热,又甘寒益阴明目,为目疾常用药。用于风热上攻、肝火上炎之目赤肿痛,常配伍菊花;用于肝肾亏虚、目失所养之眼目昏花,常配伍黑芝麻等,如扶桑至宝丹。

【用法用量】煎服,5～10 g。

菊 花

júhuā/FLOS CHRYSANTHEMI

《神农本草经》

为菊科植物菊 *Chrysanthemum morifolium* Ramat. 的头状花序。主产于浙江、安徽、河南、四川等地。药材按产地和加工方法不同,分为"亳菊""滁菊""贡菊""杭菊""怀菊",因花色差异又有黄菊花和白菊花之分。

【药性】甘、苦,微寒。归肺、肝经。

【功效】疏散风热,平抑肝阳,清肝明目,清热解毒。

【应用】

1. 风热表证,温病初期　本品轻清凉散,具有疏风清热之功,用于风热表证,温病初起,发热,头痛,咳嗽,常配伍薄荷、桑叶等,如桑菊饮。

2. 肝阳上亢,头目眩晕　本品苦寒入肝经,既可上达头目以清脑,又可平抑肝阳。治肝阳上亢之眩晕,常配伍石决明、珍珠母、钩藤等;治肝风内动之痉厥抽搐,常配伍羚羊角、钩藤、桑叶等,如羚角钩藤汤。

3. 目赤肿痛、眼目昏花　本品苦寒清泄,归于肝经,善治目疾。治肝经风热、肝火上攻之目赤肿痛,常配伍桑叶,如明目延龄丸;治肝肾不足、目失所养之眼目昏花,配伍地黄、枸杞等,如杞菊地黄丸。

4. 热毒疮痈肿痛　本品可清热解毒,常用于治疗疮疡肿毒红、肿、热、痛,既可内服,又可外用,常配伍金银花、生甘草等。

【用法用量】煎服,5~10 g。外用适量。

【备注】一般认为,白菊花功偏平肝明目,黄菊花功偏疏散风热。

柴 胡

cháihú/BUPLEURI RADIX

《神农本草经》

为伞形科植物柴胡 *Bupleurum chinense* DC. 或狭叶柴胡 *Bupleurum scorzonerifolium* Willd. 的根。前者称为北柴胡,主产于河北、河南、辽宁等地;后者称为南柴胡,主产于湖北、四川、安徽等地。

【药性】辛、苦,微寒。归肝、胆、肺经。

【功效】疏散退热,疏肝解郁,升举阳气。

【应用】

1. 外感发热　本品辛散苦泄,退热作用显著,可用于多种外感发热。治伤寒发热,常配伍防风、生姜等,如正柴胡饮;治温病发热或风寒入里、郁而化热,常配伍葛根、黄芩、石膏,如柴葛解肌汤;治伤寒邪在少阳寒热往来,常配伍黄芩,如小柴胡汤。

2. 肝郁气滞证　本品入肝经,善解肝郁,治疗肝郁气滞之胸胁胀痛,月经不调,常配伍香附、川芎、白芍等,如柴胡疏肝散;治肝郁血虚,脾失健运,月经不调,乳房胀痛,神疲食少,常配伍当归、白芍、白术等,如逍遥散。

3. 气虚下陷证　本品药性升浮,能升阳举陷,用于治疗中气下陷之食少倦怠,脘腹重坠作胀,久泻脱肛,胃下垂,子宫下垂,肾下垂等,常配伍升麻、黄芪、党参等,如补中益气汤。

【用法用量】煎服,3～10 g。和解退热宜生用,疏肝解郁宜醋炙,升举阳气可生用或酒炙。

【使用注意】"柴胡劫肝阴",慎用于肝阴虚损之证。

葛 根

gégēn/PUERARIAE LOBATAE RADIX

《神农本草经》

为豆科植物野葛 *Pueraria lobata*(Willd.) Ohwi 的根。主产于湖南、河南、广东等地。

【药性】甘、辛,凉。归脾、胃、肺经。

【功效】解肌退热,透疹,生津止渴,升阳止泻。

【应用】

1. 外感发热,项背强痛　本品辛散透表,既能发散表邪,又善清解肌热,并能舒筋缓。药性平和,风寒、风热之表证均可用之,尤其适用于外邪郁滞、络脉不和之项背不舒。表证因于风寒者,常配伍麻黄、桂枝等,如葛根汤;因于风热者,常配伍柴胡、石膏等,如柴葛解肌汤。

2. 麻疹透发不畅　本品升散外达,善于透疹,用于麻疹、斑疹透发不畅,常配伍升麻、芍药、甘草等,如升麻葛根汤。

3. 热病烦渴,阴虚消渴　本品味甘性凉,既善生津止渴,又能清热除烦,善于治疗口渴。用于热病烦渴,常配伍石膏、知母等;治疗消渴病证属于阴虚津亏者,常配伍麦冬、天花粉、生地黄等。

4. 脾虚泄泻,湿热泻痢　本品药性升浮,能升发清阳,鼓舞脾胃清阳之气上升而止泻止痢。用于湿热泻痢,常配伍黄连、黄芩,如葛根芩连汤;用于脾虚泄泻,常配伍人参、白术、木香、山药等,如七味白术散。

【用法用量】煎服,10～15 g。解肌退热、透疹、生津止渴宜生用,止泻宜煨用。

【备注】另有豆科甘葛藤 *Pueraria* thomsonii Benth. 的干燥根,《药典》称粉葛。功似葛根。

其他常用发散风热药

蝉蜕、升麻的药性、功效、主治、用法用量等见表6－2。

表6－2　其他常用发散风热药

药名	药性	功效	主治	用法用量	备注
蝉蜕	甘,寒。归肺、肝经	疏散风热,利咽,透疹,明目退翳,解痉	风热感冒,咽痛音哑,麻疹不透,风疹瘙痒,目赤翳障,惊风抽搐,破伤风	温开水泡服,3～6 g,煎服,或单味研末冲服。一般病证用量宜小,止痉则需用大量	妇女哺乳期、孕妇慎用
升麻	辛,微甘,微寒。归肺、脾、胃、大肠经	发表透疹,清热解毒,升举阳气	风热头痛,齿痛,口疮,咽喉肿痛,麻疹不透,脱肛,子宫脱垂	煎服,3～10 g	麻疹已透、阴虚火旺及肝阳上亢者,均当忌用

第二节　解　表　剂

以解表药为主组成,具有发表、解肌、透疹等作用,用于治疗表证的方剂,称之为解表剂。属于"八法"中的"汗法"。本类方剂主要用于外感风寒或温病初起,以及麻疹、疮疡、水肿、痢疾等病初起之时而见表证者。根据表证的不同类型,解表剂可分为辛温解表剂、辛凉解表剂以及扶正解表剂。

麻 黄 汤
《伤寒论》

【组成】 麻黄去节,三两(9 g)　桂枝去皮,二两(6 g)　杏仁去皮尖,七十个(9 g)　甘草炙,一两(3 g)

【功效】 发汗解表,宣肺平喘。

【主治】 外感风寒表实证。恶寒发热,无汗而喘,头身疼痛,苔薄白,脉浮紧。

【方解】 本方是主治外感风寒表实证的代表方。风寒之邪侵袭肌表营卫,寒邪收引凝滞,使卫阳被遏,腠理闭塞,营阴郁滞,经脉不通,故恶寒,发热,无汗,头身疼痛;肺主气属卫,外合皮毛,风寒之邪束于肺卫,致肺气失于宣肃,则上逆为喘;舌苔薄白,脉浮紧,皆为风寒袭表之象。治当发汗解表,宣肺平喘。

方中麻黄苦辛性温,善开腠发汗平喘,为君药;桂枝辛甘性温,解肌发表,通达营卫,为臣药;麻、桂二药相须为用,增强发汗解表之力。杏仁降利肺气为佐药,与麻黄相伍,则一宣一降,增强宣肺平喘之功。炙甘草既缓麻、桂之峻烈,且调和诸药,为使药。四药配合,发汗解表力强,宣肺平喘力增,故称为"发汗峻剂"代表方,对外感风寒,表实无汗者最宜。

本方配伍特点有二:一为麻黄、桂枝相须,开腠畅营。二为麻黄、杏仁相使,宣降相因。

【应用】

1. 现代应用　用于治疗感冒、流行性感冒、支气管哮喘、急性支气管炎、支气管哮喘等属风寒表实者。

2. 使用注意　①本方辛温发散,服药后宜加衣添被,注意保暖,防止外邪复入。②服本方汗出以全身微汗为佳,不可大汗淋漓,以免伤正。③麻黄汤发汗力强,外感表虚自汗及阴血、精津亏损患者不宜服用。

桂 枝 汤
《伤寒论》

【组成】 桂枝　白芍　生姜切,各三两(9 g)　甘草炙,二两(6 g)　大枣十二枚,擘(6 g)

【功效】 解肌发表,调和营卫。

【主治】 外感风寒表虚证。恶风发热,汗出,头痛,鼻鸣干呕,苔白,脉浮缓。

【方解】 本方是主治外感风寒表虚证的代表方。外感风寒表虚证,即《伤寒论》谓之太阳中风证,其病机为卫强营弱。外感风邪,风性疏泄,卫气因之失于固护,致营阴不能内守而外泄,故恶风发热,汗出,头痛,脉浮缓等;邪气郁滞,肺胃失和,则鼻鸣干呕。风寒在表,应辛温发散以解表,但本方证属表虚,腠理不固,故当解肌发表,调和营卫,祛邪调正兼顾。

方中桂枝为君,解肌发表而祛在表之风邪;白芍为臣,益阴敛营,敛固外泄之营阴;桂芍等量合用,营卫同治,散中有收,汗中寓补,邪正兼顾,为本方外可解肌发表,内调营卫阴阳的基本结构。生姜辛温,助桂枝辛散表邪,兼和胃止呕;大枣甘平,益气补中,滋脾生津。生姜、大枣相配,是为补脾和胃、调和营卫的常用组合,共为佐药。炙甘草调和药性,合桂枝辛甘化阳以实卫,合白芍酸甘化阴以和营,功兼佐使之用。综观本方,配伍结构严谨,发中有补,散中有收,邪正兼顾,阴阳并调,乃"调和营卫"之代表方,对外感风寒表虚有汗者最宜。

本方配伍特点有二:辛散与酸收相配,散中有收,汗不伤正;助阳与益阴同用,阴阳兼顾,营卫并调。

【应用】

1. 现代应用　用于治疗感冒、流行性感冒、原因不明的低热、产后低热、妊娠呕吐、冻疮、荨麻疹等属营卫不和者。

2. 使用注意　①风寒表实无汗者禁用。②仲景对桂枝汤提出药后"啜热稀粥一升余……禁生冷、黏滑、肉、面、五辛、酒酪、臭恶等物",用法及注意事项内容详尽,足后世师法。

九 味 羌 活 汤
《此事难知》

【组成】羌活　防风　苍术各一两半(各9g)　川芎　白芷　生地黄　黄芩　甘草各一两(各6g)　细辛五分(3g)

【功效】发汗祛湿,兼清里热。

【主治】外感风寒湿邪,内有蕴热证。恶寒发热,无汗,头项强痛,肢体酸楚疼痛,口苦微渴,舌苔白或微黄,脉浮或浮紧。

【方解】本方为治外感风寒湿邪,内有蕴热证之常用方。风寒湿邪侵犯肌表,阻滞经络,气血运行不畅,故恶寒发热,无汗,头痛项强,肢体酸楚疼痛;内有蕴热,故口苦微渴,苔白或微黄、脉浮,是表证兼里热之象。治当发散风寒湿邪为主,兼清里热为辅。

方中羌活辛苦性温,祛湿胜湿,散寒止痛,为治太阳风寒湿邪在表之要药,故为君药。防风辛甘性温,祛风除湿,散寒止痛;苍术辛苦而温,发汗祛湿,为祛太阴寒湿的主要药物;两药相合,助羌活祛风散寒,除湿止痛,共为臣药。细辛、白芷、川芎祛风散寒,宣痹止痛,其中细辛善止少阴头痛,白芷擅解阳明头痛,川芎长于止少阳、厥阴头痛,此三味与羌活、苍术合用,为本方"分经论治"的基本结构。生地黄、黄芩清泄里热,并防诸辛温燥烈之品伤津,以上五药俱为佐药。甘草调和诸药为使。九味合用,共奏发汗祛湿,兼清里热之效。

本方配伍特点有二:一是升散药和清热药的结合运用。二是体现了"分经论治"的思想。

【应用】

1. 现代应用　用于治疗感冒、偏头痛、风湿性关节炎、腰肌劳损等属外感风寒湿邪,兼有里热者。

2. 使用注意　①原书运用"若急汗,热服,以羹粥投之;若缓汗,温服,而不用汤投之"说明可采用羹粥助药力之法。②方中药多辛温燥烈,故风热表证或阴虚内热者不宜使用。

杏 苏 散
《温病条辨》

【组成】苏叶　半夏　茯苓　前胡　杏仁(各9g)　桔梗　枳壳　橘皮(各6g)　甘草(3g)　生姜(3片)　大枣去核(3枚)

【功效】轻宣凉燥,理肺化痰。

【主治】外感凉燥证。恶寒无汗,头微痛,咳嗽痰稀,鼻塞咽干,苔白,脉弦。

【方解】本方所治为凉燥外袭,肺失宣降,痰湿内阻之证,故为"凉燥"证的代表方。深秋时节感受寒邪,凉燥袭表,故恶寒无汗,头微痛;凉燥伤肺,肺失宣降,聚液为痰,则咳嗽痰稀;凉燥束肺,肺气不利,而致鼻塞、咽干;苔白、脉弦为凉燥兼痰湿佐证。遵《素问·至真要大论篇》"燥淫于内,治以苦温,佐以甘辛"之旨,治当轻宣凉燥为主,辅以理肺化痰。

方中苏叶、杏仁为君药,其苦辛温而不燥,达发表散邪,降肺止咳之功;前胡降气化痰,兼疏散燥邪;桔梗宣肺利膈,枳壳降气宽中,助杏仁宣降肺气,共为臣药;二陈汤(半夏、橘皮、茯苓、甘草)燥湿化痰为佐药;生姜、大枣调和营卫为使药。综观全方,苦温甘辛合法,外可轻宣发表而解凉燥,内可理肺化痰而止咳嗽。虽为治疗外感凉燥而设,但因凉燥乃秋令"小寒"为患,故临床也常用本方治疗外感风寒咳嗽。

本方配伍特点:苦辛微温,肺脾同治,重在治肺轻宣。

【应用】

1. 现代应用 用于治疗上呼吸道感染、慢性支气管炎、肺气肿等属外感凉燥,肺气失宣或风寒袭肺,痰湿内阻者。

2. 使用注意 ①原方为散剂,书中未著剂量,作汤剂则剂量宜酌定。②外感温燥者,不宜使用本方。

小 青 龙 汤
《伤寒论》

【组成】麻黄去节 芍药 桂枝去皮,各三两(各9g) 半夏洗,半升(9g) 五味子半升(6g) 细辛 干姜 甘草炙,各三两(各6g)

【功效】解表散寒,温肺化饮。

【主治】外寒内饮证。恶寒发热,无汗,喘咳,痰多而稀,胸痞,或干呕,或痰饮喘咳,不得平卧,或身体疼重,头面四肢浮肿,舌苔白滑,脉浮。

【方解】本方为治外感风寒,水饮内停之常用方。风寒束表,卫阳被遏,营阴郁滞,故见恶寒发热,无汗,身体疼痛;素有水饮之人,感受外邪,寒水相搏,致表寒引动内饮,水寒射肺,肺失宣降,故咳喘、痰多而稀;水停心下,阻滞气机,故胸痞;水留胃中,胃气上逆,故干呕;水饮溢于肌肤,故浮肿身重;舌苔白滑,脉浮,是为外寒里饮之象。外寒内饮之证,治宜解表散寒,温肺化饮,表里双解。

方中麻黄、桂枝相须为君,发表散寒,麻黄宣发肺气而平喘咳,桂枝温通阳气以化里饮;干姜、细辛为臣,温肺化饮,兼助麻、桂解表祛邪;佐用五味子敛肺止咳,芍药和营养血,二药与辛散之品相配,一散一收,既增强止咳平喘之功,又制约诸药辛散温燥太过之性;半夏燥湿化痰,和胃降逆,亦为佐药;炙甘草兼为佐使之药,既可益气和中,又能调和辛散酸收之间。药虽八味,配伍严谨,散中有收,开中有合,共奏解散表寒,温化里饮之效。

本方配伍特点:辛散与酸收相配,散中有收;温化与敛肺相伍,开中有合。

【应用】

1. 现代应用 用于治疗支气管炎、肺炎、支气管哮喘、百日咳、慢性阻塞性肺疾病、过敏性鼻炎、卡他性眼炎、卡他性中耳炎等属外寒里饮者。

2. 使用注意 本方辛散温化之力较强,应视患者体质强弱酌定剂量,阴虚证干咳无痰或痰热证咳痰黄稠,苔黄,脉数者,不宜使用。

川芎茶调散

《太平惠民和剂局方》

【组成】薄荷叶不见火,八两(240 g)　川芎　荆芥去梗,各四两(各120 g)　白芷　羌活　甘草爁,各二两(各60 g)　防风去芦,一两半(45 g)　细辛去芦,一两(30 g)

【功效】疏风止痛。

【主治】外感风邪头痛。偏正头痛或巅顶作痛,目眩鼻塞,恶风发热,舌苔薄白,脉浮。

【方解】本方为治疗外感风邪头痛的常用方。风为阳邪,易袭阳位,《素问·太阴阳明论篇》云:"伤于风者,上先受之。"风邪外袭,循经上犯头目,遏阻清阳之气,故头痛,目眩鼻塞;风邪犯表,则见恶风发热,舌苔薄白,脉浮等表证。若风邪稽留不去,头痛日久不愈,风邪入络,时发时止,休作无时,则发为头风。外风宜散,故治当疏风散邪以止头痛。

方中川芎为君,辛温香窜,为血中气药,善祛风活血而止头痛,长于治少阳、厥阴经头痛,为治诸经头痛之要药;薄荷、荆芥共为臣药,辛散上行,助君药疏风止痛,清利头目;羌活、白芷疏风止痛,其中羌活长于治太阳经头痛,白芷长于治阳明经头痛,细辛祛风止痛,防风辛散上部风邪,上四味共为佐药,以增强君、臣药疏风止痛之功;甘草益气和中,调和诸药为使。诸药为散,以清茶调下,取其苦凉轻清,清上降下,既可清利头目,又能制诸风药之过于温燥与升散,使升中有降,亦为佐药之用。综观本方,集众多风药于一方,升散中寓有清降,疏风而不温热,共奏疏风止痛之功。

本方配伍特点:辛散疏风于上,诸经兼顾;佐入苦凉之品,寓降于升。

【应用】

1. 现代应用　用于治疗偏头痛、感冒头痛、血管神经性头痛、慢性鼻炎头痛等属外感风邪所致者。

2. 使用注意　①对于气血亏虚,或肝肾阴虚、肝阳上亢、肝风内动等所致头痛,均不宜使用本方。②原方为散剂,作汤剂则剂量宜酌定。③本方不宜久煎。

桑菊饮

《温病条辨》

【组成】桑叶二钱五分(7.5 g)　苦桔梗　杏仁　苇根各二钱(6 g)　连翘一钱五分(5 g)　菊花一钱(3 g)　薄荷　生甘草各八分(2.5 g)

【功效】疏风清热,宣肺止咳。

【主治】风温初起,邪客肺络证。但咳,身热不甚,口微渴,脉浮数。

【方解】本方为"辛凉轻剂"的代表方。本方所治为风温初起,邪客肺络证。温热病邪从口鼻而入,邪犯肺络,肺失清肃,故以咳嗽为主症;受邪轻浅,津伤不甚,故身不甚热,口渴亦微。治当疏风清热,宣肺止咳。

方中桑叶味甘苦,性凉,疏散上焦风热,清宣肺热而止咳嗽;菊花味辛甘,性寒,疏散风热,清利头目而肃肺;二药伍用,轻清灵动,直走上焦,善疏散肺中风热,共为君药。杏仁苦温肃降肺气,桔梗辛散开宣肺气,相须为用,宣降相因,是宣降肺气的常用组合;薄荷辛凉疏散风热,三者共为臣药。连翘透邪解毒,芦根清热生津,共为佐药。甘草调和诸药为使。诸药相伍,共奏疏风清热,宣肺止咳之效。

本方从"辛凉微苦"立法,配伍特点有二:一以轻清宣散之品,疏散风热以清头目。二以苦辛宣降之品,理气肃肺以止咳嗽。

【应用】

1. 现代应用　用于治疗感冒、上呼吸道感染、急性支气管炎、急性结膜炎、角膜炎等属风热犯肺或肝经风热者。

2. 使用注意　①本方药量较小,药物多为轻清之品,不宜久煎。②风寒咳嗽者不宜使用。

银 翘 散
《温病条辨》

【组成】　连翘　金银花各一两(各30 g)　苦桔梗　牛蒡子　薄荷各六钱(各18 g)　生甘草　淡豆豉各五钱(各15 g)　竹叶　荆芥穗各四钱(各12 g)

【功效】　辛凉透表,清热解毒。

【主治】　温病初起。发热,微恶风寒,无汗或有汗不畅,头痛口渴,咽痛咳嗽,舌尖红,苔薄白或薄黄,脉浮数。

【方解】　本方为"辛凉平剂"的代表方。温病初起,邪犯肺卫,卫气被郁,开合失司,则发热,微恶风寒,无汗或有汗不畅;肺为娇脏,邪犯于肺,肺气失宣,则见咳嗽;喉为肺系,风热搏结,蕴结成毒,热毒上熏咽喉,则咽喉肿痛;温邪伤津,故口渴;邪在卫表,则舌尖红、苔薄白或微黄,脉浮数。治宜辛凉透表,清热解毒。

方中金银花、连翘重用为君药,气味芳香,既能疏散风热,清热解毒,又可辟秽化浊,兼顾温热病邪易蕴而成毒及多挟秽浊之气的特点;薄荷、牛蒡子味辛性凉,疏散风热,清利头目,解毒利咽;荆芥穗、豆豉辛而微温,解表散邪,二药辛而不烈,温而不燥,配入辛凉解表方中,增强辛散透表之力,为去性取用之法,以上四药俱为臣药;芦根、竹叶清热生津,桔梗宣肺利咽,同为佐药;甘草既可调和药性、护胃安中,又合桔梗利咽止咳,为佐使之用。本方诸药均系清轻之品,用法上强调"香气大出,即取服,勿过煮",体现了温病"治上焦如羽,非轻莫举"的用药原则。

本方配伍特点有二:一是辛凉与辛温相伍,主以辛凉。二是疏散与清解相配,疏清兼顾。

【应用】

1. 现代应用　用于治疗感冒、流行性感冒、上呼吸道感染、急性扁桃体炎、麻疹、流行性腮腺炎、流行性脑脊髓膜炎、乙型脑炎等属温病初起,邪郁肺卫者。

2. 使用注意　①原方为散剂,作汤剂剂量宜酌定。②方中药物多为芳香轻宣之品,不宜久煎。③外感风寒及湿热病初起者,不宜使用。

小 柴 胡 汤
《伤寒论》

【组成】　柴胡半斤(24 g)　半夏洗,半升　黄芩　人参　生姜切　甘草炙,各三两(各9 g)　大枣十二枚,擘(4枚)

【功效】　和解少阳。

【主治】　①伤寒少阳证。往来寒热,胸胁苦满,默默不欲饮食,心烦喜呕,口苦,咽干,目眩,舌苔薄白,脉弦者。②妇人伤寒,热入血室,以及疟疾、黄疸与内伤杂病而见少阳证者。

【方解】　本方为"和解少阳"的代表方。伤寒邪犯少阳,病位于太阳、阳明表里之间,邪正相争于半表半里,正胜欲拒邪出于表,邪胜欲入里并于阴,故往来寒热;足少阳之脉起于目锐眦,循胸布胁,邪在少阳,经气不利,郁而化热,胆火上炎,而致胸胁苦满,心烦,口苦,咽干,目眩;胆热犯胃,胃失和降,气逆于上,故默默不欲饮食而喜呕;若妇人经期,感受风邪,邪热内传,热与血结,血热瘀滞,疏泄失常,故经水不当断而断,寒热发作有时。邪既不在表,又不在里,而在表里之间,则非汗、吐、下所宜,故唯宜和解之法。

方中柴胡苦平,入肝胆经,透泄少阳之邪,并能疏泄气机之郁滞,使少阳半表之邪得以疏散,为君药。黄芩苦寒,清泄少阳半里之热,为臣药。柴胡之升散,得黄芩之降泄,伍用而达和解少阳之效;胆气犯胃,胃失和降,佐以半夏、生姜和胃降逆止呕;邪从太阳传入少阳,缘于正气本虚,故又佐以人参、大枣益气健脾,扶正达邪。炙甘草助参、枣扶正,且能调和诸药,为使药。诸药合用,以和解少阳为主,兼和胃气,使邪气得解,枢机得利,胃气调和,则诸证自除。原方"去滓再煎",使药性更为醇和,作用缓和持久,药汤之量更少,减少了汤液对胃的刺激,避免停饮致呕。小柴胡汤为和剂,一般服药后不经汗出而病解,但也有药后得汗而愈者,这是正复邪却,胃气调和所致。正如《伤寒论》所说:"上焦得通,津液得下,胃气因和,身濈然汗出而解。"

本方配伍特点:透散清泄以和解,升清降浊以扶正。

【应用】

1. 现代应用 用于治疗感冒、流行性感冒、发热、疟疾、慢性肝炎、肝硬化、胆囊炎、胆结石、胆汁返流性胃炎、胃溃疡、乳腺增生、中耳炎、睾丸炎等属少阳证者。

2. 使用注意 方中药物升散或燥烈,易伤阴津,阴虚血少者慎用。

败 毒 散
《太平惠民和剂局方》

【组成】柴胡 前胡洗 羌活 独活各去苗 川芎 枳壳去瓤,麸炒 茯苓去皮 桔梗 人参去芦 甘草各三十两(各900 g)

【功效】散寒祛湿,益气解表。

【主治】气虚外感风寒湿证。憎寒壮热,头项强痛,肢体酸痛,无汗,鼻塞声重,咳嗽有痰,胸膈痞满,舌淡苔白,脉浮,按之无力。亦治外邪陷里而成之痢疾。

【方解】本方为治气虚感冒的代表方。本方所治系正气素虚,又感风寒湿邪证。风寒湿邪,外袭肌表,卫阳被遏,正邪交争,则憎寒壮热、无汗;客于肢体、骨节、经络,气血运行不畅,故头项强痛,肢体酸痛;风寒犯肺,肺气郁而不宣,津液聚而不布,故咳嗽有痰,鼻塞声重,胸膈痞闷;舌苔白腻,脉浮按之无力,乃虚人外感风寒湿邪之征。治当散寒除湿,益气解表。

方中羌活、独活共为君药,发散风寒,除湿止痛,合用为通治一身风寒湿邪的常用组合。川芎行气活血,并能祛风,柴胡解肌透邪,并能行气,二药既可助君药解表逐邪,又可行气活血,宣痹止痛,共为臣药。桔梗辛散,宣肺利膈,枳壳苦温,理气宽中,二药相配,一升一降,是宣降肺气、宽胸利膈的常用组合;前胡化痰以止咳,茯苓渗湿以消痰,俱为佐药。生姜、薄荷为引,以助解表之力;甘草调和药性,兼以益气和中,为佐使之品;佐用小量人参,一可扶正以祛邪外出,二使散中有补,三可防止外邪复入。综观全方,邪正兼顾,而以祛邪为主,扶正药得祛邪药则补不滞邪,祛邪药得扶正药则解表不伤正。本方对虚人外感风寒湿邪者,尤为惬当。

清代喻嘉言用本方治疗表邪陷里而成之痢疾,意即疏散表邪,表气疏通,里滞亦除,其痢自止。此种治法,称为"逆流挽舟"法。

本方配伍特点:主辛温以解表,辅宣肃以止咳,佐益气以祛邪。

【应用】

1. 现代应用　用于治疗感冒、流行性感冒、支气管炎、风湿性关节炎、痢疾、湿疹、过敏性皮炎等属外感风寒湿邪兼气虚者。

2. 使用注意　①原方为散剂，分多次服用，作汤剂剂量宜酌定。②方中药物多辛温、香燥，外感风热、阴虚外感或热毒、湿热之痢疾者均非本方所宜。

第七章

清 热 方 药

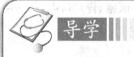

【学习目标】掌握清热方药的含义、分类、功效主治、配伍原则及使用注意。掌握或熟悉具体药物的主要药性、基本功效及临床应用;掌握或熟悉清热剂的组成、功效、主治,熟悉方药分析。了解清热方药的配伍原则及使用注意。

【教学内容】

掌握:石膏、知母、栀子、黄芩、黄连、黄柏、地黄、玄参、金银花、连翘、板蓝根、鱼腥草、青蒿、地骨皮;白虎汤、青蒿鳖甲汤。

熟悉:夏枯草、龙胆、牡丹皮、赤芍、白头翁、蒲公英;清营汤、凉膈散、黄连解毒汤、普济消毒饮、苇茎汤。

了解:芦根、天花粉、决明子、淡竹叶、苦参、秦皮、紫草、水牛角、大青叶、青黛、紫花地丁、重楼、射干、大血藤、白花蛇舌草、败酱草、野菊花、土茯苓、银柴胡、胡黄连;仙方活命饮、导赤散、龙胆泻肝汤、泻白散。

凡以清泄里热为主要功效,用以治疗里热证的方药,称为清热方药。

里热证是由于机体外感热邪,或寒邪化热由表入里或热邪直中于里以及机体阴液亏损、虚热内生所致。清热方药的应用是依据"热者寒之"及"疗热以寒药"的原则为指导的。本类方药药性寒凉,具有清热泻火、凉血解毒、清热燥湿及清退虚热等作用,主要用于里热病证,如气分实热、脏腑火热、热入营血病证、湿热、热毒病证以及阴虚内热病证。

使用清热方药,应辨清热证的性质、类型、阶段和具体部位,选择相宜的方药。此外,应视其兼证进行配伍,如兼表证,宜先解表后清里或表里同治;气血两燔者,应气血两清;兼有积滞者,可与泻下药同用;阴虚津亏者,当配伍养阴生津药。在热清邪退后,或余邪未尽,出现气阴亏虚时,当配伍益气养阴药。

本类方药性寒凉,易伤脾胃,故脾胃虚弱者应慎用;对于真寒假热者,尤应详辨,不可妄投;同时要注意中病即止,以免克伐太过,损伤正气。

第一节 清 热 药

清热药性偏寒凉,多具苦味,沉降入里,归经多样。苦寒之品,能直折火势,部分甘寒之品,有清热养阴之效,故善能治疗各种里热之证,此即《黄帝内经》"热者寒之"及《神农本草经》"疗热以寒药"在药物应用上的具体体现。

根据功效及主治证型的不同,可分为清热泻火药、清热凉血药、清热燥湿药、清热解毒药及清退虚热药五类,分别通过清热泻火、清热凉血、清热燥湿、清热解毒及清退虚热作用使里热得以清解。

一、清热泻火药

凡以清泄气分邪热和脏腑火热为主要功效,用以治疗气分实热证及各种脏腑火热病证的药物,称为清热泻火药。

本类药物多为苦寒或甘寒之品,归于肺、胃、心、肝经。以清热泻火为主要功效,主要用于热病邪入气分,症见高热、汗出、烦渴,甚至神昏谵语,脉象洪大有力等,以及肺热咳嗽、胃热口渴、心火烦躁、肝火目赤等脏腑火热病证。

石 膏
shígāo/GYPSUM FIBROSUM
《神农本草经》

为硫酸盐类矿物硬石膏族石膏,主含含水硫酸钙($CaSO_4 \cdot 2H_2O$)。主产于湖北、甘肃、四川、安徽等地。以湖北应城产者为佳。

【药性】 甘、辛,大寒。归肺、胃经。

【功效】 清热泻火,除烦止渴,收湿敛疮。

【应用】

1. 气分实热证 本品药性大寒,清热泻火之力强,既辛寒而解肌除热,又甘寒而生津除烦止渴,为清泄气分实热、壮热烦渴之要药。用于热病气分证,症见高热、汗出、烦渴、脉洪大者,常配伍知母相须为用,如白虎汤;若邪渐深入,气血两燔,高热不退而发斑疹者,常配伍牡丹皮、玄参等,如清瘟败毒饮。

2. 肺热喘咳证 本品性寒入肺经,善清肺热,用于邪热郁肺之咳喘者,常配伍麻黄、杏仁等,如麻杏甘石汤。

3. 胃火牙痛、头痛 本品归于胃经,性寒,能清泄胃火,用于胃火上炎所致的牙龈肿痛,常配伍黄连、升麻等,如清胃汤;用于胃热阴虚之头痛牙痛、口臭等,常配伍知母、牛膝等,如玉女煎。

4. 疮疡溃而不敛、湿疹、水火烫伤 本品煅后研末外用,有收湿敛疮的功效,可以单用,或配伍青黛、黄柏等。

【用法用量】 生用煎服,15～60 g,宜打碎先煎。火煅外用适量,研末撒敷患处。

【使用注意】 脾胃虚寒不宜用。

知 母
zhīmǔ/ANEMARRHENAE RHIZOMA
《神农本草经》

为百合科植物知母 *Anemarrhena asphodeloides* Bge. 的根茎。主产于河北、山西及山东等地。

【药性】 苦、甘,寒。归肺、胃、肾经。

【功效】 清热泻火,滋阴润燥。

【应用】

1. 气分实热证 本品苦寒清热,甘寒滋润,既善清热泻火,又能生津止渴,用于热病气分热邪亢盛,高热、烦渴者,常配伍石膏相须为用,如白虎汤。

2. 肺热咳嗽,阴虚燥咳 本品既清肺热,又润肺燥,用于肺热咳嗽,痰黄黏稠者,常配伍黄芩、桑白皮,如二母宁嗽汤;用于肺热伤阴,燥咳无痰者,常配伍贝母,如二母散。

3. 胃热津伤口渴,阴虚消渴,肠燥便秘 本品功能滋阴润燥,生津止渴,故对胃热津伤口渴以及阴虚消渴证,常配伍天花粉、葛根等,如玉液汤。本品又有一定的润肠通便的作用,用于肠燥便秘,常配伍当归、火麻仁,如润肠汤。

4. 阴虚火旺,骨蒸潮热 本品既滋肾阴,退虚热,又能泻火存阴,用于肾阴不足,虚火内生,骨蒸潮热,盗汗遗精者,常配伍黄柏,如知柏地黄丸。

【用法用量】煎服,6～12 g。

【使用注意】本品寒润滑肠,故脾虚便溏者不宜用。

栀 子
zhīzǐ/GARDENIAE FRUCTUS
《神农本草经》

为茜草科植物栀子 *Gardenia jasminoides* Ellis. 的成熟果实。主产于长江以南各地。

【药性】苦,寒。归心、肝、肺、胃、三焦经。

【功效】泻火除烦,清利湿热,凉血解毒,消肿止痛。

【应用】

1. 热病烦闷 本品苦寒清降,善清脏腑火热,尤其长于清心泻火除烦,用于热病心烦、躁扰不宁,常配伍淡豆豉,如栀子豉汤;治热毒炽盛,高热烦躁,神昏谵语,常配伍黄芩、黄连等,如黄连解毒汤。

2. 湿热黄疸,淋证 本品苦能燥湿,寒能清热,能清利肝胆及下焦湿热,有一定的利尿作用,使湿热之邪从小便而走。用于肝胆湿热郁结所致的黄疸,常配伍茵陈蒿、大黄等,如茵陈蒿汤;用于湿热下注之淋证,常配伍车前子、滑石等,如八正散。

3. 血热出血证 本品入血分,既清热泻火,又凉血止血,用于血热妄行之吐血、衄血、尿血等证,常配伍白茅根、侧柏叶等,如十灰散。

4. 疮痈肿毒 本品能清热解毒,凉血消痈,用于热毒疮疡红肿热痛,常配伍金银花、蒲公英等,内服外用均可。

此外,生栀子研粉,以面粉或鸡蛋清调敷局部,治跌打损伤、扭挫肿痛。

【用法用量】煎服,6～10 g。外用适量。生栀子长于清热泻火、凉血解毒;焦栀子多用于止血。

【使用注意】因其苦寒性较强,易伤脾胃,故脾虚便溏者不宜用。

夏 枯 草
xiàkūcǎo/PRUNELLAE SPICA

为唇形科植物夏枯草 *Prunella vulgaris* L. 的果穗。主产于江苏、浙江、安徽地。

【药性】辛,苦,寒。归肝、胆经。

【功效】清肝明目,消肿散结

【应用】

1. 目赤肿痛,头痛眩晕 本品苦寒清降,善清泄肝火,为治肝火上炎所致的目赤、头痛、头晕之常用药,可配菊花、石决明等同用;如肝虚目珠疼痛,至夜尤剧,可与当归、白芍等配合应用。

2. 瘰疬、瘿瘤 本品味辛散结,苦寒泄热,善清肝火、散郁结,治疗肝郁化炎、痰火凝聚之瘰疬,常海藻、浙贝母、玄参配伍,如内消瘰疬丸;治瘿瘤,常与玄参、牡蛎等同用。

【用法用量】煎服,9～15 g。

其他常用清热泻火药

芦根、天花粉、决明子、淡竹叶的药性、功效、主治、用法用量等见表7-1。

表7-1 其他常用清热泻火药

药名	药性	功效	主治	用法用量	备注
芦根	甘,寒。归肺、胃经	清热泻火,生津除烦,止呕,利尿	肺热咳嗽,肺痈,热病烦渴,胃热呕吐,热淋涩痛	煎服,15～30 g,鲜品用量加倍	
天花粉	甘,微苦,微寒。归肺、胃经	清热泻火,生津润燥,消肿排脓	热病烦渴,肺热咳嗽,内热消渴,燥咳少痰,痈肿疮疡	煎服,10～15 g	反乌头、附子。孕妇慎用
决明子	甘,苦,咸,微寒。归肝、大肠经	清肝明目,润肠通便	目赤肿痛,头痛眩晕,肠燥便秘	煎服,9～15 g	用于通便,不宜久煎
淡竹叶	甘,淡,寒。归心、胃、小肠经	清热泻火,利尿除烦	热病烦渴,口舌生疮,热淋涩痛	煎服,6～10 g	

二、清热燥湿药

凡以清热燥湿为主要功效,用以治疗湿热病证的药物,称为清热燥湿药。

本类药物多属苦寒之品,均有清热燥湿功效,主要用于湿热证。如湿温或暑温夹湿的身热不扬、肢体困倦、胸脘痞闷;脾胃湿热之脘腹痞满、恶心呕吐、纳食不佳;肝胆湿热之黄疸尿赤、胁痛口苦;大肠湿热之泻痢腹痛、里急后重;湿热下注所致的淋证、带下、阴痒;湿热流注关节之关节红肿热痛;湿热浸淫肌肤之湿疹、湿疮等。此外,本类药多兼泻火解毒作用,可用于痈肿疮毒等热毒病证。

本类药物寒性较甚,易伤脾胃;其苦燥之性,又能伤阴。故脾胃虚弱及阴津不足者当慎用,必要时应注意与健脾或养阴药同用。

黄 芩
huángqín/SCUTELLARIAE RADIX
《神农本草经》

为唇形科植物黄芩 *Scutellaria baicalensis* Georgi 的根。主产于河北、山西、内蒙古等地。

【药性】苦,寒。归肺、胆、脾、大肠、小肠经。

【功效】清热燥湿,泻火解毒,凉血止血,安胎。

【应用】

1. 湿热证 本品苦寒而燥,有较强的清热燥湿作用,善治多种湿热病证,尤长于治疗中上焦湿热。治湿温、暑湿之身热不扬,胸脘痞闷,恶心呕吐,舌苔黄腻等证,常配伍滑石、白豆蔻等,如黄芩滑石汤;治湿热黄疸,常配伍茵陈蒿、滑石等,如甘露消毒丹;治湿热泻痢,常配伍黄连、葛根等,如葛根芩连汤;治湿热中阻,痞满呕吐,常配伍黄连、干姜、半夏等,如半夏泻心汤。

2. 肺热咳嗽 本品苦寒,主入肺经,善清肺热,常用于肺热咳嗽,单用有效,如清金丸;或与瓜蒌、胆南星配伍,如清气化痰丸。

3. 高热烦渴,寒热往来 本品清热泻火力较强,用于治疗外感热病,壮热烦渴,溲赤便秘,常配伍栀子、大黄等,如凉膈散。本品又归于胆经,用于伤寒邪入少阳,寒热往来,常配伍柴胡,如小柴胡汤。

4. 痈肿疮毒,咽喉肿痛 本品有较强的清热泻火解毒功效,用于治疗火毒壅盛之痈肿疮毒、咽喉肿痛,常配伍黄连、栀子等,如黄连解毒汤。

5. 血热出血证 本品既能清热泻火,又能凉血止血,用于治疗血热妄行所致的吐血、衄血、便血、尿血及崩漏等,常配伍大黄,如大黄汤。

6. 胎动不安 本品有清热安胎之效,用于血热胎动不安者,常配伍生地黄、黄柏等,如保阴煎。

【用法用量】煎服,3～10 g。生用清热燥湿力强,止血、安胎多炒用。

【使用注意】本品苦寒伤胃,脾虚便溏者慎用。

黄 连

huánglián/COPTIDIS RHIZOMA

《神农本草经》

为毛茛科植物黄连 *Coptis chinensis* Franch.、三角叶黄连 *Coptis deltoidea* C. Y. Cheng et Hsiao 或云连 *Coptis teeta* Wall. 的根茎。主产于四川、云南、湖北。

【药性】苦,寒。归心、脾、胃、肝、胆、大肠经。

【功效】清热燥湿,泻火解毒。

【应用】

1. 湿热证 本品性味苦寒,其清热燥湿之力显著,尤善治中焦与大肠湿热,为治湿热呕吐、泻痢要药。治湿热泻痢,腹痛里急后重,常配伍木香,如香连丸;治外邪入里,泻痢身热,常配伍葛根、黄芩,如葛根芩连汤;治湿毒血痢,常配伍白头翁、黄柏等,如白头翁汤;治湿热蕴结脾胃,气机升降失常所致脘腹痞闷,恶心呕吐者,常配伍黄芩、半夏等,如半夏泻心汤;治疗湿热黄疸,与茵陈蒿、栀子配伍。

2. 心火亢盛,胃热呕吐,血热出血 本品善能清热泻火,可用治多种脏腑实热证,尤以清泻心、胃二经实热见长。治心经热盛,壮热烦躁,甚至神昏谵语,常配伍黄芩、栀子等,如黄连解毒汤;治热盛伤阴,心烦失眠者,常配伍白芍、阿胶等,如黄连阿胶汤;治胃热呕吐,常配伍半夏、竹茹,如黄连橘皮竹茹汤;治肝火犯胃,呕吐吞酸,常配伍吴茱萸,如左金丸;治热盛动血之吐血衄血,常配伍大黄、黄芩,如泻心汤。

3. 疮痈肿毒 本品清解热毒力强,为治疗皮肤疮痈等外科热毒证的常用之品,可以内服,亦可局部外用,常配伍黄芩、连翘等,如黄连解毒汤。

本品还可外用于耳目肿痛及烧伤烫伤,研末或浸汁涂患处。

【用法用量】煎服,2～5 g。外用适量。

【使用注意】①本品苦寒性强,过用久服易伤脾胃,脾胃虚寒者忌用。②其苦燥易伤阴津,阴虚津伤者慎用。

黄 柏

huángbǎi/PHELLODENDRI CHINENSIS CORTEX

《神农本草经》

为芸香科植物黄檗 *Phellodendron amurense* Rupr. 或黄皮树 *Phellodendron chinense* Schneid. 的树皮。前者的药材称关黄柏,主产于辽宁、吉林等地;后者的药材称川黄柏,主产于四川、贵州、湖北等地。

【药性】 苦,寒。归肾、膀胱经。

【功效】 清热燥湿,泻火解毒,退热除蒸。

【应用】

1. 湿热证 本品苦寒,清热燥湿作用较强,善清下焦湿热,治疗湿热下注之带下、淋证、足膝肿痛、黄疸、泻痢等。治带下黄浊臭秽,常配伍车前子、芡实等,如易黄汤;治湿热淋证,常配伍萆薢、茯苓、车前子等,如萆薢分清饮;治湿热下注的足膝肿痛,常配伍苍术、牛膝,如三妙丸;治湿热黄疸,常配伍栀子、甘草,如栀子柏皮汤;治湿热痢疾,常配伍黄连、白头翁等,如白头翁汤。

2. 疮疡肿毒,湿疹、湿疮 本品泻火解毒,清热燥湿。治疮疡肿毒,内服常配伍黄连、栀子等,如黄连解毒汤。治湿疹、湿疮,可配苦参、荆芥煎服,或煎汁洗患处亦可。

3. 阴虚火旺证 本品入肾经,善泻相火,退骨蒸,可降火存阴,用治肾阴不足,阴虚火旺,五心烦热,潮热盗汗,遗精,常配伍知母、地黄等,如知柏地黄丸。

【用法用量】 煎服,3~12 g。外用适量。

【使用注意】 本品苦寒伤胃,脾胃虚寒者不宜用。

龙 胆

lóngdǎn/GENTIANAE RADIX ET RHIZOMA

《神农本草经》

为龙胆科植物龙胆 *Gentiana scabra* Bge.、三花龙胆 *Gentiana triflora* Pall. 或条叶龙胆 *Gentiana manshurica* Kitag. 的根及根茎。各地均有分布,以东北产量较大。

【药性】 苦,寒。归肝、胆经。

【功效】 清热燥湿,清泻肝胆。

【应用】

1. 下焦湿热证 本品苦寒,功能清热燥湿,善除下焦湿热,可用于治疗多种下焦湿热病证。治湿热黄疸,常配伍大黄、黄芩等;治湿热下注,阴痒阴肿,妇女带下黄臭,男子阴囊湿痒肿痛及湿疹瘙痒,常配伍泽泻、车前子等,如龙胆泻肝汤。

2. 肝胆实热,头痛目赤、胁痛口苦 本品清泻肝胆实火之力强,治肝胆实火的头痛、目赤、耳聋、胁痛、口苦等证,常配伍黄芩、栀子、柴胡等,如龙胆泻肝汤;治肝经热盛,热极生风所致的小儿惊风,手足抽搐,常配伍牛黄、钩藤等,如凉惊丸。

【用法用量】 煎服,3~6 g。外用适量。

【使用注意】 ①本品苦寒伤胃,脾胃虚寒者忌用。②苦燥伤津,阴虚津伤者慎用。

其他常用清热燥湿药

苦参、秦皮的药性、功效、主治、用法用量等见表7-2。

表 7 - 2 其他常用清热燥湿药

药名	药性	功效	主治	用法用量	备注
苦参	苦,寒。归心、肝胃、大肠、膀胱经	清热燥湿,杀虫止痒,利尿通淋	湿热泻痢,黄疸,带下,皮肤瘙痒,疥癣,热淋涩痛,小便不利	煎服,4.5～9 g	反藜芦
秦皮	苦,涩,寒。归肝、胆、大肠经	清热燥湿,解毒止痢,清肝明目	湿热带下,阴痒,泻痢后重,肝热目赤	煎服,6～12 g	

三、清热凉血药

凡以清热凉血为主要功效,用以治疗热入营血病证的药物,称为清热凉血药。

本类药物多为苦寒或甘寒之品,主入心、肝经,具有清解营血分热邪的作用,主要用于热入营血病证。如温热病热入营血,症见身热夜甚、心烦不寐、斑疹隐现、舌红绛、脉细数,甚则神昏谵语、发斑、舌质深绛等以及各种血热妄行之出血证。部分药物尚能养阴生津,可用于热病津伤口渴及阴虚内热证。

地 黄

dìhuáng/REHMANNIAE RADIX

《神农本草经》

为玄参科植物地黄 *Rehmannia glutinosa* Libosch. 的新鲜或干燥块根。新鲜者称"鲜地黄",干燥者称"生地黄"。主产于河南、河北、内蒙古等地。全国大部分地区有栽培。

【**药性**】苦,甘,寒。归心、肝、肾经。

【**功效**】清热凉血,养阴生津。

【**应用**】

1. 温热病热入营血证　本品性味苦甘而寒,为凉血养阴之要药。用治温热病热入营血,身热烦渴、神昏舌绛等,常配伍玄参、金银花等,如清营汤;治热病后期,余热未尽,夜热早凉,舌红脉数者,常配伍青蒿、鳖甲等,如青蒿鳖甲汤。

2. 血热出血证　本品具有良好的清热凉血止血作用,可用于血热妄行所致出血证的治疗。治血热内盛,迫血妄行的吐血、衄血,常配伍大黄同用,如大黄散;治血热便血、尿血,常配伍地榆,如两地丹;治血热崩漏,常配伍茜草、苎麻根等同用。

3. 津伤口渴,内热消渴,肠燥便秘　本品甘寒质润,善能清热养阴,又能生津润燥,用治热灼津伤,舌红口干,常配伍麦冬、沙参等,如益胃汤;治内热消渴,常配伍葛根、天花粉同用,如玉泉散;治热病津伤,肠燥便秘者,常配伍麦冬、玄参等,如增液汤。

【**用法用量**】煎服,10～15 g,鲜品用量加倍,或捣汁服,其清热凉血作用更强。

【**使用注意**】脾虚便溏者慎用。

玄 参

xuánshēn/SCROPHULARIAE RADIX

《神农本草经》

为玄参科植物玄参 *Scrophularia ningpoensis* Hemsl. 的根。主产于我国长江流域及陕西、福

55

建等地。

【**药性**】苦、甘、咸,微寒。归肺、胃、肾经。

【**功效**】清热凉血,滋阴降火,解毒散结。

【**应用**】

1. 温热病热入营血证　本品咸寒入血,能清热凉血解毒,是治疗热入营血病证的良药。治温热病热入营血,身热口干,神昏舌绛者,常配伍生地黄、连翘等药,如清营汤;治温热之邪内陷心包,神昏谵语,常配伍连翘心、麦冬等,如清宫汤;治温热病气血两燔,发斑发疹,常配伍石膏、知母等,如化斑汤。

2. 热毒火结证　本品功能泻火解毒,散结消痈,善于治疗热毒火结之证。治头面部、咽喉热毒壅盛,咽喉肿痛,大头瘟疫,常配伍黄芩、连翘、板蓝根等,如普济消毒饮;治痈肿疮毒,常配伍连翘、紫花地丁等;治脱疽,常配伍金银花、当归等,如四妙勇安汤;治痰火郁结之瘰疬痰核,常配伍贝母、牡蛎同用,如消瘰丸。本品又善治咽疾,可清热、解毒、散结、养阴而利咽,治实火上炎所致咽痛,常配伍栀子、麦冬、桔梗等,如玄参汤;治阴虚咽痛,可与麦冬、甘草、桔梗等同用。

3. 骨蒸劳嗽,阴虚消渴,津伤便秘　本品甘寒质润,能清热生津、滋阴降火,善于治疗阴伤津亏病证。治肺肾阴虚,骨蒸劳嗽,常配伍百合、生地黄等,如百合固金汤;治阴虚内热消渴证,常配伍麦冬、熟地黄,如玄麦地黄汤;治热病津伤,肠燥便秘,常配伍麦冬、生地黄,如增液汤。

【**用法用量**】煎服,9～15 g。

【**使用注意**】①本品性寒而滞,脾虚便溏者不宜用。②反藜芦。

牡 丹 皮

mǔdānpí/MOUTAN CORTEX

《神农本草经》

为毛茛科植物牡丹 *Paeonia suffruticosa* Andr. 的根皮。主产于安徽、山东等地。

【**药性**】苦、辛,微寒。归心、肝、肾经。

【**功效**】清热凉血,活血散瘀,退虚热。

【**应用**】

1. 温毒发斑,血热吐衄　本品能清营凉血,化瘀消斑,常用于热入血分证的治疗。治温毒发斑,常配伍栀子、黄芩等,如牡丹汤;治血热吐衄,常配伍大黄、大蓟等,如十灰散;治阴虚血热吐衄,常配伍生地黄、栀子等,如滋水清肝饮。

2. 血滞经闭,痛经,癥瘕积聚,跌打损伤　本品有良好的活血散瘀功效,广泛用于妇女因瘀血所致的月经不调、痛经、经闭、腹内癥块等,常配伍桂枝、桃仁等,如桂枝茯苓丸;治跌打损伤,常配伍红花、乳香等。

3. 疮痈肿毒,肠痈腹痛　本品既能清热凉血,又能散瘀消痈,可用于热毒病证的治疗。治疮痈肿毒,常配伍大黄、白芷、甘草等;治肠痈腹痛,常配伍大黄、桃仁等,如大黄牡丹汤。

4. 阴虚内热,无汗骨蒸　本品辛寒,善清透阴分伏热而退无汗骨蒸,对温病伤阴,邪热未尽,夜热早凉,热退无汗,常配伍青蒿、鳖甲等,如青蒿鳖甲汤。

【**用法用量**】煎服,6～12 g。清热凉血宜生用,活血散瘀宜酒炙用。

【**使用注意**】血虚有寒证及孕妇不宜用。

赤 芍

chìsháo/PAEONIAE RADIX RUBRA

《神农本草经》

为毛茛科植物芍药 *Paeonia lactiflora* Pall. 或川赤芍 *Paeonia veitchii* Lynch 的根。全国大部分地区均产。

【药性】苦,微寒。归肝经。

【功效】清热凉血,散瘀止痛。

【应用】

1. 温热病热入血分,斑疹、吐衄 本品与牡丹皮功效相近似,善能清热凉血,故用治热入血分,斑疹吐衄之证,二药常相须为用,并配伍生地黄等,如犀角地黄汤。

2. 血滞经闭、痛经,癥瘕积聚,跌打损伤 本品有较好的活血散瘀作用,并善止痛,治瘀血所致的妇女月经失调,痛经,经闭,腹内癥积,常配伍当归、川芎等,如少腹逐瘀汤;治跌打损伤,瘀肿疼痛,常配伍虎杖同用。

3. 痈肿疮疡,目赤肿痛 本品既能凉血散瘀,消肿止痛,又能清泄肝火,治痈疮肿痛,常配伍金银花、天花粉等,如仙方活命饮;治肝热目赤,常配伍荆芥、薄荷、黄芩等。

此外,本品还能清泻肝火,用治肝火上炎,目赤肿痛。

【用法用量】煎服,6～12 g。

【使用注意】①血寒经闭不宜用。②反藜芦。

其他常用清热凉血药

紫草、水牛角的药性、功效、主治、用法用量等见表 7-3。

表 7-3 其他常用清热凉血药

药名	药性	功效	主治	用法用量	备注
紫草	甘,咸,寒。归心、肝经	凉血活血,解毒透疹	血热发斑,麻疹不透,疮疡,湿疹,水火烫伤	煎服,5～10 g,外用适量	
水牛角	苦,寒。归心、肝经	清热凉血,解毒,定惊	热病高热神昏,血热吐衄,疮疡,喉痹	镑片煎服,15～30 g,宜先煎	

四、清热解毒药

凡以清热解毒为主要功效,用以治疗热毒病证的药物,称为清热解毒药。

本类药物多为苦寒之品,具有清解火热毒邪的作用,主要用于热毒所致的疮痈疔疖,丹毒,痄腮,热毒下痢,咽喉肿痛,虫蛇咬伤,癌肿,水火烫伤及温热病等。

金 银 花

jīnyínhuā/LONICERAE JAPONICAE FLOS

《新修本草》

为忍冬科植物忍冬 *Lonicera japonica* Thunb. 的花蕾或带初开的花。我国南北各地均有分布,尤以山东、河南为多。

【药性】 甘,寒。归肺、心、胃经。

【功效】 清热解毒,疏散风热。

【应用】

1. 热毒疮痈 本品清热解毒力佳,为治疗一切热毒疮痈之要药。治疮痈红肿热痛,单用有效,内服外敷均可,亦可配天花粉、白芷等,如仙方活命饮;治疗疮如粟,根深坚硬者,常配伍蒲公英、紫花地丁,如五味消毒饮;治肠痈腹痛,常配伍当归、牡丹皮、黄芩等;治肺痈,常配伍鱼腥草、芦根、桃仁等。

2. 外感风热,温病初起 本品既善清热解毒,又具轻宣疏散之性,可透邪达表,用于外感风热及温病初起,身热头痛,咽痛口渴,常配伍连翘、牛蒡子,如银翘散;治热入营血,神昏舌绛,斑疹吐衄等,常配伍生地黄、黄连,如清营汤。

3. 热毒血痢 本品有清热解毒,凉血止痢之功,治热毒泻痢,大便脓血者,可单用金银花浓煎口服,亦可配伍黄连、白头翁等。

此外,以蒸馏法将本品制为金银花露,有清解暑热之效,可用治暑热烦渴及小儿疮疖、痱子等证。

【用法用量】 煎服,6~15 g。外用适量。

【使用注意】 疮疡、痢疾等病证属虚寒者慎用。

【备注】 忍冬藤为忍冬的茎枝,功用与金银花相似,但清热解毒之力不及金银花,兼可清热疏风,通络止痛,多用于温病发热,风湿热痹等。

连 翘

líanqiào/FORSYTHIAE FRUCTUS

《神农本草经》

为木犀科植物连翘 *Forsythia suspensa*(Thunb.)Vahl. 的果实。主产于山西、河南、陕西等地。秋季果实初熟尚带绿色时采收,蒸熟,晒干,习称"青翘";果实熟透时采收,晒干,习称"老翘"。种子作连翘心用。

【药性】 苦,微寒。归肺、心、小肠经。

【功效】 清热解毒,消痈散结,疏散风热。

【应用】

1. 痈肿疮毒,瘰疬痰核 本品入心经,既能清热解毒,又善消痈散结,可用于多种疮疡痈肿,被誉为"疮家圣药"。治热毒疮痈,常配伍金银花、紫花地丁等,内服外用均可;治瘰疬痰核,常配伍玄参、栀子等。

2. 外感风热,温病初起 本品功似金银花,内可清热解毒,外能疏散风热,每与金银花相须为用。治外感风热及温病初起邪在卫分,常配伍金银花、牛蒡子、薄荷等,如银翘散;治营分证,常配伍金银花、黄连、玄参等,如清营汤;治血分证,常配伍生地、玄参、黄芩等,如神犀丹。

3. 热陷心包证 本品长于清泻心火,善治热陷心包证,证见高热、烦躁、神昏,常配伍莲子心、黄连等,如清宫汤。

此外,本品有清心利小肠之效,又可用于热淋,小便短赤,灼热涩痛,多与利尿通淋药同用。

【用法用量】 煎服,6~15 g。

【使用注意】 脾胃虚寒慎用。

板 蓝 根

bǎnlángēn/ISATIDIS RADIX

《新修本草》

为十字花科植物菘蓝 *Isatis indigotica* Fort. 的根。主产于河北、江苏、浙江等地。

【药性】 苦,寒。归心、胃经。

【功效】 清热解毒,凉血,利咽。

【应用】

1. 外感风热,温病初起 本品苦寒,功能清热解毒,善利咽消肿,用治外感风热及温病初起,发热头痛,咽喉肿痛者,常配伍大青叶、连翘等,如感冒退热颗粒;治热入营血,高热、发斑者,常配伍紫草、生地黄等,如神犀丹。

2. 大头瘟毒,丹毒,痄腮 本品有清热解毒,凉血消肿之功,治大头瘟疫,头面红肿、咽喉不利及痄腮、丹毒,常配伍牛蒡子、玄参等,如普济消毒饮。

【用法用量】 煎服,9~15 g。

【使用注意】 脾胃虚寒者慎用。

白 头 翁

báitóuwēng/PULSATILLAE RADIX

《神农本草经》

为毛茛科植物白头翁 *Pulsatilla chinensis* (Bge.) Regel. 的根。主产于东北、华北、华东等地。

【药性】 苦,寒。归胃、大肠经。

【功效】 清热解毒,凉血止痢。

【应用】

热毒血痢 本品苦寒清泄,善清肠胃湿热及血分热毒,为治热毒血痢之良药,症见发热腹痛、下痢脓血、里急后重,常配伍黄连、黄柏等,如白头翁汤。

此外,本品与秦皮等配伍,煎汤外洗,可治阴痒。

【用法用量】 煎服,9~15 g。外用适量。

【使用注意】 虚寒泻痢不宜用。

蒲 公 英

púgōngyīng/TARAXACI HERBA

《新修本草》

为菊科植物蒲公英 *Taraxacum mongolicum* Hand.-Mazz.、碱地蒲公英 *Taraxacum borealisinense* Kitam. 或同属数种植物的全草。全国各地均产。

【药性】 苦、甘,寒。归肝、胃经。

【功效】 清热解毒,消肿散结,清利湿热。

【应用】

1. 痈肿疔毒,乳痈、内痈 本品归肝、胃经,清热解毒力强,又能消痈散结。凡热毒痈肿,不论外痈内痈均可应用。因其兼能通乳,故历来被视为治乳痈要药。不论内服或外敷,单用或复方,均可应用。治皮肤疮痈疔疖红肿疼痛,常配伍金银花、紫花地丁等,如五味消毒饮;治热毒壅结于肝胃而发为乳痈者,可单用鲜品内服或捣敷,也可与忍冬藤同用;治肺痈咳吐脓痰,常配伍黄芩、桔梗等;治肠痈腹痛,常配伍大黄、大血藤等药。

2. 湿热黄疸,热淋 本品有较好的清利湿热作用,用治湿热黄疸,常配伍大黄、芦根等;治湿热淋证,常配伍车前子、萹蓄、瞿麦,如清热利湿汤。

此外,本品清肝之功,尚可治肝热目赤,可与菊花、夏枯草等配伍。本品有一定的缓泻作用,可用于肠燥便秘。

【用法用量】煎服,10～15 g。外用适量。

【使用注意】用量过大可引起缓泻,腹泻便溏者慎用。

鱼 腥 草

yúxīngcǎo/HOUTTUYNIAE HERBA

《名医别录》

为三白草科植物蕺菜 *Houttuynia cordata* Thunb. 的新鲜全草或地上部分。主产于长江以南各地。

【药性】辛,微寒。归肺经。

【功效】清热解毒,消痈排脓,利尿通淋。

【应用】

1. 肺痈咳吐脓血,肺热咳嗽 本品辛寒,主入肺经,善清肺热,解热毒,排脓消痈,治热毒壅肺,发为肺痈,每用为要药,常配伍桔梗、芦根等;治肺热咳嗽,痰黄黏稠者,常配伍金荞麦、前胡等药,如急支糖浆。

2. 热毒疮肿 本品长于解毒排脓消痈,治热毒疮肿不论初起红肿热痛,或毒盛成脓,均可单服或配伍蒲公英、连翘等;亦可用鲜品捣烂外敷。

3. 湿热淋证,泻痢 本品既可清利湿热,又有利尿通淋之功,用于治疗热淋小便涩痛,常作为辅助用药,多与车前子、海金沙等配伍。

此外,本品的清热利湿作用亦治湿热泻痢。

【用法用量】煎服,15～25 g,不宜久煎,鲜品用量加倍,水煎或捣汁服。外用适量。

【使用注意】本品含挥发油,不宜久煎。

其他常用清热解毒药

大青叶、青黛、紫花地丁、重楼、射干、野菊花、大血藤、土茯苓的药性、功效、主治、用法用量等见表7-4。

表7-4 其他常用清热解毒药

药名	药性	功效	主治	用法用量	备注
大青叶	苦,寒。归心、胃经	清热解毒,凉血消斑	喉痹口疮,痄腮丹毒,热入营血,热毒斑疹	煎服,9～15 g	
青黛	咸,寒。归肝经	清热解毒,凉血消斑,清肝泻火,定惊	痄腮喉痹,热毒痈疮,热毒发斑,血热吐衄,咳嗽痰血,惊风抽搐	入丸散,1～3 g	

（续表）

药名	药性	功效	主治	用法用量	备注
紫花地丁	苦,辛,寒。归心、肝经	清热解毒,凉血消肿	疔疮肿毒,痈疽发背,乳痈肠痈蛇虫咬伤	煎服,15～30 g,外用适量	
重楼	苦,微寒;有小毒。归肝经	清热解毒,消肿止痛,息风定惊	痈肿疮毒,毒蛇咬伤,跌打损伤,惊风抽搐	煎服,3～9 g	又名七叶一枝花,蚤休
射干	苦,寒。归肺经	清热解毒,利咽祛痰	咽喉肿痛,痰盛咳喘	煎服,3～10 g	又名乌扇
野菊花	苦,辛,微寒。归肝、心经	清热解毒	痈肿疔疮,咽痛目赤	煎服,9～15 g	
大血藤	苦,平。归大肠、肝经	清热解毒,活血止痛,祛风通络	肠痈腹痛,热毒疮疡,跌打损伤,经闭痛经,风湿痹痛	煎服,9～15 g	为治肠痈要药
败酱草	辛、苦,微寒。归肝、大肠、胃经	清热解毒,消痈排脓,祛瘀止痛	肠痈、肺痈,皮肤疮肿,产后瘀滞腹痛	煎服,6～15 g,外用适量	
白花蛇舌草	苦、甘,寒。归胃、大肠、小肠经	清热解毒,利湿通淋	痈肿疮毒,咽喉肿痛,蛇虫咬伤	煎服,15～30 g,外用适量	
土茯苓	甘,淡,平。归肝、胃经	解毒除湿,通利关节	梅毒,热淋,带下,湿疹,痈肿疮毒,热淋涩痛,小便不利	煎服,15～60 g	为治梅毒要药

五、清虚热药

凡以清退虚热为主要功效,用于治疗阴虚内热证的药物,称为清虚热药。

本类药物多为苦寒或甘寒之品,主归肝、肾经,具有清虚热、退骨蒸的作用,主要适用于肝肾阴虚所致的虚热病证,症见骨蒸潮热、手足心热、虚烦不寐、遗精盗汗、舌红少津、脉细数等。亦可用于温热病后期,邪热未尽,阴液耗伤而致夜热早凉、热退无汗、舌质红绛等虚热证。

应用清虚热药常与补阴药,尤其是滋补肝肾之阴的药物配伍,以标本兼顾。

青 蒿

qīnghāo/ARTEMISIAE ANNUAE HERBA

《神农本草经》

为菊科植物黄花蒿 Artemisia annua L. 的地上部分。全国大部分地区均产。

【药性】苦、辛,寒。归肝、胆经。

【功效】退虚热,凉血,解暑,截疟。

【应用】

1. 温邪伤阴,夜热早凉　本品苦寒清热,气味芳香,辛散清透,长于清透阴分伏热,用于热病后期,邪伏阴分,夜热早凉,低热不退,常配伍鳖甲、牡丹皮等,如青蒿鳖甲汤。

2. 阴虚发热　本品归于肝经,善能清退虚热、凉血除蒸,治阴虚内热,骨蒸潮热,手足心热,颧红盗汗等,常配伍知母、鳖甲等,如清骨散。

3. 暑热外感　本品苦寒辛香透散,善解暑热,治外感暑热,发热头痛者,常配伍连翘、西瓜翠衣

61

等,如清凉涤暑汤。

4. 疟疾寒热　本品既善截疟,又可解热,为治疗疟疾寒热的要药,可单用鲜品捣汁服。

【用法用量】煎服,6~12 g,后下,或以鲜品绞汁服。

【使用注意】脾胃虚寒,肠滑腹泻者不宜用。

地 骨 皮

dìgǔpí/LYCII CORTEX

《神农本草经》

为茄科植物枸杞 *Lycium chinense* Mill. 或宁夏枸杞 *Lycium barbarum* L. 的根皮。分布于我国南北各地。

【药性】甘,寒。归肺、肝、肾经。

【功效】退热除蒸,凉血止血,清肺降火,生津止渴。

【应用】

1. 阴虚发热,骨蒸盗汗　本品甘寒,有凉血退蒸除热之效,为治阴虚火旺,骨蒸潮热、盗汗之佳品,常配伍青蒿、知母、鳖甲等,如清骨散。

2. 血热出血　本品既能清退虚热,又能凉血止血,可用以治疗血热妄行所致的吐血、衄血、咳血、血淋及妇女崩漏等证。可单用,或配伍白茅根、侧柏叶等凉血止血药同用。

3. 肺热咳喘　本品既能清泄肺热,又能清降肺中伏火,善治肺热咳喘,常配伍桑白皮、甘草,如泻白散。

4. 内热消渴　本品甘寒生津,入于阴分,能益阴降火,生津止渴,常用于内热消渴的治疗,多配伍天花粉、芦根、麦冬等。

【用法用量】煎服,9~15 g。

【使用注意】脾虚便溏者不宜用。

其他常用清虚热药

银柴胡、胡黄连的药性、功效、主治、用法用量等见表7-5。

表7-5　其他常用清虚热药

药名	药性	功效	主治	用法用量	备注
银柴胡	甘,微寒。归肝、胃经	退虚热,除疳热	阴虚发热,骨蒸劳热,小儿疳热	煎服,3~10 g	
胡黄连	苦,寒。归肝、胃、大肠经	退虚热,除疳热,清湿热,凉血热	阴虚发热,小儿疳热,湿热病证,血热出血	煎服,3~10 g	

第二节　清 热 剂

以清热药为主组成,具有清热、泻火、解毒等作用,用于治疗里热证的方剂,称之为清热剂。根据里热证的类型以及组成药物的类别,清热剂可分为清气分热、清营凉血、清热解毒、清脏腑热以及清虚热五类。

白 虎 汤

《伤寒论》

【组成】石膏一斤,碎(50 g) 知母六两(18 g) 甘草二两,炙(6 g) 粳米六合(9 g)

【功效】清热生津。

【主治】气分热盛证。壮热,汗出,烦渴,脉洪大有力。

【方解】本方原为治伤寒阳明经热盛的主方,温病学派将此方作为治气分热盛证的代表方。伤寒化热内传阳明之经,或温邪由卫及气,里热炽盛,故壮热不恶寒;热灼津伤,故烦渴引饮;里热蒸腾,迫津外泄,则汗出;脉洪大有力为热邪炽盛之象。证属气分热盛,治当清热生津。

方中重用辛甘大寒之生石膏清泄里热,除烦止渴,为君药。知母苦寒质润,一助石膏以清泄阳明气分热邪,一以滋阴润燥,救护已伤之津液,为臣药。君臣相须为用,清泄热邪,保护津液。粳米、炙甘草既能益胃生津,防寒凉太过伤中阳,又可调和诸药,为佐使药。四药配合,清热之力甚强。

配伍特点:以辛甘寒之品为主,清热生津,体现甘寒清气之法。

【应用】

1. 现代应用 本方常用于治疗大叶性肺炎、流行性乙型脑炎、流行性出血热、牙龈炎以及小儿夏季热、糖尿病、风湿性关节炎等疾病属气分热盛者。

2. 使用注意 石膏宜生用,打碎先煎,用量不可过重或过轻。本方为大寒之剂,重在清里热,故表证未解的无汗发热,口不渴者;或虚劳发热;真寒假热等均不可误用。脾胃虚寒者宜慎用。

竹叶石膏汤

《伤寒论》

【组成】石膏一斤(50 g) 竹叶二把(6 g) 麦冬一升,去心(20 g) 半夏半升,洗(9 g) 粳米半升(10 g) 人参炙 甘草各二两(各6 g)

【功效】清热生津,益气和胃。

【主治】热病后期,余热未清,气津两伤证。身热多汗,烦渴喜饮,气短神疲,气逆欲呕,舌红少津,脉虚数。

【方解】本方为治疗伤寒、温病、暑病后期,余热未清,气津两伤,胃气失和的常用方。热病后期,余热未清,故见身热不解、脉数;热病后期,气阴耗伤,故烦渴欲饮,气短神疲,多汗;气阴不足,胃失濡养,失于和降,故气逆欲呕;舌红少苔,脉虚是气阴两伤之象。证属余热未尽,气阴两伤,治当清热生津,益气和胃。

方中石膏、竹叶清透气分余热,除烦止渴,为君药。人参、麦冬益气养阴生津,补不足之气阴,为臣药。半夏降逆和胃止呕,兼制麦冬之滋腻,为佐药。麦冬滋腻,得半夏温燥,滋阴不碍胃;半夏温燥,得麦冬凉润,温燥不伤阴。甘草、粳米益胃生津,调和药性,为佐使药。诸药合用共奏清热生津,益气和胃之功。

本方配伍特点:清热与益气养阴并用,清补兼施,邪正兼顾,清而不寒,补而不滞。《医宗金鉴》称本方为"以大寒之剂,易为清补之方"。

【应用】

1. 现代应用 本方常用于治疗中暑、小儿夏季热、肺炎后期、流行性乙型脑炎等疾病属热伤气津者。

2. 使用注意 ①本方清凉质润,在寒凉清热中,注意固护胃气。②对于正盛邪实,大热未衰者,或内有痰湿者,或阳虚发热者,均应忌用。

清 营 汤
《温病条辨》

【组成】犀角(现以水牛角代,30 g) 生地黄五钱(15 g) 元参 麦冬 金银花各三钱(各9 g) 连翘连心用 丹参各二钱(各6 g) 黄连一钱五分(各5 g) 竹叶心一钱(3 g)

【功效】清营解毒,透热养阴。

【主治】热入营分证。身热夜甚,神烦少寐,斑疹隐隐,舌绛而干,脉细数。

【方解】本方为治疗热邪初入营分证的代表方。邪热传营,伏于阴分,故身热夜甚;热扰心营,故神烦少寐;营分有热,波及血分,使血溢脉外,故斑疹隐隐;热伤营阴,故舌绛而干,脉数。证属热入营分,耗伤营阴,治当清营解毒,透热养阴。

方中水牛角咸寒,清解营分热毒,为君药。生地黄清热凉血,滋阴养液,麦冬甘凉,养阴生津、玄参养阴降火解毒,三味相配,既助君药清营凉血解毒,又补耗伤之营阴,共为臣药。金银花、连翘清热解毒,轻宣透邪,使初入营分之邪转出气分而解,体现"透热转气"之法;竹叶、黄连清心除烦,共为佐药;丹参凉血散瘀,可防热与血结,且能引药入心,为佐使药。诸药合用,共奏清营解毒,透热养阴之功。

本方配伍特点:一为清热透邪与滋养阴液同用,祛邪不伤正,养阴不留邪。二清解之中兼以轻宣透邪,使营分热邪转出气分而解,体现"透热转气"的治法。三清营解毒兼以清心凉血,截断邪气入里之路,体现既病防变的思想。

【应用】

1. 现代应用 本方常用于治疗流行性乙型脑炎、流行性脑脊髓膜炎、败血症等疾病属营分热盛者。

2. 使用注意 本方寒凉滋腻,若舌苔白滑湿重者,不宜使用本方。

黄 连 解 毒 汤
《外台秘要》引崔氏方

【组成】黄连三两(9 g) 黄芩 黄柏各二两(各6 g) 栀子十四枚,擘(9 g)

【功效】清热解毒。

【主治】三焦火毒证。大热烦躁,口燥咽干,舌红苔黄,脉数有力。

【方解】本方为治疗三焦火毒壅盛证的常用方。火毒壅盛,燔灼内外,故大热;热扰心神,故烦躁错语,甚则谵语;火易伤津,津失濡润,故口燥咽干;舌红苔黄,脉数有力均为实火壅盛之象。证属火毒壅盛,治当清热解毒。

方中黄连大苦大寒,清热解毒之力强,尤长于泻心、胃、中焦之火,心为君主之官,心火平一身之火自平,为君药;黄芩、黄柏苦寒,清热泻火,其中黄芩长于泻肺、肝、胆及上焦之火,黄柏长于泻肾、膀胱、下焦之火,二味助黄连清热解毒之力,且上、中、下三焦兼顾,为臣药。栀子泻三焦之火,并引热下行从小便而出,为佐药。诸药合用,以苦寒清降,泻火解毒,直折火热炎上之势,顿挫病势,体现"苦寒直折"的治法。

本方配伍特点:本方集"三黄"(黄芩、黄连、黄柏)、栀子大苦大寒之品于一方,清热之力甚强,为苦寒直折法的代表方。

【应用】

1. 现代应用　本方常用于治疗急性肠炎、急性细菌性痢疾、脓毒血症、肺炎、流行性乙型脑炎、流行性脑脊髓膜炎以及其他感染性炎症等疾病属火毒炽盛者。

2. 使用注意　①本方清热解毒之力强，若非实热火毒，则不宜使用，以防苦寒伤阳。②苦味化燥，故对热伤津亏，或素体阴虚者当慎服。③苦寒败胃，故脾胃虚寒者应慎用。

凉 膈 散
《太平惠民和剂局方》

【组成】连翘二斤半(1 250 g)　大黄　芒硝　甘草炙，各二十两(各600 g)　山栀子　薄荷去梗　黄芩　竹叶各十两(各300 g)

【功效】泻热通便，清上泄下。

【主治】上中二焦火热证。胸膈烦热，面赤唇焦，烦躁口渴，溲赤便秘，舌红苔黄，脉数。

【方解】本方为治疗上中二焦火热证的常用方。上焦郁热内扰，故胸膈烦热，烦躁错语；火性炎上，循经上扰，故面赤唇焦；热灼津伤，故口渴；热结中焦，则大便秘结，小便短赤。舌红苔黄脉数为火热之象。证属上中两焦火热，治当泻火通便，清上泄下。

方中重用连翘，辛苦性寒，苦寒以清热解毒，辛寒以宣散胸膈郁热，为君药。黄芩苦寒，清上焦之火，栀子清热除烦，导热从小便而出，通泻三焦火热；调胃承气汤(大黄、芒硝、甘草)泻火通便，使热从大便而走，清中兼泻，使邪热从二便分消，增强清热泻火之力，共为臣药。薄荷、竹叶轻清疏散，助连翘宣散胸膈之热，有"火郁发之"之治法，为佐药。白蜜存胃津，润燥结，甘草调和诸药，为使药。诸药相合，清上泻下并举，用泻下的方法清泻在上的胸膈郁热，体现了"以泻代清"的治法。

本方配伍特点：清、散、下三法并用，内清外散，清上泻下，以泻代清。

【应用】

1. 现代应用　本方常用于治疗咽喉炎、口腔炎、急性扁桃体炎、胆道感染等疾病属上中二焦火热炽盛者。

2. 使用注意　①原方为散剂，作汤剂则剂量宜酌定。②本方有无便秘者均可运用，但便溏泻利者慎用或禁用。

普 济 消 毒 饮
《东垣试效方》

【组成】黄芩酒炒　黄连酒炒，各五钱(各15 g)　陈皮去白　甘草生用　玄参　桔梗　柴胡各二钱(各6 g)　连翘　板蓝根　马勃　牛蒡子　薄荷各一钱(各3 g)　僵蚕　升麻各七分(各2 g)

【功效】清热解毒，疏风散邪。

【主治】大头瘟。头面红肿热痛，恶寒发热，舌红苔白兼黄，脉浮数。

【方解】本方为治疗风热疫毒上犯头面所致大头瘟(原书称大头天行)的代表方剂。风热疫毒蕴结头面，壅滞气血，故头面红肿热痛；初起邪侵袭肌表，卫阳被郁，正邪相争，故恶寒发热；舌红，脉数有力均为里热炽盛之象。证属风热疫毒蕴结，治当清热解毒，疏散风热。

方中用酒炙黄芩、黄连清热解毒，酒炙引药力上行，直达病所，清头面热毒，为君药；连翘清热解毒，疏散风热，牛蒡子、薄荷疏散风热，清利咽喉头目；僵蚕疏散风邪，化痰散结，四味合用清散上焦风热疫毒,消肿利咽,为臣药;玄参、马勃、板蓝根清热解毒,利咽消肿,桔梗、生甘草清利咽喉,陈皮理气化痰,诸药合用既增强清热解毒之力,又可解毒利咽消肿;升麻、柴胡辛味升散,疏散风热,配芩、连引药力上行直达头面,又能发散郁热助邪外达,防苦寒清降冰伏郁遏热邪,体现了"火郁发之"治法。诸药配伍,共收清热解毒,疏散风热之功。

本方配伍特点:清疏兼施,升降并用,既疏邪于外,又解毒于内,并使火热之毒从上而解。

【应用】

1. 现代应用　本方常用于治疗颜面丹毒、流行性腮腺炎、急性扁桃体炎、上呼吸道感染等疾病属热毒炽盛者。

2. 使用注意　本方药物偏于苦寒,素体阴虚或脾虚便溏者均应慎用。

仙方活命饮
《校注妇人良方》

【组成】　金银花　陈皮各三钱(各9 g)　当归尾　赤芍药　乳香　没药　防风　穿山甲炙　皂角刺炒　贝母　天花粉　甘草节各一钱(各6 g)　白芷六分(3 g)

【功效】　清热解毒,消肿溃坚,活血止痛。

【主治】　阳证疮疡肿毒初起。局部红肿焮痛,甚者伴有身热凛寒,脉数有力。

【方解】　本方为治疗阳证疮疡的代表方。阳证痈疡多为热毒壅聚,血瘀气滞痰结而成。热毒壅遏,营血瘀滞,气滞痰凝,聚而成形,故见局部红肿热痛;邪正交争,气血不和,故身热凛寒;热毒壅盛则脉数有力。证属热壅血瘀,气滞痰结,治当清热解毒为主,配合理气活血,消肿散结。

方中重用金银花清热解毒,治"疮疡之圣药"为君。当归尾、赤芍、乳香、没药活血散瘀,消肿止痛;陈皮行气通络,为臣药。白芷、防风辛散之品,透邪外达;穿山甲、皂角刺性善走窜,通行经络,溃坚散结;贝母、天花粉清热化痰,消肿散结,为佐药。生甘草清热解毒,并调和诸药,煎药加酒者,借其通瘀而行周身,助药力直达病所,共为佐使。诸药相合,使热毒得清,气行血活痰消,肿痛自除。

本方配伍特点:本方清透与活血、行气、化痰、溃坚同用,体现疮疡早期消法的配伍特点,前人称之为"疮疡之圣药,外科之首方"。

【应用】

1. 现代应用　本方常用于治疗疖肿、蜂窝织炎、深部脓肿、脓疱疮、扁桃体炎、急性乳腺炎等疾病属热毒炽盛者。

2. 使用注意　①本方除可内服外,余药渣还可捣汁外敷。②用于痈肿未溃之前,若已溃破则不可用。③阴证疮疡忌用。④脾胃本虚,气血不足者,也应慎用。

导 赤 散
《小儿药证直诀》

【组成】　生地　木通　甘草梢各等分(各6 g)　竹叶五分(1.5 g)

【功效】　清心利水养阴。

【主治】　心经火热证。心胸烦热,口渴,口舌生疮,或小便赤涩刺痛,舌红,脉数。

【方解】　本方为治疗心经火热证或热移小肠的常用方。心火亢盛,循经上炎,见心胸烦热、口舌生疮;火热内灼,阴液被耗,故见口渴;心与小肠相表里,心热下移小肠,泌别失职,症见小便赤涩刺痛;舌红、脉数,均为内热之象。证属心火亢盛,阴液不足,治宜清心与养阴兼顾,利水以导热下行。

方中生地黄甘寒而润,入心肾经,既清心经之热,又可滋肾水以制心火,清热不伤阴,滋补不留邪,为方中君药。木通苦寒,入心小肠经,上清心经之火,下导小肠之热,为臣药。竹叶清心除烦,淡渗利尿,导心火下行,为佐药。生甘草梢清热解毒,尚可直达茎中而止痛,并能调和诸药。四药合用,共收清热利水养阴之效。

本方配伍特点:本方清热利水与养阴相伍,利水通淋而不伤阴,养阴生津而不恋邪。

【应用】

1. 现代应用 本方常用于治疗口腔炎、急性泌尿系感染等疾病属心经热盛或热移小肠者。

2. 使用注意 ①方中木通苦寒,生地黄阴柔寒凉,故脾胃虚弱者慎用。②木通不宜用马兜铃科的关木通,若用关木通则有肾毒性,用量过大或长期服用可引起肾功能损伤而导致肾功能衰竭,甚则死亡,宜慎用或禁用。③原方为散剂,作汤剂则剂量宜酌定。

龙 胆 泻 肝 汤
《医方集解》

【组成】黄芩 炒栀子酒炒 泽泻 车前子 生地酒炒,各三钱(各9 g) 龙胆草酒炒 木通 柴胡 生甘草各二钱(各6 g) 当归酒炒,一钱(3 g)

【功效】泻肝胆实火,清下焦湿热。

【主治】①肝胆实火上炎证。头痛目赤,耳鸣耳聋,胁痛口苦,舌红苔黄,脉弦数有力。②肝经湿热下注证。淋浊带下,小便短赤,舌红苔黄,脉弦数有力。

【方解】本方为治疗肝经火热证或肝经湿热证的常用方。肝之经脉绕阴器,布两胁,连目系,入颠顶,别出一支入耳中。肝经实火上炎,循经上扰,故见头痛目赤,耳鸣耳聋,口苦。肝经热盛,疏泄失职,肝失调达,故两胁胀痛,急躁易怒;肝经湿热热下注,症见淋浊带下,小便短赤;舌红苔黄,脉弦数为肝经有热。证属肝经实火或湿热,治当泻肝火,清湿热。

方中龙胆草大苦大寒,上清肝胆实火,下泻下焦湿热,两擅其功,为君药。黄芩清热燥湿,长于清肝胆之热,栀子清肝泻火,下行导热从小便而出,增强清肝泻火之力,为臣药。木通、泽泻、车前子清热利湿,使湿热从小便而出;生地黄、当归滋阴养血以补肝体,使祛邪而不伤正,为佐药。柴胡入肝胆经,其性升散,疏畅肝胆气机以助肝用,又引诸药入肝胆经;甘草益胃和中,调和诸药,又能防苦寒伤胃,二药共为佐使药。

本方配伍特点:一本方清中有散,泻中有补,降中寓升,泻肝不伐肝。二是助肝用,补肝体,体用并治。三苦寒清泻与益胃和中同用,泻火不伐胃,为泻肝之良方。

【应用】

1. 现代应用 本方常用于治疗急性胆囊炎、急性黄疸型肝炎、急性膀胱炎、急性尿道炎、急性盆腔炎、急性结膜炎、带状疱疹等疾病属肝胆实火上炎或湿热下注者。

2. 使用注意 ①方中药多苦寒伤胃或渗利伤阴,应中病即止。②脾胃虚寒或阴虚者不宜服用。

泻 白 散
《小儿药证直诀》

【组成】桑白皮炒 地骨皮各一两(各30 g) 甘草炙,一钱(3 g) 粳米一撮

【功效】清泻肺热,止咳平喘。

【主治】肺热咳喘证。气急喘咳,皮肤蒸热,舌红苔黄,脉细数。

【方解】本方为治疗肺热咳喘的常用方。肺为娇脏,不耐邪侵。热灼肺金,宣降失常,故喘咳气急;肺中伏火,伤及阴分,故皮肤蒸热,以轻按觉热,久按即无为特点;舌红苔黄,脉象细数是热邪渐伤阴分之候。证属热伏阴伤,肺失宣降,治当清泻肺热,平喘止咳。

方中桑白皮甘寒质润,清泻肺热,泻肺平喘,为君药。地骨皮甘寒,清降阴中伏火,并退虚热,清热不伤阴,助君药清热之力,为臣药。炙甘草、粳米养胃和中,培土生金,以养肺气,兼调和药性,为佐使药。四药合用,共奏泻肺清热,止咳平喘之功。

本方配伍特点:本方用药甘凉质润,清中有润,泻中有补,清热而不伤肺阴,泻肺而不伤娇脏,尤适用于小儿肺热之证。故李时珍誉其为"泻肺热之准绳"。

【应用】

1. 现代应用　本方常用于治疗肺炎早期、小儿麻疹初期等属肺有伏火者。

2. 使用注意　①原方为散剂,作汤剂则剂量宜酌定。②本方原为小儿而设,故药性平和,但风寒咳喘或虚证咳喘者不宜使用。

苇 茎 汤
《外台秘要》引《古今录验方》

【组成】苇茎切,二升,以水二斗,煮取五升,去滓(60 g)　薏苡仁半升(30 g)　冬瓜仁半升(20 g)桃仁三十枚(9 g)

【功效】清肺化痰,逐瘀排脓。

【主治】肺痈。胸痛,咳嗽,吐腥臭痰或吐脓血,舌红苔黄腻,脉数。

【方解】本方是治肺痈的代表方。肺痈是由热毒壅肺,痰瘀互结所致。痰热壅肺,宣降失常,则咳嗽痰多;痰热壅肺,气血瘀滞,久不消散,血败肉腐而化脓,形成肺痈;痈脓溃破,从口而出,故咳吐腥臭脓痰或脓血;痰热瘀血,阻结于胸,故胸中隐痛;舌红苔黄腻、脉滑数皆痰热内盛之象。证属热邪壅肺,痰瘀互结,治当清肺化痰,逐瘀排脓。

方中苇茎(即芦根)甘寒,清透肺热,祛痰排脓,治肺痈要药,为君药。薏苡仁甘淡微寒,清泄肺热,利湿排脓;冬瓜仁甘凉,清热化痰,利湿排脓,助君药清肺涤痰排脓,共为臣药。桃仁活血逐瘀,可助消痈,为佐药。诸药配伍,重在清泻肺热,排脓逐瘀,给脓痰以出路,是治疗肺痈之效方,为后世所推崇。肺痈已溃或是未溃,均可用本方加减治疗。

【应用】

1. 现代应用　本方常用于治疗肺型肺炎、急性支气管炎、慢性支气管炎继发感染等疾病属痰热瘀血壅结者。

2. 使用注意　本方药性平和,需视症状变化加减应用,但不可妄用温补保肺药,尤忌发汗损伤肺气。

芍 药 汤
《素问病机气宜保命集》

【组成】白芍一两(30 g)　当归　黄芩　黄连各半两(各 15 g)　大黄三钱(9 g)　肉桂二钱半(7.5 g)木香　槟榔　甘草炒,各二钱(各 6 g)

【功效】调和气血,清热燥湿。

【**主治**】湿热痢疾。痢下赤白,腹痛里急,苔腻微黄,脉弦数。

【**方解**】本方是治疗湿热痢疾的代表方。多由湿热积滞,壅阻肠道,气血失调所致。湿热与气血搏结,蕴蒸化腐,故见大便脓血,赤白夹杂;肠道气机阻滞,传导失常,则腹痛、里后重;舌苔黄腻,脉象弦数等为湿热内蕴之象。证属湿热阻滞,气血失调,治宜清热燥湿,调和气血之法。

方中重用白芍养血和营,缓急止痛,以治其标症,为君药。黄芩、黄连苦寒,清热燥湿,厚肠止痢,以消除致痢之因,为臣药。大黄苦寒,泻火通便,荡涤积滞,祛除肠道湿热瘀结之毒,体现"通因通用"之法;当归养血活血,有"行血则便脓自愈"之义;木香、槟榔行气止痛,有"调气则后重自除"之义。肉桂辛热,温阳活血,一防苦寒太过冰伏湿热;一助归芍活血之力,为反佐药。甘草配白芍缓急止腹痛,调和诸药。全方配伍,使湿热积滞得除,气血调和,下痢自愈。

本方配伍特点:一是活血与行气相伍,气血并调。二是大黄祛邪从大便而出,体现"通因通用"治法。三是辛热与苦寒相伍,寒热并用。四是清热燥湿与行气活血同用,标本同治。

【**应用**】

1. 现代应用 本方常用于治疗细菌性痢疾、阿米巴痢疾、过敏性结肠炎等疾病属湿热内蕴者。

2. 使用注意 痢疾初期兼表证者禁用。

青蒿鳖甲汤
《温病条辨》

【**组成**】鳖甲五钱(15 g) 生地四钱(12 g) 丹皮三钱(9 g) 青蒿 知母各二钱(各6 g)

【**功效**】养阴透热。

【**主治**】温病后期,阴虚邪伏证。夜热早凉,热退无汗,舌红少苔,脉细数。

【**方解**】本方是治疗温病后期,阴虚邪伏证的常用方剂。温病后期,余热未尽,阴液大亏。阴中伏邪与夜入于阴之阳气相合,故身热,白昼阳气行于外,不与热邪争,故晨起热退;由于阴液亏虚,汗源匮乏,故热无汗;舌红少苔,脉虚数均为阴虚有热之象。证属热伏阴伤,若纯用滋阴则恋邪;若单用苦寒则伤阴。治当清透与滋阴并用。

方中鳖甲咸寒入阴,滋阴退虚热,并入络搜邪;青蒿性寒而气味芳香,清热透邪,二药相伍,有先入后出之妙,吴瑭曰"青蒿不能直入阴分,有鳖甲领之入也;鳖甲不能独出阳分,有青蒿领之出也"(《温病条辨》),共为君药。生地黄甘凉,滋阴清热;知母苦寒质润,滋阴润燥,清热除烦,二味养阴除热,为臣药。丹皮辛苦而凉,泻阴中伏火,兼助青蒿透阴分伏热。诸药合用,使热退阴复,虚热自除。

本方配伍特点:本方清、透、滋三法并用,祛邪不伤正,滋阴不留邪,邪正兼顾。

【**应用**】

1. 现代应用 本方常用于治疗原因不明的发热、慢性肾盂肾炎、肺结核、肾结核等属热病后期阴虚邪伏者。

2. 使用注意 ①本方适用于热病后期邪少虚多的阴虚邪伏证,实热证禁用。②阴虚欲作动风者不宜用之。③青蒿不耐高温,宜另包后下。

第八章

泻 下 方 药

 导学

【学习目标】掌握泻下方药的含义、分类、功效主治。掌握或熟悉具体药物的主要药性、基本功效及临床应用;掌握或熟悉泻下剂的组成、功效、主治,熟悉方药分析。了解泻下方药的配伍原则及使用注意。

【教学内容】

1. 掌握:大黄、芒硝;大承气汤、麻子仁丸。
2. 熟悉:火麻仁;大黄牡丹皮汤。
3. 了解:番泻叶、芦荟、郁李仁、牵牛子、甘遂、京大戟、芫花;温脾汤。

凡以泻下通便为主要功效,用以治疗便秘或排便不畅以及其他里实积滞证的方药,称为泻下方药。

泻下方药主要具有泻下通便之功,以排除胃肠积滞和燥屎等;部分药物有清热泻火的作用,以"釜底抽薪"导火热毒邪下行;有的药物能逐水退肿,使水湿痰饮从二便排出。主要适用于大便秘结、胃肠积滞、实热内结、水肿停饮等里实证。

形成里实证的病因不一,有因热而结者,有因寒而结者,有因燥而结者,有因水而结者,有因虚而结者,故治法选方用药亦随之而异。在应用泻下方药时,应根据里实证的类型正确选择并适当配伍。如因热结者,宜用寒下方药,寒结者,宜用温下方药;燥结者,宜用润下方药;水结者,宜用逐水方药。泻下药主治的里实积滞证,因气机阻滞而出现腹胀腹痛者,常与行气药同用,可增强泻下通便作用。此外,若里实兼有表邪者,当先解表后攻里,或与解表药同用,以表里双解,以防表邪内陷;里实而正虚者,应与补虚药配伍,以攻补兼施,使攻邪而不伤正气。若兼瘀血、虫积者,可适当配伍活血、驱虫药。

泻下方药易损伤正气,故年老体弱、久病正虚、孕妇、产后及经期均应慎用或禁用。本类方药易损伤脾胃,宜得效即止,慎勿过服,免伤胃气。

第 一 节 泻 下 药

凡以泻下通便为主要功效,用以治疗便秘证、排便不畅或其他里实积滞证的药物,称为泻下药。

泻下药主归大肠经,性质沉降,能通利大便,排除积滞、水饮及其他有害物质,有的还能使实热下泄,适用于大便秘结、肠道积滞、实热内结及水肿停饮等里实证。根据泻下药的泻下作用强弱等特点及主治病证的不同,本类药又分为攻下药、润下药和峻下逐水药三类。攻下药多苦寒,泻下攻积兼能清热;润下药多甘平,无毒,泻下作用缓和兼能滋养;峻下逐水药泻下作用峻猛,通利二便。

对峻猛而有毒的泻下药,应严格注意其炮制、配伍禁忌、用法及用量的特殊要求,确保用药安全。

大 黄

dàhuáng/RHEI RADIX ET RHIZOMA

《神农本草经》

为蓼科植物掌叶大黄 *Rheum palmatum* L.、唐古特大黄 *Rheum tanguticum* Maxim. ex Balf. 或药用大黄 *Rheum officinale* Baill. 的根及根茎。掌叶大黄和唐古特大黄主产于青海、甘肃等地,药材称北大黄;药用大黄主产于四川,药材称南大黄或川大黄。

【药性】苦,寒。归脾、胃、大肠、肝、心包经。

【功效】攻下积滞,泻火解毒,凉血止血,活血祛瘀,清泄湿热。

【应用】

1. 胃肠积滞,大便秘结 本品味苦通降,泻下力强,为治疗积滞便秘之要药;又因其性寒清热,故热结便秘尤为适宜,常配伍芒硝、厚朴、枳实,如大承气汤。治结便秘而兼气血不足者,常配伍人参、当归等,如黄龙汤;治热结阴伤便秘,常配伍生地黄、麦冬等,如增液承气汤;治脾阳不足,冷积便秘,常配伍附子、干姜等,如温脾汤。

2. 血热吐衄,目赤咽肿 本品苦寒清降,能使上炎之火下泄,又善凉血止血,善治火热上炎之证和血热出血证。治血热妄行之吐血、衄血、咯血,常配伍黄连,如大黄黄连泻心汤;治火热上炎之目赤咽痛、口舌生疮,常配伍黄芩、栀子等,如凉膈散。

3. 热毒疮疡,水火烫伤 本品既善清热解毒,又能导热毒下泄,常用于热毒病证的治疗。治疮痈红肿热痛,可外用;亦可与黄芩、栀子等煎汤内服,如大黄汤;治肠痈腹痛,常配伍丹皮、桃仁等,如大黄牡丹汤。此外,本品为治疗水火烫伤的要药,可单用研细末,或配地榆粉,以麻油调敷患处。

4. 瘀血证 本品的活血祛瘀功效,可用于内、外、妇、伤各科的多种瘀血证。治妇女血瘀所致的月经失调、痛经、经闭,常配伍桃核、桂枝等,如桃核承气汤;治产后瘀阻腹痛,恶露不尽,常配伍桃仁、蟅虫,如下瘀血汤;治跌打损伤,瘀肿疼痛,常配伍桃仁、红花、牛膝等,如复元活血汤。

5. 下焦湿热证 本品清泄湿热,又可泻下通便以导湿热外出,可用于下焦湿热之证。治湿热泻痢,腹痛里急后重者,常配伍黄连、黄芩等,如芍药汤;治湿热黄疸,常配伍茵陈、栀子,如茵陈蒿汤;治湿热淋证,常配伍车前子、滑石等,如八正散。

【用法用量】煎服,3～15 g。外用适量。生大黄泻下力强,通便宜生用后下,亦可单用开水泡服;制大黄(经炒制的大黄)泻下力缓,泻火解毒,用于火毒疮疡、正虚邪实证;酒炙大黄(也称酒大黄)泻下力较弱,长于活血祛瘀,宜于瘀血证及不宜峻下者;大黄炭偏于止血,宜用于出血证。

【使用注意】①脾胃虚弱者不宜用。②孕妇忌用,妇女月经期及哺乳期慎用。

芒 硝

mángxiāo/NATRII SULFAS

《名医别录》

为硫酸盐类矿物芒硝族芒硝,经加工精制而成的结晶体。主含含水硫酸钠($Na_2SO_4 \cdot 10H_2O$)。主产于河北、河南、山东、江苏等地。将天然矿物溶于热水中,滤液冷后析出的结晶,称为皮硝;皮硝与萝卜片共煮,取上层液冷后析出的结晶,为芒硝;芒硝风化失去结晶水而成的白色粉末,为玄明粉。

【**药性**】咸、苦,寒;归胃、大肠经。

【**功效**】泻下软坚,清热消肿。

【**应用**】

1. 实热积滞,燥屎内结　本品苦寒泻热通便,味咸润燥软坚,适宜于实热积滞,大便燥结之证,常配伍大黄相须为用,如大承气汤、调胃承气汤。

2. 咽痛,口疮,目赤及疮痈肿痛　本品外用有清热消肿之效,可用于治疗多种热性病证。用治咽喉肿痛,口舌生疮,常配伍硼砂、冰片等药研末吹患处,如冰硼散;治目赤肿痛,可单用玄明粉化水滴眼;治乳痈初起,可以本品外敷,亦可作回乳之用;治肠痈及皮肤疮肿等,可单用或与清热解毒药同用。

【**用法用量**】内服,6～12 g,冲入药汁内或开水溶化服,须多饮水。外用适量。

【**使用注意**】孕妇及哺乳期妇女忌用。

火 麻 仁

huǒmárén/CANNABIS FRUCTUS

《神农本草经》

为桑科植物大麻 *Cannabis sativa* L. 的成熟果实。我国各地均有栽培。秋季果实成熟时采收,除去杂质,晒干。

【**药性**】甘,平。归脾、胃、大肠经。

【**功效**】润肠通便。

【**应用**】

肠燥便秘　本品甘平,多脂质润,功能润肠通便,且略兼滋养之力,适用于老人、产妇及体弱津血不足的肠燥便秘,常配伍当归、杏仁等,如益血润肠丸。若兼燥热而便秘较甚者,常配伍大黄、厚朴等,如麻子仁丸。

【**用量用法**】煎服,10～15 g,打碎入煎。

其他常用泻下药

番泻叶、芦荟、郁李仁、牵牛子、甘遂、大戟、芫花的药性、功效、主治、用法用量等见表8-1。

表8-1　其他常用泻下药

药名	药性	功效	主治	用法用量	备注
番泻叶	甘、苦,寒。归大肠经	泻下导滞	便秘	温开水泡服,1.5～3 g。煎服,2～6 g,宜后下	妇女哺乳期、月经期及孕妇忌用
芦荟	苦,寒。归肝、胃、大肠经	泻下,清肝,杀虫	热结便秘,肝火头痛,惊痫抽搐,小儿疳积	入丸散剂,2～5 g	孕妇忌用
郁李仁	辛、苦、甘,平。归脾、大肠、小肠经	润肠通便,利水消肿	肠燥便秘,水肿腹满、脚气浮肿	煎服,6～10 g	
牵牛子	苦,寒;有毒。归肺、肾、大肠经	泻下,逐水,去积,杀虫	水肿,鼓胀,痰饮咳喘,积滞便秘,虫积腹痛	煎服,3～6 g。入丸散,1.5～3 g	孕妇忌用,不宜与巴豆同用

（续表）

药名	药性	功效	主治	用法用量	备注
甘遂	苦，寒；有毒。归肺、肾、大肠经	泻水逐饮，消肿散结	水肿、鼓胀、胸胁停饮，风痰癫痫，痈肿疮毒	入丸散，0.5～1.5 g	孕妇忌用，反甘草
京大戟	苦、辛、寒；有毒。归肺、肾、大肠经	泻水逐饮，消肿散结	水肿、鼓胀、胸胁停饮，痈肿疮毒、瘰疬痰核	煎服，1.5～3 g	孕妇忌用，反甘草
芫花	辛，苦，温；有毒。归肺、脾、肾经	泻水逐饮，祛痰止咳，杀虫疗疮	胸胁停饮、水肿、鼓胀、咳嗽痰喘，痈肿、秃疮、顽癣	煎服，1.5～3 g。入丸散，每次 0.6 g	孕妇忌用，反甘草

第二节 泻 下 剂

凡是以泻下药为主组成，具有通导大便、排除肠胃积滞、荡涤实热或攻逐寒积等作用，治疗里实证的方剂，统称为泻下剂。属于"八法"中的"下法"。本类方剂主要治用于肠道积滞证。根据肠道积滞的类型，泻下剂可分为寒下、温下、润下等。

大 承 气 汤
《伤寒论》

【组成】大黄酒洗，四两（12 g）　芒硝三合（9 g）　厚朴去皮，炙，半斤（24 g）　枳实炙，五枚（12 g）

【功效】峻下热结。

【主治】①阳明腑实证。脘腹痞满，腹痛拒按，大便不通，舌红苔黄燥起刺，脉沉实。②热结旁流证。下利清谷，色纯青，其气臭秽，脐腹疼痛，按之坚硬有块，口舌干燥，脉滑实。③里热实证之热厥、痉病、发狂等。

【方解】本方为治疗阳明腑实证的基础方。本证是由伤寒之邪内传阳明之腑，入里化热，或温病邪入胃肠，热盛灼津所致。治疗方法以峻下热结为主。实热内结，胃肠气滞，腑气不通，故大便不通，频转矢气，脘腹痞满，腹痛拒按；里热炽盛，上扰神明，故谵语；舌苔黄燥起刺，脉沉实是热盛伤津之征。"热结旁流"证，乃燥屎坚结于里，胃肠欲排除则不能，逼迫津液从燥屎之旁流下所致。热厥、痉病、发狂等，皆因实热内结，或气机阻滞，阳气被遏，不能外达于四肢；热盛伤筋、筋脉失养而挛急；或胃肠燥热上扰心神所致。

方中大黄苦寒通降，泻热通便，荡涤肠胃实热积滞，为君药；配伍咸寒软坚的芒硝助大黄泻热通便为臣药；硝、黄相须为用，泻下热结之功更加峻猛；佐以厚朴、枳实行气，既能消除痞满，又使胃肠通降下行以助泻下通便。四药合用，可承顺胃气下行，共奏峻下热结之功，故名"大承气"。本方为"寒下法"的代表方，对里热实结之重证最宜。

【应用】

1. 现代应用　本方常用于治疗急性单纯性肠梗阻、急性胰腺炎、急性胆囊炎，以及某些热性病过程中出现高热、神昏谵语、惊厥、发狂等疾病属实热内结者。

2. 使用注意　①本方为泻下峻剂，凡气虚阴亏、燥结不甚，以及年老、体弱者均慎用，孕妇禁用。②服用本方，中病即止，以免耗损正气。

73

大 黄 牡 丹 汤
《金匮要略》

【组成】 大黄四两(12 g)　芒硝三合(9 g)　桃仁五十个(9 g)　牡丹一两(3 g)　冬瓜子半升(30 g)

【功效】 泻热破瘀,散结消肿。

【主治】 肠痈初起,湿热瘀滞证。右下腹疼痛拒按,舌苔黄腻,脉滑数。

【方解】 本方为治疗湿热瘀滞型肠痈的常用方剂。本方证多由湿热郁蒸,气血凝聚,结于肠中,肠络不通,聚而成痈所致。热结气滞血瘀,腑气不通,不通则痛,右少腹为肠痈的好发部位,故右少腹疼痛;舌苔黄腻,脉滑数,为湿热郁结肠胃之征。故治宜泻热破瘀,散结消肿。

方中大黄苦寒攻下,泻肠中湿热,并祛肠中稽留之瘀血;牡丹皮凉血散瘀消肿,两药合用,泻热破瘀,共为君药。芒硝咸寒,软坚散结,泻下清热,助大黄通腑泻热;桃仁破血消痈,助君药活血祛瘀,共为臣药;冬瓜子甘寒,清肠利湿,排脓散结,为治内痈要药,为佐药。诸药合用,集泻下、清热、破瘀于一方,使湿热瘀结迅速荡涤消除,热结通而痈自散,血行畅则肿痛消,为治湿热瘀滞肠胃的有效方剂。

【应用】

1. 现代应用　本方常用于治疗急性单纯性阑尾炎、肠梗阻等疾病属湿热瘀滞者。
2. 使用注意　肠痈溃后以及老人、孕妇、产后及体质虚弱者应慎用或忌用。

温 脾 汤
《备急千金要方》

【组成】 附子　人参　芒硝　甘草各二两(各3 g)　大黄五两(12 g)　当归　干姜各三两(各9 g)

【功效】 攻下冷积,温补脾阳。

【主治】 阳虚寒积证。腹痛,便秘,脐下绞痛,手足不温,苔白,脉沉弦。

【方解】 本方为治疗脾阳不足,寒积中阻的常用方。治疗方法以攻下冷积,温补脾阳为主。寒实冷积阻于肠间,腑气不通,故便秘腹痛、脐下绞痛;脾阳不足,四末失于温煦,则手足不温;苔白、脉沉弦,是阴盛里实之征。本方证虽属寒积便秘,但脾阳不足是为致病之本,若纯用攻下,必更伤中阳;单用温补,则寒积难去,惟攻逐寒积与温补脾阳并用,方为两全之策。

方中附子之大辛大热温壮脾阳,解散寒凝;大黄苦寒泻下已成之积滞。二药共为君药。芒硝润肠软坚,助大黄泻下攻积;干姜温中助阳,助附子温中散寒,共为臣药。人参、当归益气养血,使下不伤正,为佐。甘草既助人参益气,又可调和诸药为使。诸药合用,特点有二:一是附子、大黄相须为用,大黄取其去性存用之目的,达无附子不温,无大黄不下的温下冷积作用。二是温阳、泻下、补益三法兼备,具有温阳以祛寒、攻下而不伤正的特点。

【应用】

1. 现代应用　本方常用于治疗急性单纯性肠梗阻等疾病属中阳虚寒、冷积内结者。
2. 使用注意　为达到温下的目的,全方温热药的剂量应大于寒凉药的剂量。

麻 子 仁 丸
《伤寒论》

【组成】 麻子仁二升(500 g)　大黄去皮,一斤(500 g)　枳实　白芍各半斤(各250 g)　厚朴炙,去

74

皮,一尺(250 g)　杏仁去皮尖,熬,别作脂,一升(250 g)　白蜜适量

【功效】润肠泻热,行气通便。

【主治】肠胃燥热,脾约便秘证。大便干结,小便频数,舌苔微黄少津。

【方解】本方为治疗胃肠燥热,脾津不足之"脾约"证的代表方,又称脾约麻仁丸。因脾为胃行其津液受到制约,使津液不得四布,但输膀胱,致小便数而大便硬,故曰"脾约"。治宜润肠药与泻下药同用。

方中火麻仁质润多脂,润肠通便,为君药。杏仁入肺与大肠经,上肃肺气,下润大肠,以降肺润肠;白芍养阴敛津,柔肝理脾,共为臣药。大黄苦寒泄热,攻积通便;枳实下气破结;厚朴行气除满,共用以加强降泄通便之力,同为佐药。蜂蜜为丸,取其甘缓润肠,既助麻子仁润肠通便,又缓小承气汤攻下之力,为使药。诸药合用,具有攻润相合、下不伤正、润而不腻的配伍特点,成为"润下法"的代表方。

【应用】

1. 现代应用　本方常用于治疗习惯性便秘、老人便秘、产后便秘等疾病胃肠燥热者。

2. 使用注意　①本方为丸剂,每服 9 g,依次渐加,意在缓下,润肠通便。②虽为润肠缓下之剂,但含有攻下破滞之品,故年老体虚、津亏血少者,不宜常服,孕妇慎用。

第九章

祛 湿 方 药

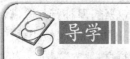

导学

【学习目标】掌握祛湿方药的含义、分类、功效、主治、配伍原则及使用注意。掌握或熟悉祛风湿药、化湿药、利水渗湿药具体药物的主要药性、基本功效及临床应用；掌握或熟悉祛湿剂的组成、功效、主治，熟悉方药分析。了解祛湿方药的配伍原则及使用注意。

【教学内容】

1. 掌握：独活、秦艽、桑寄生、广藿香、苍术、茯苓、薏苡仁、车前子、茵陈、金钱草；平胃散、藿香正气散、茵陈蒿汤、五苓散、真武汤。

2. 熟悉：川乌、蕲蛇、威灵仙、防己、砂仁、木通、泽泻；独活寄生汤、八正散。

3. 了解：木瓜、豨莶草、五加皮、狗脊、佩兰、豆蔻、草豆蔻、猪苓、滑石、瞿麦、石韦、草薢、海金沙、虎杖、垂盆草；六一散、三仁汤、草薢分清饮、苓桂术甘汤。

凡以祛除湿邪为主要功效，具有祛风湿、化湿浊、利水湿作用，用以治疗湿邪为病的方药，称为祛湿方药。

祛湿方药主要具有祛除机体湿邪之功，或能祛除肌肉、筋骨、关节风湿之邪；或能运化中焦脾胃之湿浊；或能渗利人体上下水湿之邪。主要适用于风湿痹证、湿浊中阻、水湿内停的湿证。

在应用祛湿方药时，应根据湿证的特点，有针对性地选方用药，并进行恰当的配伍。脾主运化水湿，治疗湿邪为病，须配伍健脾药，特别是湿浊中阻、痰饮等病证，更应重视配伍健脾药。湿为阴邪，易损伤机体阳气，所以治疗湿证，多配伍温阳药，所谓"病痰饮者，当以温药和之"。湿性趋下，湿邪为病，多以中下部为主。因此，治疗痰饮、水肿、黄疸、带下、淋证等湿邪引起的病证，应配伍利尿药，所谓"治湿不利小便非其治也"。湿邪致病，多引起气机运行的障碍，出现湿阻气滞，故而治疗湿证，要适当配伍行气药。此外，如有表证，当先解表或配伍解表药同用。对于湿证日久，尤其是风湿久痹，既要注意适当配伍活血通络之品，又要配伍补肝肾、强筋骨药。

湿邪黏腻，病证容易反复，与气候、环境、饮食等因素也密切有关。因此，湿证的治疗，除了要坚持服药以外，还应当在生活起居、日常饮食上适当配合。尽量避免长期在阴冷潮湿的环境居住、工作，少食生冷、油腻、甜品，不吃煎炸食物，同时应该保暖，避免寒凉太过。

第一节　祛　湿　药

祛湿药以祛除湿邪为主要功效，具有祛风湿、化湿浊、利水湿作用，用以治疗多种湿证。依据其药物特性及所治病证的不同，分为祛风湿药、芳香化湿药、利水渗湿药三类。

一、祛风湿药

凡以祛除风湿之邪,解除痹痛为主要功效,用以治疗风湿痹证的方药,称为祛风湿药。

本类药味多辛香苦燥,辛能祛散风湿,苦能燥除湿邪;肝主筋、肾主骨、脾主肌肉,以归肝经、肾经以及脾经为主。本类药物都具有祛风除湿之功,能祛除留着于肌肉、经络、筋骨的风湿之邪,部分药又有通经络、止痹痛、强筋骨等不同作用。适用于风湿痹痛、筋脉拘挛麻木不仁、半身不遂、腰膝酸痛、下肢痿弱等。

风湿痹证多为慢性病,为服用方便,可作酒剂或丸剂;本类药物药性燥而易耗伤阴血,阴血亏虚者慎用。

独 活
dúhuó/ANGELICAE PUBESCENTIS RADIX
《神农本草经》

为伞形科植物重齿毛当归 *Angelica pubescens* Maxim. f. *biserrata* Shan et Yuan 的根。主产于四川、湖北、安徽等地。

【药性】辛、苦,微温。归肾、膀胱经。

【功效】祛风除湿,通痹止痛,散寒解表。

【应用】

1. 风寒湿痹 本品辛散苦燥,气香温通,善祛风湿、通经络、止疼痛,为祛风湿、止痹痛的主药。凡风寒湿痹,无论新久,均可应用,尤善治腰膝、腿足关节疼痛属下半身的风寒湿痹。治风寒湿痹,常与羌活、桂枝、威灵仙等同用;治痹证日久,肝肾两虚常配伍桑寄生、地黄、杜仲等,如独活寄生汤。

2. 风寒挟湿表证 本品辛散温通苦燥,有类似羌活而较弱的散风寒胜湿作用,宜于外感风寒挟湿之恶寒发热、头痛、肢节酸痛,常配伍防风、羌活等以解表散寒,祛风胜湿,如羌活胜湿汤。

【用法用量】煎服,3～10 g。

威 灵 仙
wēilíngxiān/CLEMATIDIS RADIX ET RHIZOMA
《新修本草》

为毛茛科植物威灵仙 *Clematis chinensis* Osbeck. 、棉团铁线莲 *Clematis hexapetala* Pall. 或东北铁线莲 *Clematis manshurica* Rupr. 的根及根茎。前一种主产于江苏、安徽、浙江等地,应用较广,后两种部分地区应用。

【药性】辛、咸,温。归膀胱经。

【功效】祛风湿,通经络,止痹痛,消骨鲠。

【应用】

1. 风湿痹痛 本品辛散温通,性猛善走,通行十二经,既能祛风除湿又能通络止痛,为治风湿痹痛要药。凡风湿痹痛、筋脉拘急、关节屈伸不利,或肢强麻木不仁,无论上下均可应用。单用为末,温酒送服有效,或配合当归、肉桂等,如神应丸。

2. 小骨、软骨鲠咽 本品味辛而能宣壅通滞,味咸而具软坚消骨鲠作用,用于诸小软骨鲠咽,

77

吐之不出,咽之不下,可单用或加米醋煎汤,缓慢咽下,有一定疗效。

【用法用量】煎服,6~10 g。外用适量。治骨鲠可用 30~50 g。

蕲 蛇

qíshé/AGKISTRODON

《雷公炮炙论》

本品为蝰科动物五步蛇 *Agkistrodon acutus* (Güenther)的干燥体。主产于湖北、江西、浙江等地。

【药性】甘、咸,温;有毒。归肝经。

【功效】祛风通络,止痉。

【应用】

1. 风湿顽痹,中风半身不遂 本品性温走窜,内走脏腑,外达肌肤,善祛内外风邪,通行经络,为治风湿顽痹的要药。治风湿顽痹,肢体麻木疼痛、筋脉拘急者,可制成酒、膏、丸、散剂,常配伍全蝎、天麻、当归等,如白花蛇酒;治中风口眼歪斜、半身不遂,既可单用浸酒服,也可配黄芪、地龙等同用,如再造丸。

2. 小儿惊风,破伤风 本品专入肝经,能搜骨祛风,内入脏腑而定惊止痉,善于治疗抽搐痉挛,常用于急、慢惊风及破伤风痉挛抽搐,常配伍乌梢蛇、蜈蚣等,如定命散。

3. 麻风、疥癣 本品又善祛肌表之风而具祛风止痒,兼以毒攻毒。治麻风,常配伍大黄、蝉蜕等,如追风散;治疥癣,可配伍荆芥、薄荷等;治顽固性皮肤疾患,常配伍乌梢蛇,如双蛇丸。

【用法用量】煎服,3~9 g。研粉吞服,1~1.5 g。

川 乌

chuānwū/ACONITI RADIX

《神农本草经》

为毛茛科植物乌头 *Aconitum carmichaelii* Debx. 的母根。主产于四川、云南、陕西等地。

【药性】辛、苦,热;有大毒。归心、肝、肾、脾经。

【功效】祛风除湿,温经止痛。

【应用】

1. 风寒湿痹,筋脉挛痛 本品辛散苦燥温通,具有良好的祛风除湿、散寒止痛之功效,是治疗风寒湿痹的佳品,尤宜于寒湿侵袭,历节疼痛,不可屈伸者,常配伍麻黄、白芍、黄芪等,如乌头汤。本品也可用于中风手足不仁、筋脉挛痛,常配伍乳香、没药、地龙等,如小活络丹。

2. 诸寒疼痛,跌打损伤 本品辛散温通、散寒止痛功效显著,除用于主治风寒湿痹痛外,还常用于治疗头痛、心腹冷痛、寒疝腹痛、手足厥冷。可单用浓煎加蜜服,即大乌头煎;治外伤瘀滞疼痛,常配伍乳香、没药、三七,如跌打损伤酒;用于麻醉止痛,常配伍蟾酥、生南星、生半夏等,如外敷麻醉方。

【用法用量】煎服,3~9 g,先煎、久煎。入丸、散剂,1~2 g。

【使用注意】①生品内服宜慎。②阴虚阳盛、热证疼痛、孕妇忌服。③乌头反半夏、贝母、白及、白蔹、瓜蒌;川乌、草乌畏犀角。

秦　艽

qínjiāo/GENTIANAE MACROPHYLLAE RADIX

《神农本草经》

为龙胆科植物秦艽 *Gentiana macrophylla* Pall.、麻花秦艽 *Gentiana straminea* Maxim.、粗茎秦艽 *Gentiana crassicaulis* Duthie ex Burk. 或小秦艽 *Gentiana dahurica* Fisch. 的根。主产于陕西、甘肃、内蒙古、四川等地。

【药性】辛、苦，平。归胃、肝、胆经。

【功效】祛风湿，止痹痛，退虚热，清湿热。

【应用】

1. 风湿痹证　本品辛散苦泄，性平不燥，乃风药中之润剂，既善祛风湿、止痹痛，又能舒筋络、利关节，各种风湿痹证，无论寒热、虚实、新久均可配伍应用，但因其药性偏凉，兼有清热作用，故尤宜热痹。治热痹，常配伍防己、黄芩、赤茯苓等，如大秦艽散；治寒痹，常配伍天麻、当归、羌活等，如秦艽天麻汤；治行痹，常配伍防风，如防风汤；痹证日久，肝肾两虚，常配伍独活、桑寄生等，如独活寄生汤。

2. 中风半身不遂　本品既能祛风通络，又善活血荣筋，可用于中风半身不遂，口眼㖞斜，四肢拘急，舌强不能语等。可配伍川芎、当归、白芍、首乌等养血活血之品，如秦艽汤。

3. 虚热证　本品微寒不燥，善清虚热、退骨蒸，可治骨蒸潮热，常配伍鳖甲、地骨皮、知母等，如秦艽鳖甲散。

4. 湿热黄疸，痔疮，痈疮肿痛　本品苦泄燥湿，微寒清热，能清利湿热，治湿热黄疸，常配伍茵陈、栀子、大黄等，如山茵陈丸。此外，本品亦可用于痔疮肿痛、痔漏下血以及湿热壅盛之疮痈肿毒。

【用法用量】煎服，3～10 g。

防　己

fángjǐ/STEPHANIAE TETRANDRAE RADIX

《神农本草经》

为防己科植物粉防己 *Stephania tetrandra* S. Moore. 的根。主产于安徽、浙江、江西等地。

【药性】苦，寒。归膀胱、肺经。

【功效】祛风止痛，利水消肿。

【应用】

1. 风湿痹证　本品辛散苦泄，性寒清热，能祛风除湿、清热止痛，为风湿痹痛常用药，尤宜湿热偏盛之骨节烦痛、屈伸不利者，常配伍薏苡仁、滑石、蚕沙等，如宣痹汤。

2. 水肿，小便不利，脚气　本品苦寒降泄，性善下行，具有清利湿热、通利小便之功，尤长于清泄下焦膀胱湿热，用于治疗湿热下注之水肿、小便不利、脚气等。用于风水脉浮、身重汗出恶风者，常配伍黄芪、白术等，如防己黄芪汤；治皮水一身肌肤悉肿、小便短少者，常配伍茯苓、麻黄、肉桂等，如防己茯苓汤；治疗脚气足胫肿痛、重着麻木，常配伍吴茱萸、槟榔、木瓜等。

【用法用量】煎服，5～10 g。

【使用注意】本品苦寒之性较重，易伤脾胃，故脾胃虚弱及阴虚体弱者慎用。

桑 寄 生

sāngjìshēng/TAXILLI HERBA

《神农本草经》

为桑寄生科植物桑寄生 *Taxillus chinensis*（DC.）Danser. 或槲寄生 *Viscum coloratum* (Komar.) Nakai 的带叶茎枝。主产于广东、广西、云南等地。

【药性】苦、甘,平。归肝、肾经。

【功效】祛风湿,补肝肾,强筋骨,安胎元。

【应用】

1. 风湿痹证　本品甘补苦泄,性质平和,既祛风除湿,又补益肝肾、强健筋骨,善于治疗痹证日久、肝肾不足之腰膝疼痛、肢节屈伸不利,常配伍杜仲、牛膝等配伍,如独活寄生汤。

2. 肝肾不足,筋骨痿软　本品具补肝肾,强筋骨,亦常用于肝肾不足之腰膝酸痛、筋骨无力,可与杜仲、狗脊、牛膝等补肝肾药同用,如桑寄生散。

3. 崩漏经多,妊娠漏血,胎动不安　本品能补益肝肾、固摄冲任、养血安胎,对于胎漏下血、胎动不安伴有腰痛者尤为适宜,常配伍杜仲、续断、菟丝子等,如桑寄生散、寿胎丸。

【用法用量】煎服,9～15 g。

其他常用祛风湿药

木瓜、豨莶草、五加皮、狗脊的药性、功效、主治、用法用量等见表9-1。

表9-1　其他常用祛风湿药

药名	药性	功效	主治	用法用量	备注
木瓜	酸,温。归肝、脾经	祛风湿,舒筋活络,和胃化湿	风湿痹证,脚气肿痛,吐泻转筋	煎服,6～9 g	胃酸过多者慎用
豨莶草	辛、苦,寒。归肝、肾经	祛风湿,利关节,解毒	风湿痹证,中风半身不遂,风疹,湿疹,疮痈	煎服,9～12 g。外用适量。治风湿痹痛、半身不遂宜制用;治风疹、湿疹、疮痈宜生用	
五加皮	辛、苦,温。归肝、肾经	祛风湿,补益肝肾,强筋壮骨,利水消肿	风湿痹证,筋骨痿软,小儿行迟,水肿,脚气	煎服,5～10 g;或酒浸、入丸、散服。外用适量	
狗脊	苦、甘,温。归肝、肾经	祛风湿,补肝肾,强腰膝	风湿痹证,腰膝酸软,下肢无力,遗尿,白带过多	煎服,6～12 g。外用适量	肾虚有热,小便不利或短涩黄赤者慎用

二、化湿药

凡以化湿运脾为主要功效,用于治疗湿浊中阻病证的药物,称为化湿药。因此类药物多气味芳香,故又称芳香化湿药。

本类药多辛香温燥,主归脾、胃二经。具有化湿健脾,和中开胃之功,主要适用于湿阻中焦之证,症见不思饮食,脘腹作胀,口黏乏味,胸脘痞满,肢体倦怠,呕吐泄泻,舌苔白腻,或白腻而秽浊,脉濡或滑。

本类药物气味芳香,多含挥发油,入汤剂不宜久煎,以免降低疗效。又因本类药物多辛温香燥,易耗气伤阴,故对于气虚及阴虚血燥者宜慎用。

广 藿 香
guǎnghuòxiāng/POGOSTEMONIS HERBA
《名医别录》

为唇形科植物广藿香 *Pogostemon cablin*（Blanco）Benth. 的地上部分。主产于广东、海南等地。

【药性】辛,微温。归脾、胃、肺经。

【功效】芳香化浊,和中止呕,发表解暑。

【应用】

1. 湿浊中阻证　本品气味芳香,性质微温不燥,长于化湿醒脾,是芳香化湿要药,主治湿滞中焦证,尤宜于寒湿困脾之脘腹痞闷,食欲不振,呕恶不适,常配伍苍术、厚朴同用,如不换金正气散。

2. 呕吐　本品既能芳香化湿,又能和中止呕,为止呕要药。凡呕吐之证,无论寒热虚实,皆可应用,尤宜于湿浊中阻之呕吐,常配伍半夏、丁香等,如藿香半夏散。因其善化湿理脾胃,亦常用于湿浊腹泻之证。

3. 暑湿表证,湿温初起　本品辛散微温,既能内化湿浊,又可发表解暑。治夏月外感风寒之恶寒发热,胸闷腹胀,食欲不振,呕恶便溏,舌苔白腻等,常配伍白芷、紫苏、厚朴等,如藿香正气散。治湿温初起,邪在气分之证,湿重于热者,常配伍厚朴、半夏、茯苓等,如藿朴夏苓汤;湿热并重者,常配伍滑石、茵陈、黄芩等,如甘露消毒丹。

【用法用量】煎服,3～10 g,鲜者加倍。藿香叶偏于解表;藿香梗偏于和中。

【使用注意】阴虚血燥者慎用。

苍 术
cāngzhú/ATRACTYLODIS RHIZOMA
《神农本草经》

为菊科植物茅苍术 *Atractylodes lancea*（Thunb.）DC. 或北苍术 *Atractylodes chinensis*（DC.）Koidz. 的根茎。前者主产于江苏、湖北、河南等地,以产于江苏茅山一带者质量最好,故名茅苍术。后者主产于内蒙古、山西、辽宁等地。

【药性】辛,苦,温。归脾、胃、肝经。

【功效】燥湿健脾,祛风散寒,明目。

【应用】

1. 湿阻中焦证　本品辛香苦温燥烈,专入中焦,燥湿健脾之力显著,可用于治疗多种湿证。尤宜于湿浊阻滞中焦、脾胃不和之脘腹胀满,纳呆便溏,呕恶吞酸,肢体困重,常配伍厚朴、陈皮、甘草,如平胃散;治脾虚湿盛泄泻,常配伍党参、白术等;治痰饮水肿,常配伍茯苓、泽泻、猪苓等,如胃苓汤。苍术虽为性温燥烈之品,但因其燥湿作用强,故也配合清热药用于治疗湿热病证,常配伍黄柏、薏苡仁、牛膝等,如四妙丸。

2. 风湿痹证　本品气味雄厚,辛香苦燥温散,不但能燥脾湿,而且能祛风湿,常用于风湿痹证。治湿阻经脉,关节肢体重着,屈伸不利,麻木疼痛之着痹,常配伍薏苡仁、羌活、独活,如薏苡仁汤;治湿热痹痛,常配伍石膏、知母,如白虎加术汤。

3. 风寒挟湿表证　本品辛香温散,有一定的发汗解表胜湿之功,可用于风寒挟湿之表证,常配伍白芷、细辛等,如神术散。

4. 夜盲,眼目昏涩　本品能燥脾湿,健脾气,醒脾胃,使脾胃健运,清阳上升,充养清窍而明目,故可用于多种目疾的治疗,常与猪肝、石决明等同用。

此外,本品辛香苦燥,具有芳香化浊、辟秽逐疫之功,故可用于各种疫疠瘴疟之病,民间每于夏季端午节时用苍术与白芷在室内同燃,用以辟疫。

【用法用量】煎服,3~9 g。

【使用注意】阴虚内热、气虚多汗者忌用。

砂　仁
shārén/AMOMI FRUCTUS
《药性本草》

为姜科植物阳春砂 *Amomum villosum* Lour. 、绿壳砂 *Amomum villosum* Lour. var. *xanthioides* T. L. Wu et Senjen 或海南砂 *Amomum longiligulare* T. L. Wu 的成熟果实。阳春砂主产于广东、广西、云南、福建等地;绿壳砂主产于广东、云南等地;海南砂主产于海南及雷州半岛等地。

【药性】辛,温。归脾、胃、肾经。

【功效】化湿开胃,温脾止泻,理气安胎。

【应用】

1. 湿阻中焦,脾胃气滞证　本品气味芳香,辛散温运,专入脾胃,长于行气化湿,醒脾和胃,善治湿阻气滞、脾胃不和诸证,尤宜于寒湿气滞者。治湿阻中焦证,常配伍厚朴、陈皮、枳实等,如香砂和中汤;治食积气滞之脘腹胀满作痛,嗳腐不食者,常配伍木香、枳实等,如香砂枳术丸;治脾虚气滞之食少便溏,脘腹胀满者,常配伍人参、白术、茯苓等,如香砂养胃丸。

2. 脾胃虚寒之吐泻　本品善能温中暖胃,快气调中,作用偏于中下焦,善治脾胃虚寒之吐泻。单用研末吞服即效,或与干姜、附子等药同用。

3. 妊娠恶阻,胎动不安　本品能行气和中而安胎止呕,常用于妊娠恶阻、胎动不安等证,可单用,如缩砂散,或与苏梗、白术等同用。

【用法用量】煎服,3~6 g,后下。

【使用注意】阴虚血燥内热者慎用。

其他常用化湿药

佩兰、豆蔻、草豆蔻的药性、功效、主治、用法用量等见表9-2。

表9-2　其他常用化湿药

药名	药性	功效	主治	用法用量	备注
佩兰	辛,平。归脾、胃、肺经	芳香化湿,醒脾开胃,发表解暑	湿阻中焦证,暑湿表证,湿温初起	煎服,3~10 g。鲜品加倍	

（续表）

药名	药性	功效	主治	用法用量	备注
豆蔻	辛，温。归肺、脾、胃经	化湿行气，温中止呕，开胃消食	湿阻气滞证，湿温初起，呕吐	煎服，3～6 g，后下	阴虚血燥者慎用
草豆蔻	辛，温。归脾、胃经	燥湿行气，温中止呕	寒湿中阻证	煎服，3～6 g，宜后下	阴虚血燥者慎用

三、利水渗湿药

凡以通利水道、渗泄湿邪为主要功效，用以治疗水湿内停病证为的药物，称为利水渗湿药。

利水渗湿药味多甘淡，性平或寒凉，作用趋于下行，主归膀胱、肾经，次归小肠经。能通畅小便、增加尿量、促进体内水湿之邪的排泄，主治水湿内停所引起的水肿、小便不利、淋证、黄疸、痰饮、泄泻、带下、湿疮、湿温、湿痹等病证。

根据不同的水湿病证，利水渗湿药可分为利水消肿药、利尿通淋药、利湿退黄药三类。

本类药物易耗伤津液，故阴亏津少，肾虚遗精、遗尿者应慎用或忌用；有些药物有较强的通利作用，孕妇慎用或忌用。

茯　苓
fúlíng／PORIA
《神农本草经》

为多孔菌科真菌茯苓 Poria cocos（Schw.）Wolf. 的菌核，多寄生于松科植物赤松或马尾松等树根上。主产于云南、安徽、湖北等地。

【药性】甘、淡，平。归心、肺、脾、肾经。

【功效】利水渗湿，健脾和中，宁心安神。

【应用】

1. 水肿，小便不利　本品药性平和，无寒热偏性，淡渗补脾，既祛邪又扶正，补而不腻，利不伤正，是利水渗湿消肿的要药，可用于各种水肿。治外有表证，内停水湿之水肿，常配伍猪苓、泽泻、桂枝，如五苓散；治脾肾阳虚之水肿，常配伍附子、生姜，如真武汤；治水热互结，阴虚水肿，小便不利，常配伍滑石、阿胶、泽泻等，如猪苓汤。

2. 痰饮证　本品既健脾又渗湿，使湿无所聚，痰无由生。药性平和，可用于多种类型的痰证和饮证。治疗痰证，常配伍半夏、陈皮、甘草，如二陈汤。治水饮停于胸胁之胸胁胀满，目眩心悸，短气而咳，常配伍桂枝、白术、甘草，如苓桂术甘汤；治水饮停于胃之呕吐、眩晕、心悸，常配伍半夏、生姜，如小半夏加茯苓汤。

3. 脾虚泄泻　本品甘平入脾，既补脾又渗湿健脾，虽补力较弱，但药性平和，补而不滞，善治脾虚证。治脾胃虚弱之食少便溏，倦怠乏力，常配伍人参、白术、甘草，如四君子汤；治脾虚湿盛之泄泻，常配伍山药、白术、薏苡仁等，如参苓白术散。

4. 心悸，失眠，健忘　本品味甘能补，入心脾经，益心脾而安心神，用于心脾两虚，气血不足之心悸、失眠、健忘，常配伍黄芪、当归、远志等，如归脾汤；治水气凌心之心悸，常配伍桂枝、甘草、生姜等，如茯苓甘草汤。

【用法用量】煎服,10～15 g。

【备注】本品药用部位不同功效各有偏重。茯苓皮功专祛水湿,以治疗皮肤水肿见长;茯神(茯苓菌核中心部分)功专宁心安神,以治疗心神不安、健忘等见长。

薏 苡 仁
yìyǐrén/COICIS SEMEN

《神农本草经》

为禾本科植物薏苡 *Coix lacrymajobi L. var. mayuen* (Roman.). Stapf 的成熟种仁。主产于福建、河北、辽宁等地。

【药性】甘、淡,凉。归脾、胃、肺经。

【功效】利水渗湿,健脾止泻,除痹,排脓。

【应用】

1. 水肿,脚气浮肿　本品淡渗甘补,既能利水消肿,又能健脾补中,功似茯苓,尤宜于脾虚湿盛之证,如水肿,小便不利,脚气,腹胀,食少等,常配伍茯苓、白术、陈皮等。

2. 脾虚泄泻、带下　本品既能渗利水湿,又能健脾止泻,炒用健脾之功更佳,尤宜于脾虚挟湿的泄泻、带下,常配伍白术、人参、茯苓等,如参苓白术散。

3. 湿痹拘挛　本品既能除湿,又能通利关节,舒缓筋脉,缓和拘挛,用于湿痹而筋脉挛急疼痛者,常配伍独活、防风、苍术,如薏苡仁汤;用于风湿身痛发热,日晡加剧者,常配伍麻黄、杏仁、甘草等,如麻黄杏仁薏苡甘草汤。

4. 肺痈,肠痈　本品药性偏寒,上清肺经之热,下利肠胃之湿,有清热排脓之效,常用于肺痈、肠痈的治疗。治肺痈,咳吐脓痰,常配伍苇茎、冬瓜仁、桃仁,如苇茎汤;治肠痈,常配伍附子、败酱草、牡丹皮,如薏苡附子败酱散。

此外,尚能解毒散结,用治赘疣,癌肿。

【用法用量】煎服,9～30 g。清利湿热宜生用,健脾止泻宜炒用。

泽　泻
zéxiè/ALISMATIS RHIZOMA

《神农本草经》

为泽泻科植物泽泻 *Alisma orientale* (Sam.) Juzep. 的块茎。主产于福建、四川、江西等地。

【药性】甘、淡,寒。归肾、膀胱经。

【功效】利水渗湿,泄热。

【应用】

1. 水肿,小便不利,泄泻　本品性味甘淡,入肾、膀胱经,利水渗湿之功较茯苓强,可用于各种水肿证,尤宜于水湿停蓄之水肿、小便不利,常配伍茯苓、猪苓等,如五苓散。治湿盛泄泻,常配伍厚朴、苍术、陈皮等,如胃苓汤。

2. 痰饮眩晕　本品能利水湿,行痰饮,用于痰饮蒙蔽脑窍之头目昏眩者,常配伍白术,如泽泻汤。

3. 淋证,遗精　本品性寒入肾经,既能清膀胱之热,又能泄肾中之火。治下焦湿热蕴结之淋证,常配伍车前子、木通等;用于肾阴不足,相火偏盛之遗精,常配伍熟地黄、丹皮、山药等,如六味地黄丸。

【用法用量】煎服,6～10 g。

车 前 子

chēqiánzǐ/PLANTAGINIS SEMEN

《神农本草经》

为车前科植物车前 *Plantago asiatica* L. 或平车前 *Plantago depressa* Willd. 的成熟种子。前者分布于全国各地,后者分布于北方各地。

【药性】甘,寒。归肝、肾、肺、小肠经。

【功效】利尿通淋,渗湿止泻,清肝明目,祛痰止咳。

【应用】

1. 淋证,水肿 本品甘寒而滑,善清膀胱热结,通利水道,为治疗淋证的常用药,尤宜于热淋,常配伍木通、瞿麦、滑石等,如八正散。本品性质滑利,善于利窍而利尿消肿,治水湿停蓄之水肿、小便不利,常配伍猪苓、泽泻、茯苓等;治肾虚腰重脚肿,常配伍牛膝、熟地黄、肉桂等,如济生肾气丸。

2. 泄泻 本品能利水道而分清浊,利小便而实大便,适宜于湿盛所致的水泻、暑湿泄泻,单用即有效;用于暑湿泄泻,常配伍香薷、茯苓、猪苓等,如车前子散。

3. 目赤肿痛,目黯昏花 本品性寒入肝经,善清泻肝热而明目,故可用于肝热目赤肿痛,常配伍菊花、青葙子、决明子等;用于肝肾阴亏之两目昏花,或目生翳膜,常配伍熟地黄、菟丝子,如驻景丸。

4. 痰热咳嗽 本品性寒入肺,能清肺化痰止咳,善治肺热咳嗽,痰黄黏稠,常配伍瓜蒌、贝母、黄芩等。

【用法用量】煎服,9～15 g,包煎。

【使用注意】肾虚滑精无湿热者慎用。

【备注】车前草为车前的全草,功似车前子,有利尿通淋、祛痰、凉血、解毒之功。用于热淋涩痛,水肿尿少,暑湿泄泻,痰热咳嗽,吐血衄血,痈肿疮毒等。

木 通

mùtōng/AKEBIAE CAULIS

《神农本草经》

为木通科植物木通 *Akebia quinata*（Thunb.）Decne.、三叶木通 *Akebia trifoliata*（Thunb.）Koidz. 或白木通 *Akebia trifoliata*（Thunb.）Koidz. Var. *australis*（Diels）Rehd. 的藤茎。木通主产于陕西、山东、江苏、安徽等地;三叶木通主产于河北、山西、山东等地;白木通主产于西南地区。

【药性】苦,寒。归心、小肠、膀胱经。

【功效】利尿通淋,清心除烦,通经下乳。

【应用】

1. 淋证,水肿 本品寒清苦降,又入膀胱经,功能利尿通淋,常用于膀胱湿热、小便短赤涩痛之热淋,常配伍车前子、滑石等,如八正散。本品还能清热利水消肿,可用于湿热壅滞之水肿,常配伍茯苓、泽泻等。

2. 口舌生疮、心烦尿赤 本品既入心经,又入小肠经,上能清心降火,下能降泄小肠,清热利尿,用于心火移热于小肠之口舌生疮、心烦尿赤,常配伍生地黄、竹叶同用,如导赤散。

3. 经闭,乳少 本品能通利血脉而下乳汁,可用于产后乳汁不畅或不通之证,可与王不留行、通草等配伍。本品能通利血脉而止痛,用于闭经、痛经等,常配伍牛膝、桃仁、红花等;治湿热痹痛,可与防己、秦艽、薏苡仁等配伍。

【用法用量】煎服,3～6 g。

【使用注意】①孕妇慎用。②用量不宜大。

茵 陈

yīnchén/ARTEMISIAE SCOPARIAE HERBA

《神农本草经》

为菊科植物滨蒿 *Artemisia scoparia* Waldst. et Kit. 或茵陈蒿 *Artemisia capillaris* Thunb. 的地上部分。主产于陕西、山西、安徽等地。

【药性】苦、辛,微寒。归脾、胃、肝、胆经。

【功效】清热利湿,利胆退黄。

【应用】

1. 黄疸 本品既能清利湿热,又能通利胆道以退黄,为治黄疸证之要药。因其性微寒,尤宜于湿热阳黄,常与大黄、栀子配伍,如茵陈蒿汤;治黄疸湿重,伴小便不利,常配伍茯苓、猪苓、泽泻等,如茵陈五苓散;如寒湿阴黄,常配伍干姜、附子,如茵陈四逆汤。

2. 湿温,暑湿 本品苦寒芳化,既能导湿热从小便而出,又化湿浊从表而散,治湿热并重之湿温暑湿,常与滑石、黄芩等配伍,如甘露消毒丹。

3. 湿疹,湿疮 本品苦燥辛散,性寒而清长于清利肌表之湿热而解毒疗疮,故可用于湿疮、湿疹瘙痒,内服外用均可。单用或与黄柏、苦参、蛇床子等同用。

【用法用量】煎服,6～15 g。外用适量,煎汤熏洗。

【使用注意】蓄血发黄者及血虚萎黄者慎用。

金 钱 草

jīnqiáncǎo/LYSIMACHIAE HERBA

《本草纲目拾遗》

为报春花科植物过路黄 *Lysimachia christinae* Hance 的全草。江南各地均有分布。

【药性】甘、咸,微寒。归肝、胆、肾、膀胱经。

【功效】利湿退黄,利尿通淋,解毒消肿。

【应用】

1. 湿热黄疸 本品甘淡渗利,微寒清热,入肝胆二经,清利湿热、利胆退黄,用于湿热黄疸,常配伍茵陈蒿、大黄、郁金等;用于肝胆结石之胁肋胀痛,常与柴胡、郁金、枳实等疏肝利胆药同用。

2. 淋证 本品入肾、膀胱经,善清膀胱湿热而利尿通淋,且能消石排石,故可用于热淋、石淋,尤多用于石淋,可单用大剂量煎汤代茶饮,或与海金沙、鸡内金等同用,如三金汤。

3. 肿毒疔疮,毒蛇咬伤 本品有解毒消肿的作用,治恶疮肿毒,毒蛇咬伤,可单用,鲜品捣汁内服,或捣烂外敷;或配伍蒲公英、野菊花同用。

【用法用量】煎服,15～60 g。鲜品加倍,外用适量。

其他常用利水渗湿药

泽泻、猪苓、木通、滑石、瞿麦、石韦、萆薢、海金沙、虎杖、垂盆草的药性、功效、主治、用法用量等见表9－3。

表9－3　其他常用利水渗湿药

药名	药性	功效	主治	用法用量	备注
猪苓	甘、淡、平。归肾、膀胱经	利水渗湿	水肿，泄泻，淋浊，带下	煎服，6～12 g	无水湿者忌用
滑石	甘、淡，寒。归膀胱、肺、胃经	利尿通淋，清热解暑，外用收湿敛疮	淋证，暑湿，湿温，湿疮、湿疹，痱子	煎服，10～20 g，宜包煎。外用适量	脾虚及热病津伤者慎用，孕妇忌用
瞿麦	苦，寒。归心、小肠经	利尿通淋，活血通经	淋证，经闭，月经不调	煎服，9～15 g	孕妇忌用
石韦	甘、苦，微寒。归肺、膀胱经	利尿通淋，清肺止咳，凉血止血	淋证，肺热咳喘，血热出血	煎服，6～12 g	
萆薢	苦，平。归肾、胃经	利湿去浊，祛风除湿	膏淋，带下，风湿痹证	煎服，10～15 g	
海金沙	甘、咸，寒。归膀胱、小肠经	清利湿热，通淋止痛	淋证，水肿	煎服，6～15 g，包煎	
虎杖	微苦，微寒。归肝、胆、肺经	利胆退黄，清热解毒，散瘀止痛，止咳化痰，泻热通便	湿热黄疸，淋浊，带下，水火烫伤，疮痈肿毒，毒蛇咬伤，瘀血经闭，肺热咳嗽，热结便秘	煎服，9～15 g。外用适量，制成煎液或油膏涂敷	孕妇慎用
垂盆草	甘、淡，凉。归肝、胆、小肠经	利湿退黄，清热解毒	湿热黄疸，小便不利，痈肿疮毒	煎服，15～30 g。鲜者加倍	脾胃虚寒者慎用

第二节　祛　湿　剂

凡以祛湿药为主组成，具有化湿利水、通淋泄浊等作用，用于治疗湿证的方剂，称之为祛湿剂。本类方剂属于"八法"中的"消法"。本类方剂主要用于治疗湿证，根据湿证的类型祛湿剂可分为祛风胜湿、燥湿和胃、清热祛湿、利水渗湿以及温化寒湿五类。

独活寄生汤
《备急千金要方》

【组成】独活三两(9 g)　桑寄生　杜仲　牛膝　细辛　秦艽　茯苓　肉桂心　防风　川芎　人参　当归　芍药　干地黄　甘草各二两(各6 g)

【功效】祛风湿，止痹痛，益肝肾，补气血。

【主治】痹证日久，肝肾两虚，气血不足证。腰膝疼痛，肢节屈伸不利，或麻木不仁，畏寒喜温，心悸气短，舌淡苔薄，脉弱或沉。

87

【方解】本方为治疗久痹属肝肾两虚、气血不足证的常用方。肾主骨,腰为肾之府;肝主筋,膝为筋之会。风寒湿邪侵袭,痹阻肢体关节、经络、筋骨,日久不愈,损及肝肾,暗耗气血,导致筋脉骨节,既失气血所养,又为邪气浸淫,则腰膝疼痛,肢节屈伸不利,或麻木不仁;寒邪久侵,肝肾、气血不足,则畏寒喜温;气血耗损,不能滋养、推动和固摄,则心悸头晕,气短乏力,汗出;舌淡,苔薄,脉弱或沉,皆为风寒湿邪侵袭,肝肾、气血不足之征。证属风寒湿邪侵袭,肝肾不足,气血虚弱。治当祛风湿,止痹痛,益气血,补肝肾。

方中重用独活祛风胜湿,散寒止痛,善祛下焦与筋骨间的风寒湿邪;桑寄生祛风湿,补肝肾,强筋骨,共为君药。秦艽祛风湿、舒经络、利关节,防风祛一身之风而胜湿止痛,助独活除痹痛;杜仲、牛膝补益肝肾而强壮筋骨,助桑寄生补肝肾,共为臣药。细辛搜剔阴经之风寒湿邪,桂心温经散寒,通利血脉,二药相合,祛风散寒,温经通络而止痛;当归、川芎、生地黄、白芍养血活血以治痹;人参、茯苓、甘草健脾益气,与当归、川芎、生地黄、白芍相合则气血双补,扶正祛邪,共为佐药。甘草调和诸药,为使药。诸药相伍,共奏祛风湿,止痹痛,益肝肾,补气血之功。

本方配伍特点有二,一是邪正兼顾,以祛邪为主,重在祛风散寒除湿,兼以扶正,补肝肾、益气血,祛邪不伤正,扶正不留邪。二是祛风散寒除湿之中,配伍养血活血之品,内寓"治风先治血,血行风自灭"之意。

【应用】

1. 现代应用　常用于治疗风湿性关节炎、化脓性关节炎、类风湿关节炎、肩关节周围炎、坐骨神经痛等病,属于风寒湿痹者。

2. 使用注意　本方为祛风寒湿邪为主,辅以补肝肾益气血之剂,故痹证之属湿热实证者忌用。

平 胃 散
《简要济众方》

【组成】苍术去黑皮,捣为粗末,炒黄色,四两(120 g)　厚朴去粗皮,涂生姜汁,炙令香熟,三两(90 g)　陈橘皮洗令净,焙干,二两(60 g)　甘草炙黄,一两(30 g)

【功效】燥湿运脾,行气和胃。

【主治】湿滞脾胃证。脘腹胀满或疼痛,不思饮食,呕吐下利,口淡无味,肢体沉重,倦怠嗜卧,舌苔白厚腻,脉缓。

【方解】本方是治疗湿困脾胃证之基础方。湿困脾而不运,湿困胃而不纳,浊气壅滞,则脘腹胀满或疼痛;胃气不降,浊气上逆,则不思饮食,恶心呕吐或嗳腐吞酸;湿浊浸淫,则口淡无味;湿滞气机,则肢体沉重,倦怠嗜卧;脾不运化,水湿下注,则下利;舌淡,苔白腻,脉缓,皆为湿困脾胃之征。证属湿困脾胃,气机壅滞。法当燥湿运脾,行气和胃。

方中苍术燥湿运脾,尤善芳化中焦之湿浊,重用为君药。厚朴行气除满,兼以芳香化湿为臣药。君臣配伍,燥湿与行气相合,气行则湿化。陈皮理气和胃,燥湿醒脾为佐药。生姜温散水湿,和胃降逆;大枣健脾益气,姜枣合用调和脾胃,亦为佐药。甘草调和诸药,为使药。诸药相伍,共奏燥湿健脾,行气和胃之功。

本方配伍特点:燥湿与行气并用,而以燥湿为主。湿去则脾运有权,气机调畅,津气皆行,脾胃自和。

【应用】

1. 现代应用　常用于慢性胃炎、消化道功能紊乱、胃及十二指肠溃疡等属于湿滞脾胃者。

2. 使用注意 ①原方为散剂,作汤剂则剂量宜酌定。②方中药物苦温辛燥,故阴虚气滞,脾胃虚弱者,不宜使用。

藿香正气散
《太平惠民和剂局方》

【组成】藿香去土,三两(90 g) 大腹皮 白芷 紫苏 茯苓去皮,各一两(各30 g) 半夏曲 白术 陈皮去白 厚朴去粗皮,姜汁炙 苦桔梗各二两(各60 g) 甘草炙,二两半(75 g)

【功效】解表化湿,理气和中。

【主治】外感风寒,内伤湿滞证。恶寒发热,头痛,无汗,胸膈满闷,脘腹疼痛,呕吐,腹泻,舌苔白腻。或山岚瘴疟等。

【方解】本方为治外感风寒、内伤湿滞证的常用方。风寒侵袭,正邪交争,则发热恶寒;经气郁滞不利,则头痛,无汗;寒湿内困脾胃,壅滞气机,升降失司,则胸膈满闷,脘腹疼痛,呕吐腹泻;舌苔白腻,为外寒内湿之征。证属风寒外袭,内伤湿滞,困阻脾胃。治当解表化湿,理气和中。

方中藿香辛温,解表散寒,芳香化湿,辟秽和中,是霍乱吐泻之要药,为君药。紫苏散寒解表,理气和中;白芷祛风散寒,芳香化湿;二药助藿香解表化湿;半夏燥湿化痰,和胃止呕;厚朴行气除满,芳香化湿,二药助藿香内化湿浊,行气畅中;共为臣药。陈皮理气化湿,大腹皮行气利水,导湿浊下行;白术燥湿化浊,健运脾气,茯苓健脾渗湿,桔梗宣肺利膈,既益解表,又助化湿;生姜、大枣健脾和胃,俱为佐药。甘草调和药性,为使药。诸药相合,表里兼顾,津气并治,使风寒外散,湿浊内化,气机通畅,脾胃调和,则诸症自愈。

本方的配伍特点有二:一为表里同治,芳香苦燥祛湿化浊之中,兼以辛温解表。二为标本兼顾,解表化湿中,寓以健脾和中,但总以化湿理气、解表祛邪为主。

【应用】

1. 现代应用 常用于急性胃肠炎,四时感冒,慢性荨麻疹等属于湿滞感寒者。

2. 使用注意 ①原方为散剂,现有片剂、丸剂、胶囊剂等,作汤剂则剂量宜酌定。②本方重在化湿和胃,解表散寒之力较弱,若表证较重者,服后宜温覆以助解表。③吐泻证属湿热者,非本方所宜。

八 正 散
《太平惠民和剂局方》

【组成】车前子 瞿麦 萹蓄 滑石 木通 山栀子仁 大黄面裹煨,去面,切,焙 甘草炙,各一斤(各500 g)

【功效】清热泻火,利水通淋。

【主治】湿热淋证。尿频尿急,溺时涩痛,淋沥不尽,灼热,尿色混浊,甚则癃闭不通,小腹急满,口舌干燥,舌红,苔黄腻,脉滑数。

【方解】本方为治湿热淋证之常用方。湿热浸淫,蕴结膀胱,膀胱气化失司,则尿频,尿急,尿痛,淋沥不尽,灼热,尿色混浊;湿热胶结,水道不通,则癃闭不通;湿热壅滞,气机不畅,则小腹急满;湿热壅滞,气化不利,水津不行,则口舌干燥;舌红,苔黄或腻,脉滑数,皆为湿热浸淫之征。证属湿热下注,膀胱气化不利。治当清热泻火,利水通淋。

方中滑石甘淡渗利,善于滑利窍道,清热利湿,利水通淋;木通苦寒降泄,清心泻火利水通淋,共为君药。车前子、瞿麦、萹蓄皆为清热利水通淋之品,与君药相伍则清热利水通淋之功著,长于治疗湿热下注之淋证,共为臣药。山栀子仁清热泻火,通利三焦湿热从小便而去;大黄泻火通腑,清利湿热从大便而去;二药合用,使湿热之邪从二便分消,共为佐药。甘草缓急止痛,调和诸药;煎时加入灯心以增清心导热之功,共为使药。诸药相伍,共奏清热泻火、利水通淋之功。

本方配伍特点:集清热通淋药于一方,虽清利下焦,但兼顾三焦,前后分消湿热之邪。

【应用】

1. 现代应用　常用于膀胱炎、尿道炎、急性前列腺炎、泌尿系结石、肾盂肾炎等属于膀胱湿热者。

2. 使用注意　①原方为散剂,作汤剂则剂量宜酌定。②本方为苦寒通利之剂,宜于实证者,若虚证者慎用。

茵 陈 蒿 汤
《伤寒论》

【组成】茵陈六两(18 g)　栀子十四枚(12 g)　大黄二两去皮(6 g)

【功效】清热利湿退黄。

【主治】湿热黄疸。一身面目俱黄,黄色鲜明,发热,无汗或但头汗出,或腹微满,或胁胀,恶心呕吐或食则头昏,大便不爽或便秘,小便黄赤,急躁不得卧,口渴欲饮,舌红,苔黄腻,脉滑数。

【方解】本方为治疗湿热黄疸的代表方。湿热蕴结,熏蒸肝胆,胆汁外溢,则身目发黄,黄色鲜明;湿热壅滞气机,则腹微满;湿热夹浊气上冲,则恶心呕吐或头昏目眩;湿热胶着,壅滞气机,则大便不爽或便秘;或湿热下注,则小便黄赤;正气奋起与湿热相争,则身热;湿热困扰,心神不宁,则急躁不得卧;舌红,苔黄或腻,脉滑数,皆为湿热蕴结之征。证属湿热蕴结,浸淫内外。治当清热利湿退黄。

方中茵陈清热利湿而退黄,为治黄疸之要药,故重用为君药。臣以栀子清肝胆之热,通利三焦湿热从小便而去。佐以大黄泻热通腑,使瘀热从大便而去。三药相伍,共奏清热、除湿、退黄之效。

本方配伍特点:利湿与泄热同用,通腑与逐瘀并行,旨在通利二便,使湿热瘀滞从前后分消,黄疸即可消退。

【应用】

1. 现代应用　常用于急性黄疸型传染性肝炎、胆囊炎、胆石症、钩端螺旋体病等引起的黄疸属肝胆湿热者。

2. 使用注意　寒湿内阻之阴黄者不宜用本方。

六 一 散
《黄帝素问宣明论方》

【组成】滑石六两(180 g)　甘草一两(30 g)

【功效】清暑利湿。

【主治】暑湿证。身热烦渴,小便不利,或泄泻。

【方解】本方为治疗暑湿及湿热壅滞所致小便不利的基础方。暑热为阳邪,暑气通于心,感受暑邪,故见身热,心烦;暑热伤津,故口渴;暑病每多挟湿,湿阻于里,膀胱气化不利,故小便不利;

湿走肠道,传导失司,故泄泻。证属暑湿或湿热相搏,气机不利。治宜清暑利湿。

方中滑石甘淡性寒,体滑质重,既可清解暑热,又可通利水道,使三焦湿热从小便而泄,故重用为君。甘草生用为宜,取甘平偏凉,能清热益气和中,与滑石合用,一则甘寒生津,使利尿不伤津;二则防滑石之寒凉重坠以伐胃,为臣药。二药配伍,共奏清暑利湿之功。

本方配伍特点为药性平和,清热而不留湿,利水而不伤阴,是为清暑利湿之名方。本方原名益元散,一名天水散。后人通称为六一散。既取"天一生水,地六成之"之义,又说明方药用量比例,以示区别加辰砂之益元散。

【应用】

1. 现代应用 膀胱炎、尿道炎等属湿热者,可用本方加味治之。

2. 使用注意 ①原方为散剂,作汤剂则剂量宜酌定。②本方属清利之剂,若阴虚,或内无湿热,或小便清长者忌用本方。

三 仁 汤
《温病条辨》

【组成】杏仁 半夏各五钱(各15 g) 生薏苡仁 飞滑石各六钱(各18 g) 白通草 竹叶 白蔻仁 厚朴各二钱(各6 g)

【功效】宣畅气机,清利湿热。

【主治】湿温初起及暑温夹湿之湿重于热证。头痛恶寒,面色淡黄,身重困重或疼痛,胸闷不饥,午后身热,或大便不畅,苔白不渴,脉细缓。

【方解】本方为治疗湿温初起、湿重于热证的常用方。湿温初起,卫阳被遏,则头痛恶寒;湿热壅滞,阻遏气血不得外荣,则面色淡黄;湿邪重浊困阻,则身体困重或疼痛;湿浊困阻脾胃,气机不畅,则胸闷不饥;湿为阴邪,湿遏热伏,湿重热轻,则午后身热;湿热壅滞大肠,肠道气机受阻,则大便不畅;苔白不渴,脉细缓,皆为湿重热轻之征。证属湿热阻遏,湿重热轻,气机不利。治当清利湿热,宣畅气机。

方中杏仁宣降肺气,启上闸以开水源;白蔻仁芳香化湿,行气宽中,畅中焦以运水湿;薏苡仁渗湿健脾,通下焦以导水外出,三仁合用,上中下三焦分消湿热,共为君药。配竹叶、通草、滑石清热利湿,为臣药。厚朴、半夏芳化燥湿,行气除满,为佐药。诸药配伍,宣上、畅中、渗下,使湿热之邪从三焦分消。

本方配伍特点:以芳香化湿、淡渗利湿、苦温燥湿之药同用,宣上、畅中、渗下并行,于宣畅气机中化湿,淡渗利湿中清热,务使上焦肺气宣通,中焦湿浊运化,下焦水湿得出,三焦通畅,诸症自解。

【应用】

1. 现代应用 常用于肠伤寒、胃肠炎、肾盂肾炎、布鲁菌病、肾小球肾炎以及关节炎等,属湿温初起、湿重于热者。

2. 使用注意 三仁汤属祛湿清热并用,以祛湿为主之剂,若舌苔黄腻、热重于湿者,则不宜使用。

五 苓 散
《伤寒论》

【组成】猪苓去皮,十八铢(9 g) 泽泻一两六铢(15 g) 白术 茯苓各十八铢(各9 g) 桂枝去皮,

半两(6 g)

【功效】利水渗湿,温阳化气。

【主治】①蓄水证。小便不利,头痛微热,烦渴欲饮,甚则水入则吐,舌苔白,脉浮或浮数。②痰饮内停,脐下悸动,吐涎沫而头晕目眩,多短气而咳。③水湿内停证,水肿,泄泻,霍乱吐泻等。

【方解】本方为治蓄水证的代表方。太阳表邪不解,循经传腑,致膀胱气化不利,而成太阳经腑同病。表邪未解,故发热头痛,脉浮;膀胱气化失司,水气内停,则小便不利;水遏气机,气不布津,则烦渴欲饮;又因水气留结心下,饮水不得输布而上逆,而见水入则吐,故称"水逆证";水气逆乱于下,则脐下悸动;水气上攻于头,吐涎沫则头晕目眩,或头痛;水饮内停,或泛溢于外,或水走肠间,则发为水肿、泄泻、霍乱、痰饮等证。证属膀胱气化不利,水湿内停。治当利水渗湿,温阳化气,兼以解表。

方中重用泽泻,直达肾与膀胱,利水渗湿,为君药。茯苓、猪苓增强君药利水渗湿之力,为臣药。桂枝温阳化气,复膀胱气化功能以助利水,兼可散在外之表邪;白术健脾燥湿以运化水湿,共为佐药。五药配伍,利水渗湿为主,兼以温阳化气解表。

本方的配伍特点为表里同治,邪正兼顾,以淡渗利水为主,兼以温阳化气,散寒解表使气化水行,解表健脾,蓄水停饮可除。

【应用】

1. 现代应用　常用于急慢性肾炎、肝硬化腹水、心源性水肿、急性肠炎、尿潴留、脑积水等,属水湿内停者。

2. 使用注意　①原方作散剂服用,需多饮暖水;作汤剂则剂量需酌定,且不宜久煎。②本方为利水化气之剂,故湿热之小便不利不宜使用。③本方渗利之力较强,不宜久服。

苓桂术甘汤
《金匮要略》

【组成】茯苓四两(12 g)　桂枝去皮,三两(9 g)　白术　甘草炙,各二两(各6 g)

【功效】温阳化饮,健脾利湿。

【主治】中阳不足之痰饮。胸胁支满,目眩心悸,气逆冲胸,短气而咳,舌苔白滑,脉弦滑或沉紧。

【方解】本方为治疗中阳不足之痰饮病的基础方。中阳不足,脾胃虚弱,失其运化,痰饮内生,阻滞气机,则胸胁支满;痰饮浊气上冲,则气逆冲胸;上凌心肺,则心悸、短气而咳;痰饮上蒙清阳,则头晕目眩;舌淡,苔白滑,脉沉紧,皆为中阳不足,痰饮内停之征。证属中阳素虚,脾失健运,痰湿内生,气化不利。治当温阳化饮,健脾利湿。

方中重用茯苓为君,渗湿化饮,健脾益气。臣以桂枝温阳化气,苓、桂相伍,温阳行水之功尤彰。佐以白术健脾燥湿,苓、术相须,健脾祛湿之力尤著,是治病求本之意。甘草用意有三,一合桂枝辛甘化阳,二合白术益气健脾,三可调和诸药,为佐使药。四药合用,共达温而不燥,利而不峻之性,故为治痰饮病的常用方。

本方配伍特点为温阳化气药与健脾利水药同用,甘淡为主,辅以辛温,使温而不燥,利而不峻,标本兼顾。

【应用】

1. 现代应用　常用于慢性支气管炎、支气管哮喘、心源性水肿、慢性肾小球肾炎水肿、梅尼埃病、神经症等属中阳不足,痰饮内停者。

2. 使用注意　本方为温阳化饮之剂,故饮邪化热、咳痰黏稠者,非本方所宜。

真 武 汤
《伤寒论》

【组成】附子一枚,炮,去皮,破八片(9 g)　茯苓　生姜切　芍药各三两(各9 g)　白术二两(6 g)

【功效】温阳利水。

【主治】①阳虚水泛证。畏寒肢冷,小便不利,四肢沉重,或浮肿,腹痛下利,舌质淡胖,苔白,脉沉。②太阳病,发汗,汗出不解,其人仍发热,心下悸,头眩,身瞤动,振振欲擗地。

【方解】本方是治疗阳虚水泛证的代表方。肾阳虚弱不能化气行水,脾阳不足,不能运化水湿,水气内结,则小便不利;水湿内停,外溢肌表,或下走肠间,则肢体水肿,或四肢沉重,下利;阳虚生内寒,寒凝气血,不通则痛,则腹痛;若太阳病发汗太过,耗阴伤阳,阳失温煦,水湿浸渍,筋肉失于濡养,则身体筋肉瞤动,振振欲擗地;水气凌心,则心悸;水气上逆,阻遏清阳,则头晕目眩;舌淡,苔白,脉沉弱,皆为阳虚水泛之征。证属脾肾阳虚,水气泛滥。治当温阳利水。

方以附子为君,温肾暖脾,振奋阳气,使气化行,运化复,水津布散,则自无停聚之患,是图本之治。茯苓利水渗湿,令已停之水邪从小便而去;白术健脾燥湿,共为臣药。生姜温胃散水;白芍利小便以行水气,柔肝缓急以止腹痛,敛阴舒筋以解筋肉瞤动,又可监制附子温燥之性,共为佐药。五药合用,温肾暖脾,化气利水。

本方配伍特点有三,一为温阳药与健脾药相配,既主水又制水。二为发散药与利水药相配,以治内外之水。三为治水药与敛阴药相配,治水不伤阴。

【应用】

1. 现代应用　常用于慢性肾小球肾炎、心源性水肿、慢性支气管炎、慢性肠炎、肠结核、甲状腺功能低下等属脾肾阳虚,水湿内停者。

2. 使用注意　本方重在温阳利水,故湿热内停之小便不利、水肿者忌用。

萆 薢 分 清 饮
《杨氏家藏方》

【组成】川萆薢　益智仁　石菖蒲　乌药各等分(各9 g)

【功效】温肾利湿,分清化浊。

【主治】下焦虚寒之膏淋、白浊。小便频数,混浊不清,白如米泔,凝如脂膏,舌淡苔白,脉沉。

【方解】本方为治疗下焦虚寒之膏淋、白浊的代表方。下焦虚寒,肾气虚弱,封藏失职,膀胱失约,则小便白浊,频数无约,白如米泔,凝如脂膏;舌淡,苔薄,脉沉,皆为阳虚寒湿之征。证属下焦虚寒,湿浊不化。治当温阳利湿,分清化浊。

方中萆薢功能利湿而分清别浊,是治膏淋、白浊之要药,故为君药。石菖蒲芳香化湿,兼祛膀胱之寒;益智仁温肾暖脾,兼缩泉止遗,二药相配,既助君药分清泌浊之力,又温助下元以复肾之气化,为臣药。乌药温肾散寒,除膀胱冷气,治小便频数,与益智仁相伍,则温肾止遗之力尤著,为佐药。诸药相合,共奏温肾利湿,分清化浊之功。

本方的配伍特点为以利湿化浊药与温阳化气药配伍,泄中有补,标本兼治,利湿化浊以治其标,温暖下元以顾其本。

【应用】

1. 现代应用 适用于乳糜尿、慢性前列腺炎、慢性肾盂肾炎、慢性肾炎、慢性盆腔炎等属下焦虚寒,湿浊不化者。

2. 使用注意 ①原方为散剂,作汤剂则剂量宜酌定。煎煮时加入食盐少许,达引药入下焦之用。②本方为温肾利湿之剂,故湿热白浊者不宜使用。

第十章

温 里 方 药

 导学

【学习目标】掌握温里方药的含义、功效主治。掌握或熟悉具体药物的主要药性、基本功效及临床应用;掌握或熟悉温里剂的组成、功效、主治,熟悉方药分析。了解温里方药的配伍原则及使用注意。

【教学内容】

1. 掌握:附子、干姜、肉桂、细辛;理中丸、四逆汤。

2. 熟悉:吴茱萸;吴茱萸汤。

3. 了解:丁香、小茴香、高良姜、花椒;当归四逆汤、阳和汤。

凡以温散里寒为主要作用,用于治疗里寒证的方药,称之为温里方药。

温里方药主要具有温里之功,能祛除在里之寒邪;或可助阳,补助阳气之不足;或能回阳救逆。主要适用于寒邪直中脏腑或阳气不足,阴寒内生,以冷、痛为主的里寒证。部分方药能回阳救逆,适用于亡阳证。

在应用温里方药时,应根据不同证候作适当的配伍。若外寒内侵、表寒未解者,须配辛温解表药;寒凝经脉、气滞血瘀者,须配行气活血药;寒湿内阻者,宜配芳香化湿或温燥祛湿药;脾肾阳虚者,宜配温补脾肾药;亡阳气脱者,宜配大补元气药。

温里方药易助火伤阴,故实热证、阴虚火旺、津血亏虚者忌用;部分方药孕妇应慎用。

第一节 温 里 药

凡以温里祛寒为主要功效,用以治疗里寒证的药物,称为温里药,又称祛寒药。

温里药多味辛而性温热,具有温里祛寒的功效,长于走脏腑经络而温散在里之寒邪,使里寒得散,阳气得复。适用于外寒直中脏腑经络或阳气不足,阴寒内生所致里寒证。又因其归经不同而有多种效用。其主入脾胃经者,能温中散寒止痛,用于治疗脾胃受寒或脾胃虚寒证,症见脘腹冷痛、呕吐泄泻、舌淡苔白等;其主入肺经者,能温肺化饮,用于治疗肺寒痰饮证,症见痰鸣咳喘、痰白清稀、舌淡苔白滑等;其主入肝经者,能暖肝散寒止痛,用于治疗肝经受寒之少腹冷痛、寒疝作痛或厥阴头痛等;其主入肾经者,能温肾助阳,用于治疗肾阳不足证,症见宫寒、腰膝冷痛、夜尿频多、滑精遗尿等;其主入心肾两经者,能温阳通脉,用于治疗心肾阳虚证,症见心悸怔忡、畏寒肢冷、小便不利、肢体浮肿等;或能回阳救逆,用于治疗亡阳证,症见畏寒踡卧、汗出神疲、四肢厥逆、脉微欲绝等。

附 子

fùzǐ/RADIX ACONITI LATERALIS PRAEPARATA

《神农本草经》

为毛茛科植物乌头 *Aconitum carmichaeli* Debx. 的子根的加工品。主产于四川、湖北、湖南等地。

【药性】辛、甘，大热；有毒。归心、肾、脾经。

【功效】回阳救逆，补火助阳，散寒止痛。

【应用】

1. 亡阳证　本品辛甘大热，为纯阳燥烈之品，能逐退在内之阴寒，急回外越之阳气，素有"回阳救逆第一品药"之称。治久病伤阳，寒邪内犯或大汗、大吐、大泻所致亡阳证，常配伍干姜、甘草，如四逆汤；治亡阳兼气脱者，常配伍人参，如参附汤。

2. 阳虚证　本品辛甘助阳，有温壮元阳、益火消阴之效，并能上助心阳、中温脾阳、下补肾阳，凡心、脾、肾诸脏阳气衰弱者均可适用。治肾阳不足，命门火衰，常配伍肉桂、熟地黄、山茱萸等，如肾气丸、右归丸；治脾肾阳虚、寒湿内盛，常配伍人参、白术、干姜，如附子理中汤；治脾肾阳虚，水气内停，常配伍白术、茯苓、生姜等，如真武汤；治阳虚外感风寒，常配伍麻黄、细辛，如麻黄细辛附子汤。

3. 寒凝诸痛证　本品味辛气烈，走而不守，能温经通络，逐经络中风寒湿邪，止痛力强，为治寒凝诸痛要药。因其性大热，故尤善治寒痹痛剧者，常配伍桂枝、白术、甘草，如甘草附子汤。

【用法用量】煎服，3～15 g。本品有毒，宜先煎 0.5～1 h，至口尝无麻辣感为度。

【使用注意】①本品辛热燥烈，易伤阴动火，故热证、阴虚阳亢及孕妇忌用。②不宜与半夏、瓜蒌、天花粉、贝母、白蔹、白及同用。

干 姜

gānjiāng/RHIZOMA ZINGIBERIS

《神农本草经》

为姜科植物姜 *Zingiber officinale* Rosc. 的干燥根茎。主产于四川、湖北、贵州等地。

【药性】辛，热。归脾、胃、肾、心、肺经。

【功效】温中散寒，回阳通脉，温肺化饮。

【应用】

1. 脾胃寒证　本品辛热燥烈，主入脾胃而长于温中散寒、健运脾阳，凡中焦寒证，无论外寒内侵的寒实证，或阳气不足、寒从内生的虚寒证均可使用。治寒邪直中所致腹痛，可单用本品，亦可与高良姜配伍，增强散寒止痛的作用，如二姜丸；治脾胃虚寒，脘腹冷痛，常配伍党参、白术等，如理中丸。

2. 亡阳证　本品辛热，入心、肾经，有回阳通脉之功。治心肾阳虚，阴寒内盛之亡阳证，每与附子相须为用，以助附子回阳救逆之效，并可降低附子的毒性，如四逆汤。

3. 寒饮喘咳　本品辛热，入肺、脾经，上能温肺散寒以化饮，中能温脾运水以祛痰。治寒饮伏肺之喘咳，常配伍麻黄、细辛、五味子等，如小青龙汤。

【用法用量】煎服，3～10 g。

【使用注意】本品辛热燥烈,阴虚内热,血热妄行者忌用;孕妇慎用。

肉 桂

ròuguì/CORTEX CINNAMOMI

《神农本草经》

为樟科植物肉桂 *Cinnamomum cassia* Presl 的树皮。主产于广东、广西、云南等地。

【药性】辛、甘,大热。归肾、脾、心、肝经。

【功效】补火助阳,引火归元,散寒止痛,温通经脉。

【应用】

1. 肾阳虚证　本品辛甘大热,入肾经,能补火助阳,益阳消阴,为治命门火衰之要药。治肾阳不足,命门火衰,常配伍附子、熟地黄等,如右归丸;治脾肾阳虚,常配伍附子、人参、白术等,如附桂理中丸。

2. 虚阳上浮证　本品大热入肝肾,能将因下元阳微、阴寒内盛、逼阳上浮之虚阳引回下元,故能“引火归元”。治元阳亏虚,虚阳上浮,症见面赤、虚喘、汗出、心悸、失眠等,常配伍山茱萸、五味子、人参等。

3. 寒凝诸痛证　本品辛热散寒以止痛,善去痼冷沉寒,为治寒凝诸痛之要药。治寒邪内侵或脾胃虚寒之脘腹冷痛,可单用或配伍干姜、高良姜等;治胸阳不振,寒邪内侵之胸痹心痛,常配伍附子、干姜、蜀椒等;治寒疝腹痛,常配伍小茴香、沉香、乌药等,如暖肝煎;治风寒湿痹,或寒邪偏甚者,常配伍独活、桑寄生、杜仲等,如独活寄生汤;治阳虚寒凝之阴疽,常配伍鹿角胶、白芥子、麻黄等,如阳和汤。

4. 寒凝血瘀证　本品辛散而温,能温通血脉,促进血行,消散瘀滞,可用于寒凝血瘀之月经不调、痛经或闭经,常配伍川芎、当归、赤芍等,温经汤。

此外,对于久病体虚,气血不足者,在补益气血方中少量加入本品,能鼓舞气血生长,增强或提高补益药的效果,如十全大补汤。

【用法用量】煎服,1～5 g,宜后下或焗服。

【使用注意】①阴虚火旺,里有实热,血热妄行出血及孕妇忌用。②不宜与赤石脂同用。

细 辛

xìxīn/RADIX ET RHIZOMA ASARI

《神农本草经》

为马兜铃科植物北细辛 *Asarum heterotropoides* Fr. Schmidt var. *mandshuricum*（Maxim.）Kitag.、汉城细辛 *Asarum sieboldii* Miq. var. *seoulense* Nakai 或华细辛 *Asarum sieboldii* Miq. 的根及根茎。前两种习称“辽细辛”,主产于东北地区;华细辛主产于陕西、河南、山东等地。

【药性】辛,温;有小毒。归肺、肾、心经。

【功效】解表散寒,祛风止痛,宣通鼻窍,温肺化饮。

【应用】

1. 风寒表证　本品辛温发散,芳香透达,长于解表散寒,祛风止痛,宜于外感风寒,头身疼痛较甚者,常配伍羌活、防风、白芷等,如九味羌活汤。本品既入肺经散表寒,又入肾经除里寒,能通彻表里,祛内外之寒,故可治阳虚外感证,常配伍附子、麻黄,如麻黄附子细辛汤。

2. 头痛，牙痛，风湿痹痛 本品辛能祛风，温能散寒，芳香走窜，上达巅顶，通利关节，以止痛见长，可用于风寒所致头痛、牙痛、痹痛等多种寒痛证。治风寒偏正头痛，常配伍川芎、白芷、羌活等，如川芎茶调散；治风寒牙痛，可单用细辛煎汤漱口；治风寒湿痹，腰膝冷痛，常配伍独活、桑寄生、防风等，如独活寄生汤。

3. 鼻渊 本品辛散温通，芳香透达，散风邪，通鼻窍，常用治鼻渊等鼻科疾病之鼻塞、流涕、头痛者，为治鼻渊之良药，常配伍白芷、苍耳子等，如苍耳散。

4. 痰饮喘咳 本品辛散温通，外能发散风寒以利肺气，内能温肺寒而止咳平喘，善治外感风寒、水饮内停之咳喘，常配伍麻黄、桂枝、干姜等，如小青龙汤；治寒痰停饮阻肺之咳嗽胸满，气逆喘急，常配伍茯苓、干姜、五味子等，如苓甘五味姜辛汤。

此外，本品研末吹鼻取嚏，有开窍醒神之功，古代用于中风卒倒，不省人事，配皂荚研末吹鼻，如通关散。

【用法用量】煎服，1～3 g；散剂每次服 0.5～1 g；外用适量。

【使用注意】①阴虚阳亢头痛、肺燥阴伤干咳忌用。②不宜与藜芦同用。

吴 茱 萸

wúzhūyú/FRUCTUS EVODIAE

《神农本草经》

为芸香科植物吴茱萸 *Euodia rutaecarpa*（Juss.）Benth.、石虎 *Euodia rutaecarpa*（Juss.）Benth. var. *officinalis*（Dode）Huang 或疏毛吴茱萸 *Euodia rutaecarpa*（Juss.）Benth. var. *bodinieri*（Dode）Huang 的近成熟果实。主产于贵州、广西、湖南等地。

【药性】辛、苦，热；有小毒。归肝、脾、胃、肾经。

【功效】暖肝散寒止痛，温中降逆止呕，助阳燥湿止泻。

【应用】

1. 寒滞肝脉诸痛证 本品辛散苦泄，性热温通，主入肝经，既散肝经之寒邪，又疏肝气之郁滞，为治寒凝肝脉诸痛之要药。治寒疝腹痛，常配伍小茴香、川楝子、木香等，如导气汤；治厥阴头痛，常配伍人参、生姜、大枣等，如吴茱萸汤；治冲任虚寒、瘀血阻滞之痛经，常配伍桂枝、当归、川芎等，如温经汤；治寒湿脚气肿痛，或上冲入腹，常配伍木瓜、苏叶、槟榔等，如鸡鸣散。

2. 呕吐吞酸 本品入于中焦，善能散寒止痛，降逆止呕，兼能制酸。治胃寒呕吐，吞酸，常配伍半夏、生姜等；治肝火犯胃，胁肋疼痛，嘈杂吞酸，呕吐口苦者，常配伍黄连，如左金丸。

3. 五更泄泻 本品性热，温脾肾而散阴寒，味苦能燥湿，可用于脾肾阳虚之五更泄泻，常配伍补骨脂、肉豆蔻、五味子等，如四神丸。

此外，本品外用有燥湿止痒作用。治湿疹、湿疮，可单用，或与收湿止痒药物配伍，煎洗或干粉撒布患处。若以本品研末用米醋调敷足心（涌泉穴），还可治口疮和高血压。

【用法用量】煎服，2～5 g。外用适量。

【使用注意】①本品辛热燥烈，易耗气动火，故不宜多用、久服。②阴虚有热者忌用。

98

其他常用温里药

小茴香、花椒、高良姜、丁香的药性、功效、主治、用法用量等见表 10-1。

表10-1 其他常用温里药

药名	药性	功效	主治	用法用量	备注
小茴香	辛,温。归肝、肾、脾、胃经	散寒止痛,理气和胃	疝气痛,痛经,中焦虚寒气滞证	煎服,3~6g。外用适量	阴虚火旺者慎用
花椒	辛,温。归脾、胃、肾经	温中止痛,杀虫止痒	脾胃寒证,虫积腹痛,湿疹,阴痒	煎服,3~6g。外用适量,煎汤熏洗	
高良姜	辛,热。归脾、胃经	温中止呕,散寒止痛	胃寒呕吐,脘腹冷痛	煎服,3~6g	
丁香	辛,温。归脾、胃、肺、肾经	温中降逆,补肾助阳	胃寒呕吐,呃逆,肾虚阳痿,宫冷	煎服,1~3g。外用适量	热证及阴虚内热者忌用。不宜与郁金同用

第二节 温 里 剂

凡以温热药为主组成,具有温里助阳、散寒通脉等作用,治疗里寒证的方剂,统称为温里剂。里寒证的病位有脏腑经络之别,病势有轻重缓急之分,因此温里剂可分为温中祛寒、回阳救逆和温经散寒三类。

理 中 丸
《伤寒论》

【组成】 干姜 人参 甘草炙 白术各三两(各90g)

【功效】 温中祛寒,补气健脾。

【主治】 ①脾胃虚寒证。脘腹疼痛,温喜按,不欲饮食,呕吐便溏,畏寒肢冷,舌淡,苔白,脉沉细。②阳虚失血证。③脾胃虚寒所致的胸痹、病后多涎唾、小儿慢惊等。

【方解】 本方是治疗中焦脾胃虚寒证的基础方。中焦虚寒,故脘腹疼痛,喜温喜按;脾胃运化无权,升降失常,故呕吐、便溏、不欲饮食;脾主统血,脾阳不足,故不能摄血,则见便血、吐衄、或妇人崩漏等症;脾胃虚寒,肝木侮脾则为慢惊风;病后脾虚,不能摄津则喜唾涎沫;中阳不运,阴寒阻滞,胸阳不振则发为胸痹。上述诸症,皆由中焦虚寒所致,治宜温中祛寒,补气健脾之法。

方中干姜温脾阳,祛寒邪,为君药;人参补气健脾,为臣药,君臣相配,温中健脾;白术健脾燥湿,为佐药;甘草一则益气健脾,二能缓急止痛,三可调和药性,为佐使药。全方配伍,温补结合,以温为主,共奏温中阳,益脾气,助运化之功,故曰"理中"。

【应用】

1. 现代应用 本方常用于治疗急慢性胃肠炎、胃及十二指肠溃疡、胃痉挛、慢性结肠炎等疾病属脾胃虚寒者。

2. 使用注意 ①原方汤丸两用,丸剂每服9g;作汤剂则剂量宜酌定。②湿热内蕴中焦或脾胃阴虚者禁用。

吴 茱 萸 汤
《伤寒论》

【组成】 吴茱萸洗,一升(9g) 生姜切,六两(18g) 人参三两(9g) 大枣擘,十二枚(4枚)

【功效】温中补虚,降逆止呕。

【主治】肝胃虚寒,浊阴上逆证。食后欲呕,或呕酸冷水,或呕清涎冷沫,胃脘冷痛,或巅顶头痛,甚或手足逆冷,下利,舌淡,苔白滑,脉沉弦细或迟。

【方解】本方为治疗肝胃虚寒,浊阴上逆证的代表方剂。中焦虚寒,失于和降,故脘痛,食后欲吐,或呕吐酸水;肝寒犯胃,浊阴循经上扰,故巅顶头痛;少阴阳衰,火不生土,浊阴上逆,则手足逆冷。舌淡,苔白滑,脉沉弦而迟等均为虚寒之象。本病证属中焦阳虚,浊阴上逆,治宜温中焦,散寒邪,降浊阴,止呕逆为法。

方中吴茱萸既温脾胃,暖肝肾,祛寒邪,又善于和胃降逆止呕吐,故为君药。重用生姜,温胃散寒,降逆止呕,与吴茱萸相配,温降之力甚强,为臣药。人参益气健脾,为佐药。大枣合人参以益脾气,合生姜以调脾胃,并能调和诸药,为佐使药。四药相配,温中与降逆并施,寓补益于温降之中。

本方配伍特点是:肝胃同治,温、降、补三者并施,温降为主,兼以温补。

【应用】

1. 现代应用　本方常用于治疗慢性胃炎、妊娠呕吐、神经性呕吐、神经性头痛等疾病属肝胃虚寒者。

2. 使用注意　①方中吴茱萸辛辣刺激,不宜久服。②胃热阴虚之呕吐或肝阳上亢之头痛均禁用本方。

四 逆 汤
《伤寒论》

【组成】附子生用,去皮,破八片,一枚(15 g)　甘草炙,二两(6 g)　干姜一两半(4.5 g)

【功效】回阳救逆。

【主治】心肾阳衰寒厥证。四肢厥逆,神衰欲寐,面色苍白,恶寒蜷卧,腹痛下利,呕吐不渴,甚则冷汗淋漓,舌质淡,苔白滑,脉微欲绝。

【方解】本方是回阳救逆的基础方。心肾阳气虚衰,温煦失职,故四肢厥冷,恶寒蜷卧;阳气衰竭,无力鼓动血脉,故脉微欲绝;不能温养精神,故神衰欲寐;肾阳衰微,火不暖土,故腹痛吐利。此证阳气衰微,阴寒内盛,病势凶险,治疗急宜速回阳气,破散阴寒,救逆挽危。

方中附子大辛大热,温壮肾阳,回阳救逆,为通行十二经纯阳之要药,其生用更能迅达内外,温阳逐寒,为君药。干姜辛热,温脾散寒,助阳通脉,与附子同用,温里回阳之力大增,为臣药。炙甘草一则益气补中,使全方温补结合,以治虚寒;二能缓和附子、干姜峻烈之性;三可调和药性,故有"附子无干姜则不热,得甘草则性缓"之说。全方药简力专,大辛大热,阳复厥回,故名"四逆汤"。

本方配伍特点是:大辛大热,药简力专,心脾肾阳气并救。

【应用】

1. 现代应用　本方常用于治疗心肌梗死、心力衰竭、急性胃肠炎吐泻属阳衰阴盛者。

2. 使用注意　①附子生用有毒,应注意剂量并先煎以解毒。②若服药后出现呕吐拒药者,可将药液置凉后服用。③本方纯用辛热之品,手足温和即停止服药,不可久服。④真热假寒者忌用。

当归四逆汤
《伤寒论》

【组成】当归　桂枝去皮　芍药各三两(各9 g)　甘草炙　通草各二两(各6 g)　细辛三两(3 g)

大枣擘,二十五枚(8枚)

【功效】 温经散寒,养血通脉。

【主治】 血虚寒厥证。手足厥寒,口不渴,舌淡苔白,脉沉细或沉细欲绝。或腰、股、腿、足、肩臂疼痛,痛处喜温,畏寒肢冷,舌淡苔白,脉沉细。

【方解】 本方为养血温经散寒的常用方。营血虚弱则难以充养四末,阳气不足则无力温煦四末,故手足厥寒。但此手足厥寒,并非四逆汤之阳气衰竭,阴寒内盛,故仅表现为指肢体末端不温,冷不过膝、不过肘。阳气虚弱,营血不足,故舌淡苔白,脉沉细。此外,阳虚血弱,寒凝经脉,血行不畅,不通则痛,还可表现为腰、腿、股、足、肩、臂疼痛,亦或肢冷与疼痛并见。治当温经脉,补营血,散寒邪,通血脉。

方中当归、白芍养血活血;桂枝、细辛、通草温经散寒,温通血脉;大枣、甘草益气健脾养血,甘草兼调和药性。方中大枣重用,还可防止桂枝、细辛燥烈太过,伤及阴血。诸药相配,温阳与散寒并用,养血与通脉兼施,共达温而不燥,补而不滞的特点。

本方的配伍特点是:温、补、通三者并用,温中有补,补中兼行,扶正驱邪,标本兼顾。

【应用】

1. 现代应用 本方常用于治疗血栓闭塞性脉管炎、雷诺病、冻疮、痛经等疾病属血虚寒凝者。

2. 使用注意 阳气郁滞之手足厥逆,或阴寒内盛之手足厥逆均禁用本方。

阳 和 汤
《外科证治全生集》

【组成】 熟地黄一两(30 g) 鹿角胶三钱(9 g) 白芥子炒研,二钱(6 g) 肉桂去皮,研粉 生甘草各一钱(各3 g) 麻黄 炮姜炭各五分(各2 g)

【功效】 温阳补血,散寒通滞。

【主治】 阴疽。患处漫肿无头,皮色不变,酸痛无热,舌淡苔白,脉沉细。

【方解】 本方是治疗阴疽的常用方。阴疽多由素体阳虚,营血不足,寒凝痰滞,痹阻于肌肉、筋骨、血脉而成。

方中重用熟地黄,配伍鹿角胶,温阳补血,共为君药;肉桂、姜炭温阳散寒,温通血脉,为臣药;白芥子温化寒痰,通络散结,麻黄辛温宣散,开腠散寒,共为佐药;生甘草解毒调和,为使药。综观全方,温阳与补血并用,祛痰与通络配伍,具有温补而不敛邪,通散而不伤正之特点。治疗阴疽犹如仲春温暖和煦之气,普照大地,驱散阴霾,故名"阳和汤"。

本方配伍特点为:温阳补血药与辛散行滞药相伍,补中有散,温中有润,使全方补而不滞,温而不燥,补不敛邪,散不伤正。

【应用】

1. 现代应用 本方常用于治疗慢性骨髓炎、骨结核、慢性淋巴结炎、类风湿关节炎、血栓闭塞性脉管炎等疾病属阴寒凝滞者。

2. 使用注意 阳证疮疡红肿热痛,或阴虚有热,或痈疽已溃破者,不宜使用本方。

第十一章

理 气 方 药

 导学

【学习目标】掌握理气方药的含义、分类、功效主治。掌握或熟悉具体药物的主要药性、基本功效及临床应用;掌握或熟悉理气方药的组成、功效、主治,熟悉方药分析。了解理气方药的配伍原则及使用注意。

【教学内容】

1. 掌握:陈皮、枳实、香附、木香、厚朴;越鞠丸。
2. 熟悉:川楝子、薤白;半夏厚朴汤、旋覆代赭汤、苏子降气汤、定喘汤、枳实薤白桂枝汤。
3. 了解:青皮、佛手、沉香、乌药、槟榔、柿蒂、香橼;柴胡疏肝散。

凡以行气或降气为主要功效,用以治疗气滞或气逆证的方药,称为理气方药。

理气方药主要具有疏畅气机之功,适用于气机不畅所致的气滞或气逆证。气滞证以脾胃气滞、肝气郁滞、肺气壅滞为多见,症见脘腹胀痛、胁肋胀痛、胸闷胸痛等;气逆证以肺气上逆和胃气上逆多见,症见咳嗽气喘、呕吐、呃逆等。

在应用理气方药时,须针对病证选择相应的方药,并进行必要的配伍。如脾胃气滞,宜选用善于理气调中之品,若因饮食积滞所致者,配消导药同用;若因脾胃气虚所致者,配补中益气药同用;若因湿热阻滞所致者,配清热除湿药同用;若因寒湿困脾所致者,配苦温燥湿药同用。肝气郁滞,宜选用善于疏肝理气之品,若因肝血不足所致者,配养血柔肝药同用;若因肝经受寒所致者,配温肝散寒药同用;兼有瘀血阻滞者,配活血祛瘀药同用。肺气壅滞,宜选用善于理气宽胸之品,若因外邪客肺所致者,配宣肺解表药同用;因痰饮阻肺所致者,配祛痰化饮药同用。

理气方药多属辛温香燥之品,易耗气伤阴,故气阴不足者慎用。

第一节 理 气 药

凡以疏理气机为主要功效,用于治疗气滞或气逆证的药物,称为理气药,又称行气药,其中行气力强者,称破气药。

本类药物多辛苦温而气香,主归脾、胃、肝、肺经。具有理气健脾、疏肝解郁、理气宽胸、行气止痛、破气散结、降气平喘或降逆止呕等作用。适用于脾胃气滞所致脘腹胀痛、嗳气吞酸、恶心呕吐、腹泻或便秘等;肝气郁滞所致胁肋胀痛、抑郁不舒、疝气疼痛、乳房胀痛、月经不调等;肺气壅滞所致胸闷胸痛等;肺气上逆所致咳嗽气喘等;胃气上逆所致的呃逆、呕吐、噫气等。

陈 皮

chénpí/CITRI RETICULATAE PERICARPIUM

《神农本草经》

为芸香科植物橘 *Citrus reticulata* Blanco. 及其栽培变种的成熟果皮。产于广东、福建、四川等地。

【药性】辛、苦,温。归脾、肺经。

【功效】理气健脾,燥湿化痰。

【应用】

1. 脘腹胀痛,食少吐泻　本品辛苦温燥,有行气健脾,燥湿和中之功,善治脾胃气滞之证。治寒湿中阻的脾胃气滞,脘腹胀痛、食少吐泻,常配伍苍术、厚朴等,如平胃散;治食积气滞,脘腹胀痛,常配伍山楂、神曲等,如保和丸;治脾虚气滞,胸脘痞闷、食少便溏者,常配伍人参、白术等,如异功散。

2. 呕吐,呃逆　本品辛散温通,味苦降泄,入脾胃经,能燥湿健脾,理气和中,助脾胃升降气机,有良好的和胃止呕之功。治痰湿阻滞,胃失和降之恶心呕哕,常配生姜同用,如橘皮汤;治胃虚有热,气逆不降而致呃逆,常配伍竹茹、人参、大枣等,如橘皮竹茹汤。

3. 湿痰、寒痰咳嗽　本品既理脾肺气滞,又燥湿化痰,为治痰要药。治痰湿壅滞之咳嗽痰多,常配伍半夏、茯苓等,如二陈汤;治寒饮咳喘,痰多清稀者,常配伍麻黄、细辛、干姜等,如小青龙汤。

【用法用量】煎服,3~10 g。

枳 实

zhǐshí/AURANTII FRUCTUS IMMATURUS

《神农本草经》

为芸香科植物酸橙 *Citrus aurantium* L. 及其栽培变种或甜橙 *Citrus sinensis* Osbeck 的幼果。产于四川、江西、福建等地。

【药性】苦、辛、酸,微寒。归脾、胃、大肠经。

【功效】破气消积,化痰除痞。

【应用】

1. 胃肠积滞,湿热泻痢　本品辛开苦降,归于胃、大肠经,善破气除痞、消积导滞,可用于多种胃肠积滞证。治饮食积滞,脘腹痞满胀痛,常配伍麦芽、神曲等;治脾虚食积,食则脘腹胀满,常配伍白术,如枳术丸;治胃肠积滞,热结便秘,腹满胀痛,常配伍大黄、芒硝、厚朴,如大承气汤;治湿热积滞,泻痢后重者,常配伍大黄、黄连等,如枳实导滞丸。

2. 痰阻气滞证,胸痹,结胸　本品能行气化痰以消痞,破气除满而止痛,可用于痰阻气滞之证。治胸阳不振,痰浊内阻之胸痹,常配伍薤白、瓜蒌等,如枳实薤白桂枝汤;治痰热结胸,常配伍黄连、瓜蒌,如小陷胸加枳实汤;治心下痞满,食欲不振,常配伍半夏曲、厚朴等,如枳实消痞丸。

此外,本品尚可用于治脾气虚、中气下陷之胃下垂、子宫脱垂、脱肛等脏器下垂证,常与黄芪、柴胡、升麻等同用,以增强升提之力。

【用法用量】煎服,3~10 g。麸炒后药性较平和。

【使用注意】孕妇慎用。

【备注】枳壳为酸橙及其栽培变种或甜橙的未成熟果实。功用与枳实相似,但作用缓和,长于理气宽中,行滞消胀。

木 香
mùxiāng/AUCKLANDIAE RADIX
《神农本草经》

为菊科植物木香 *Aucklandia lappa* Decne. 的根。产于云南、广西、四川等地。

【药性】辛、苦,温。归脾、胃、大肠、三焦、胆经。

【功效】行气止痛,和中消食。

【应用】

1. 脾胃气滞证　本品辛行苦泄温通,气味芳香,善行脾胃之滞气,为行气止痛之要药。治脾胃气滞,脘腹胀痛,可单用或配伍砂仁、白豆蔻等,如木香调气散;治脾虚气滞,脘腹胀满,食少便溏,常配伍党参、白术、陈皮等,如香砂六君子汤。

2. 大肠气滞证,泻痢里急后重　本品善行大肠之滞气,为治湿热泻痢里急后重之要药,常配伍黄连,如香连丸;治饮食积滞之脘腹胀满、大便秘结或泻而不爽,常配伍槟榔、大黄等,如木香槟榔丸。

3. 肝胆气滞证　本品既行气调中,又疏肝利胆,可用于肝胆气滞之证。治湿热郁蒸、气机阻滞之脘腹胀痛、胁痛、黄疸,常配伍郁金、大黄、茵陈等,如利胆汤;治寒疝疼痛,常配伍小茴香等,如导气汤。

【用法用量】煎服,3～6 g。生用行气力强,煨用宜于实肠止泻。

香 附
xiāngfù/CYPERI RHIZOMA
《名医别录》

为莎草科植物莎草 *Cyperus rotundus* L. 的根茎。产于广东、河南、山东等地。

【药性】辛、微苦、微甘,平。归肝、脾、三焦经。

【功效】疏肝解郁,理气宽中,调经止痛。

【应用】

1. 肝郁气滞证　本品主入肝经气分,芳香辛行,善散肝气之郁结,为疏肝解郁、行气止痛之要药。治肝气郁结之胁肋胀痛,常配伍柴胡、川芎、枳壳等,如柴胡疏肝散;治气、血、痰、湿、食、火六郁所致胸膈痞闷、脘腹胀痛、饮食不消,常配伍川芎、苍术、神曲等,如越鞠丸;治寒凝气滞、肝气犯胃之胃脘疼痛,常配伍高良姜,如良附丸。

2. 月经不调,痛经,乳房胀痛　本品善于疏理肝气、调经止痛,有"气病之总司,女科之主帅"之称,乃妇科调经要药。治肝郁气滞之月经不调、痛经,常配伍川芎、当归等,如香附芎归汤;治乳房胀痛,常与柴胡、青皮、橘核等同用。

【用法用量】煎服,6～10 g。

川 楝 子
chuānliànzǐ/TOOSENDAN FRUCTUS
《神农本草经》

为楝科植物川楝 *Melia toosendan* Sieb. et Zucc. 的成熟果实。主产于四川。

【药性】苦,寒;有小毒。归肝、小肠、膀胱经。

【功效】行气止痛,疏肝泄热,杀虫。

【应用】

1. 肝郁化火所致诸痛证 本品苦寒降泄,既疏肝泄热,又行气止痛,用于治疗肝郁气滞或肝郁化火胸腹诸痛,常配伍延胡索,如金铃子散。用于寒疝少腹胀痛,常配伍木香、吴茱萸、小茴香等,如导气汤。

2. 虫积腹痛 本品有杀虫、止痛作用,治蛔虫等引起的虫积腹痛,常配伍槟榔、使君子等。

此外,本品能苦寒燥湿,杀虫疗癣。治头癣,单用本品焙黄研末,以油调膏外涂。

【用法用量】煎服,5～10 g。外用适量,研末调服。

【使用注意】①本品有毒,不宜过量或持续服用,以免中毒。②因其苦寒,脾胃虚寒者忌用。孕妇慎用。

薤 白
xièbái/ALLII MACROSTEMONIS BULBUS
《神农本草经》

为百合科植物小根蒜 *Allium macrostemon* Bge. 或薤 *Allium chinensis* G. Don. 的鳞茎。产于江苏、浙江、吉林等地。

【药性】辛、苦,温。归心、肺、胃、大肠经。

【功效】通阳散结,行气导滞。

【应用】

1. 胸痹证 本品辛散苦降温通,能宣通胸阳,行气散结,善治阴寒凝滞、胸阳不振之胸痹,常与行气、化痰、温阳之品同用,如瓜蒌薤白白酒汤、瓜蒌薤白半夏汤、枳实薤白桂枝汤等。

2. 脘腹痞满,泻痢后重 本品善入胃肠经,有行气导滞、消胀止痛之功,用于胃寒气滞之脘腹痞满胀痛,常与木香、砂仁、高良姜同用;治湿热泻痢里急后重,常与黄连、黄柏、枳实同用。

【用法用量】煎服,5～10 g。

厚 朴
hòupò/MAGNOLIAE OFFICINALIS CORTEX
《神农本草经》

为木兰科植物厚朴 *Magnolia officinalis* Rehd. et Wils. 或凹叶厚朴 *Magnolia officinalis* Rehd. et Wils. var. *biloba* Rehd. et Wils. 的干皮、根皮及枝皮。产于四川、湖北、浙江等地。

【药性】苦、辛,温。归脾、胃、肺、大肠经。

【功效】行气燥湿,消胀除满,下气平喘。

【应用】

1. 湿阻中焦证 本品善燥湿、行气,为消除湿滞痞满之要药,用于治疗湿阻中焦,脾胃气滞,脘腹胀满者,常配伍苍术、陈皮等,如平胃散。

2. 胃肠气滞证 本品味辛行散,下气宽中,消积导滞,善治胃肠气滞之证。治食积气滞,腹胀便秘者,常配伍大黄、枳实,如厚朴三物汤;治热结便秘,腹满胀痛者,常配伍大黄、枳实、芒硝,如大承气汤。

3. 痰饮喘咳 本品既能燥湿而化痰,又能下气而平喘,可用于痰饮壅盛之咳喘。治痰饮阻肺,咳喘胸闷者,常配伍紫苏子、陈皮、半夏等,如苏子降气汤;治宿有喘病,因外感风寒而发者,常配伍桂枝、杏仁等,如桂枝加厚朴杏子汤。

此外,本品亦用于治梅核气,常配伍半夏、茯苓、苏叶等,如半夏厚朴汤。

【用法用量】煎服,3～10 g。

【使用注意】本品辛苦温燥湿,易耗气伤津,故气虚津亏者及孕妇慎用。

其他常用理气药

青皮、佛手、沉香、乌药、槟榔、柿蒂、香橼的药性、功效、主治、用法用量等见表 11-1。

表 11-1　其他常用理气药

药名	药性	功效	主治	用法用量	备注
青皮	苦、辛,温。归肝、胆、胃经	疏肝破气,消积化滞	肝郁气滞证,气滞血瘀证,食积腹痛	煎服,3～10 g	
佛手	辛、苦、酸,温。归肝、脾、胃、肺经	疏肝解郁,和胃止痛,燥湿化痰	肝郁气滞证,脾胃气滞,痰湿壅肺证	煎服,3～10 g	
沉香	辛、苦,微温。归脾、胃、肾经	行气止痛,温中止呕,纳气平喘	寒凝气滞之胸腹胀痛证,胃寒呕吐,虚喘证	煎服,1～5 g,后下	
乌药	辛,温。归肺、脾、肾、膀胱经	行气止痛,温肾散寒	寒凝气滞所致胸腹诸痛证,尿频、遗尿	煎服,6～10 g	
槟榔	苦、辛,温。归胃、大肠经	行气,杀虫消积,利水,截疟	食积气滞、泻痢后重,肠道寄生虫病,水肿脚气,疟疾	煎服,3～10 g,驱绦虫、姜片虫 30～60 g	脾虚便溏或气虚下陷者忌用;孕妇慎用
柿蒂	苦、涩,平。归胃经	降逆止呃	呃逆证	煎服,5～10 g	
香橼	辛、苦、酸,温。归肝、脾、肺经	疏肝理气,宽中,化痰	肝脾气滞证,胸胁胀满,脘腹痞满,呕吐嗳气,痰多咳嗽	煎服,3～10 g	

第二节　理 气 剂

凡以理气药为主组成,具有行气或降气作用,治疗气滞或气逆证的方剂,统称为理气剂。理气剂分为行气和降气两类。

越 鞠 丸

《丹溪心法》

【组成】香附　川芎　苍术　栀子　神曲各等分(各 6 g)

【功效】行气解郁。

【主治】六郁证。胸膈痞闷,脘腹胀痛,嗳腐吞酸,恶心呕吐,饮食不消,舌红苔黄腻,脉弦数。

【方解】本方是治疗六郁证的代表方。人身诸病,多生于郁,所谓六郁证,乃气、血、痰、火、湿、食之六郁。诸郁之中,以气郁为主,若喜怒无常,忧思过度,寒温不适,饮食不节,则可引起气机壅塞而致郁。气滞血行不畅而致血郁;气滞津液不得输布而致湿郁;湿聚成痰而成痰郁;脾胃气滞,运化不及而致食郁;气滞阳郁,生热化火而为火郁。六郁虽多,主在肝胆脾胃,故见胸膈痞闷,脘腹胀痛,呕吐吞酸,饮食不消等症。由于六郁之中以气郁为主,故本方重在行气解郁,气畅则血、痰、火、湿、食诸郁随之而消。

方中用香附行气解郁,治气郁,为君药。配川芎活血行气治血郁;栀子清热泻火治火郁;苍术燥湿运脾治湿郁、痰郁;神曲消食导滞治食郁,四药共为臣佐药。

本方配伍特点为:五药治"六郁",贵在治病求本,诸法并举,重在调畅气机。

【应用】

1. 现代应用　本方常用于治疗胃神经症、胆囊炎、月经不调等疾病属实证郁滞者。

2. 使用注意　①本方为丸剂,每服6g,如作汤剂,剂量宜酌定。②临证应视郁证变化而调整各药用量,并适当加味运用,使方证相符。

半夏厚朴汤
《金匮要略》

【组成】半夏一升(12g)　厚朴三两(9g)　生姜五两(15g)　茯苓四两(12g)　苏叶二两(6g)

【功效】行气散结,降逆化痰。

【主治】梅核气。咽中如有物阻,咯吐不出,吞咽不下,或咳或呕,舌淡苔白润,脉弦或弦滑。

【方解】本方为治梅核气的常用方。梅核气多由七情郁结,痰气交阻所致。若情志不畅,肝失疏泄,肺胃气滞,宣降不及而生痰,痰气相搏,结于咽喉,则咽中如有物阻,吐之不出,吞之不下,或咳,或呕。本病证属肝肺气郁,痰浊内生,痰气交阻,故本病之本在肝,标在肺胃,治当行气与化痰兼顾。

方中半夏辛苦温,化痰散结,降逆和胃,为君药。厚朴苦辛温,下气除满,助半夏散结降逆,为臣药。茯苓渗湿健脾助半夏化痰;生姜和胃止呕且制半夏之毒;苏叶理肺疏肝助宣通郁结之气,共为佐药。全方配伍,辛苦合用,行气散结,燥湿化痰,下气降逆,适宜于痰气郁结而无化热之梅核气。

全方配伍特点为,辛苦合用,辛以行气散结,苦以燥湿降逆。

【应用】

1. 现代应用　本方常用于治疗癔病、胃神经症、慢性咽炎、慢性支气管炎等疾病属痰气互结者。

2. 使用注意　方中多辛温苦燥之品,痰气互结而有热者不宜。

枳实薤白桂枝汤
《金匮要略》

【组成】瓜蒌捣,一枚(12g)　枳实四枚(12g)　厚朴四两(12g)　薤白半升(9g)　桂枝一两(6g)

【功效】通阳散结,祛痰下气。

【主治】胸阳不振,痰气互结之胸痹。胸满而痛,甚或胸痛彻背,喘息咳唾,短气,气从胁下上逆抢心,舌苔白腻,脉沉弦或紧。

【方解】本方是治胸痹的常用方。胸阳不振,痰阻气机,结于胸中,则胸满而痛,甚或胸痛彻背;痰浊阻滞,肺失宣降,故见咳唾喘息、短气;胸阳不振则阴寒之气从胁下上逆抢心。本病证属胸阳不振,痰浊闭塞,气机阻滞,治当通阳散结,祛痰下气。

方中瓜蒌涤痰宽胸,薤白通阳化痰,二药相配,散胸中阴寒,化上焦痰浊,宣胸中气机,乃为治胸痹要药,共为君药。枳实、厚朴下气破结,消除痞满,助君药宽胸散结、下气除满、通阳化痰,均为臣药。桂枝通阳散寒,降逆平冲,为佐药。诸药相合,使胸阳振,痰浊降,阴寒散,气机畅,最适宜于痰气互结较甚之胸痹。

本方配伍特点为:寓降逆平冲于行气之中,寓散寒化痰于理气之内。

【应用】

1. 现代应用　本方常用于治疗胸阳不振、痰气互结型冠心病、心绞痛等疾病。

2. 使用注意　中焦虚寒之胸痹非本方所宜。

柴 胡 疏 肝 散
《证治准绳》引《医学统旨》方

【组成】柴胡　陈皮醋炒,各二钱(各6g)　川芎　香附　枳壳麸炒　芍药各一钱半(各4.5g)　甘草炙,五分(1.5g)

【功效】疏肝行气,活血止痛。

【主治】肝气郁滞证。胁肋疼痛,胸闷喜太息,情志抑郁或易怒,或嗳气,脘腹胀满,脉弦。

【方解】本方为治疗肝气郁滞证的代表方。由四逆散加川芎、香附、陈皮组成。方中柴胡善于条达肝气而疏肝解郁,为君药。香附长于疏肝理气,行气止痛;川芎活血行气止痛,两药合用共助柴胡疏肝解郁,行气止痛之效,为臣药。陈皮理气和胃,醋炒以助入肝行气;枳壳行气止痛;芍药、甘草缓急止痛,共为佐药。甘草兼调和药性,又作使药。诸药相配,共奏疏肝行气,活血止痛之功。

【应用】

1. 现代应用　用于治疗慢性肝炎、慢性胃炎、胆囊炎、肋间神经痛等属肝气郁滞者。

2. 使用注意　①本方药性偏于芳香辛燥,有耗气伤阴之弊,不宜久服,孕妇应慎用。

苏 子 降 气 汤
《太平惠民和剂局方》

【组成】紫苏子　半夏汤洗七次,各二两半(各9g)　甘草炙,二两(6g)　肉桂去皮　川当归去芦,各一两半(各4.5g)　前胡去芦　厚朴去粗皮,姜汁拌炒,各一两(各3g)

【功效】降气平喘,祛痰止咳。

【主治】上实下虚之喘咳证。胸膈满闷,痰多稀白,短气,或肢体浮肿,舌苔白滑或白腻,脉弦滑。苔白滑或白腻,脉弦滑。

【方解】本方是治疗上实为主之咳喘的常用方。上实是痰涎壅肺,故气逆咳喘、胸膈满闷;下虚乃肾不纳气,故喘而气短,肾虚水泛则肢体浮肿;治当以降气祛痰,止咳平喘以治其上,温肾补虚以治其下。

方中紫苏子、半夏、厚朴、前胡降气平喘,祛痰止咳,治上实;肉桂温补下元以治下虚;当归一则辛散调血治咳逆上气,二则养血补肝合肉桂温补下元,三则防止夏、朴之温燥伤阴;甘草和中调药。

本方配伍特点为:标本兼顾,上下并治,而以治上治标为主。

【应用】

1. 现代应用　本方常用于治疗慢性支气管炎、肺气肿、支气管哮喘等疾病属痰涎壅肺、肾阳不足者。

2. 使用注意　本方药性偏温燥,以降气祛痰为主,对于肺肾阴虚的喘咳以及肺热痰喘之证,均不宜使用。

定 喘 汤
《摄生众妙方》

【组成】白果去壳,砸碎,炒黄色,二十一个(9 g)　麻黄三钱(9 g)　苏子二钱(6 g)　甘草一钱(3 g)　款冬花三钱(9 g)　杏仁去皮、尖,一钱五分(4.5 g)　桑皮蜜炙,三钱(9 g)　黄芩微炒,一钱五分(4.5 g)　法半夏如无,用甘草汤泡七次,去脐用,三钱(9 g)

【功效】宣降肺气,清热化痰。

【主治】风寒外束,痰热内蕴证。咳喘痰多气急,痰稠色黄,或微恶风寒,舌苔黄腻,脉滑数。

【方解】本方为外感风寒,痰热内蕴之咳喘的常用方。用于素体痰多,复感风寒,致肺气壅闭、郁而化热之喘咳证。

方中麻黄宣肺平喘兼散寒,白果敛肺定喘而祛痰,二药散收结合,既可加强平喘之功,又可防麻黄耗散肺气;紫苏子、杏仁、半夏、款冬花降气平喘,止咳祛痰;桑白皮、黄芩清泄肺热,止咳平喘;甘草调和诸药。

本方配伍特点为:散收结合,宣降协同,表里同治,寒温并用。

【应用】

1. 现代应用　本方常用于治疗支气管哮喘、慢性支气管炎等疾病属痰热壅肺者。

2. 使用注意　若新感风寒,但内无痰热者,或哮喘日久,肺肾阴虚者,皆不宜使用。

旋 覆 代 赭 汤
《伤寒论》

【组成】旋覆花三两(9 g)　代赭石一两(6 g)　生姜五两(15 g)　甘草炙,三两(9 g)　半夏洗,半升(9 g)　人参二两(6 g)　大枣擘,十二枚(4 枚)

【功效】降逆化痰,益气和胃。

【主治】胃虚痰阻气逆证。心下痞硬,嗳气频作,或呕吐,呃逆,苔白腻,脉缓或滑。

【方解】本方为治疗胃虚痰阻气逆证之常用方。方中用旋覆花、赭石、生姜、半夏下气消痰,降逆止嗳。其中赭石质重而沉降,用量少以防重伤胃气;生姜用量独重,兼可制约赭石寒凉之性,使镇降气逆而不伐胃。人参、炙甘草、大枣益脾胃,补气虚,扶助已伤之中气。诸药合用,共成治实顾虚之剂。

【应用】

1. 现代应用　本方常用于治疗胃神经症、幽门不完全性梗阻、神经性呃逆、膈肌痉挛等疾病属胃虚痰阻气逆者。

2. 使用注意　方中赭石性寒沉降有碍胃气,若胃虚较著者慎用。

109

第十二章

消 食 方 药

 导学

【学习目标】掌握消食方药的含义、分类、功效主治。掌握或熟悉具体药物的主要药性、基本功效及临床应用;掌握或熟悉消食方药的组成、功效、主治,熟悉方药分析。了解消食方药的配伍原则及使用注意。

【教学内容】

1. 掌握:山楂、麦芽;保和丸。

2. 熟悉:鸡内金;健脾丸。

3. 了解:莱菔子、神曲、稻芽。

凡以消化食积为主要功效,用于治疗饮食积滞证的方药,称为消食方药。

消食方药具有消食化积、健运脾胃的作用,适用于因饮食积滞所引起的脘腹胀满、嗳气吞酸、恶心呕吐、不思饮食、大便失常以及脾胃虚弱、消化不良等证。

在应用消食方药时,应根据不同病情予以适当配伍。若宿食内停,气机阻滞,需配行气药;积滞化热,当配苦寒清热或轻下之品;寒湿困脾或胃有湿浊,当配芳香化湿药;中焦虚寒者,宜配温中健脾之品;脾胃素虚,运化无力,食积内停者,则当配伍健脾益气之品,以标本兼顾。

消食方药作用缓和,但如配伍中有攻伐之药,亦不宜长期服用,纯虚者更应慎用。

第一节 消 食 药

凡以消化食积为主要功效,用于治疗饮食积滞证的药物,称为消食药,又称消导药。

消食药多味甘性平,主归脾胃经,具有消食化积作用,主治饮食不消,宿食停留所致之脘腹胀满、嗳气吞酸、恶心呕吐、不思饮食、大便不调等症,亦常用于护胃和胃。

山 楂

shānzhā/CRATAEGI FRUCTUS

《本草经集注》

为蔷薇科植物山里红 *Crataegus pinnatifida* Bge. *var. major* N. E. Br 或山楂 *Crataegus pinnatifida* Bge. 的成熟果实。产于山东、河南、河北等地。

【药性】酸、甘,微温。归脾、胃、肝经。

【功效】消食化积,止泻止痢,行气散瘀。

【应用】

1. 食积证　本品味酸而甘,善消食化积,能消多种食积证,尤善消化油腻肉食积滞。治饮食积滞之脘腹胀满、嗳气吞酸、腹痛便溏者,单味煎服,或配伍莱菔子、神曲等,如保和丸;治积滞脘腹胀痛,常配伍陈皮、枳实、砂仁等,如大和中饮。

2. 泻痢腹痛　本品能行气止痛,止泻止痢。用于饮食不洁,泻痢腹痛,单用焦山楂水煎服,或配伍木香、槟榔等;治泻痢日久致脾虚者,与人参、白术等配伍,如启脾丸。

3. 瘀血证　本品善入血分,有活血祛瘀止痛之功,广泛用于瘀血证。治瘀滞胸胁痛,常配伍当归、红花等;治产后瘀阻腹痛、恶露不尽或痛经、经闭,常配伍当归、香附、红花等,如通瘀煎。

本品尚有良好的化浊降脂作用,用于高脂血症、高血压、冠心病等,可单用制成各种剂型,也可入复方煎汤服用。

【用法用量】　煎服,9～12 g,大剂量可用至30 g。生山楂多用于消食散瘀,焦山楂、山楂炭多用于止泻痢。

【使用注意】　脾胃虚弱而无积滞者或胃酸分泌过多者均慎用。

麦　芽

màiyá/HORDEI FRUCTUS GERMINATUS

《药性论》

为禾本科植物大麦 *Hordeum vulgare* L. 的成熟果实经发芽的炮制加工品。中国大部分地区均产。

【药性】　甘,平。归脾、胃、肝经。

【功效】　消食健胃,回乳消胀。

【应用】

1. 饮食积滞证　本品甘平,健胃消食,尤能促进淀粉性食物的消化,主治米面薯芋类积滞不化,常配伍山楂、神曲、鸡内金等;治小儿乳食停滞,单用本品煎服或研末服用;脾虚食少,食后饱胀,常配伍人参、白术、陈皮等,如健脾丸。

2. 妇女断乳,乳房胀痛　本品入肝经,能疏肝行气,消积除胀,有回乳之功,用于妇女断乳,或乳汁郁积之乳房胀痛等证。用于回乳用量须大,可单用煎服。

此外,本品兼能疏肝解郁,用治肝气郁滞或肝胃不和之胁痛、脘腹疼痛等。

【用法用量】　煎服,10～15 g;回乳用炒麦芽 60～120 g。

【使用注意】　哺乳期妇女不宜使用。

鸡　内　金

jīnèijīn/GALLI GIGERII ENDOTHELIUM CORNEUM

《神农本草经》

为雉科动物家鸡 *Gallus gallus domesticus* Brisson 的沙囊内壁。中国大部分地区均产。

【药性】　甘,平。归脾、胃、小肠、膀胱经。

【功效】　消食健胃,固精止遗,通淋化石。

111

【应用】

1. 饮食积滞,小儿疳积　本品消食化积作用强,并能健运脾胃,可用于多种食积证。治食积不化引起反胃吐食,病情较轻者,单味研末服;食积较重者,常配伍山楂、麦芽等。治小儿脾虚疳积,常配伍白术、茯苓等,如肥儿丸。

2. 遗精、遗尿 本品可固精缩尿止遗,用于遗精,单用鸡内金炒焦研末,温酒送服。用于遗尿,常配伍菟丝子、桑螵蛸等,如鸡肶胵散。

3. 砂石淋证,胆石症 本品入膀胱经,有化坚消石之功,治砂石淋证或胆石症,常配伍金钱草、虎杖等。

【用法用量】煎服,3～10 g。研末服效果优于煎剂,每次1.5～3 g。

【使用注意】脾虚无积滞者慎用。

其他常用消食药

神曲、稻芽、莱菔子的药性、功效、主治、用法用量等见表12-1。

表12-1 其他常用消食药

药名	药性	功效	主治	用法用量	备注
神曲	甘、辛,温。归脾、胃经	消食和胃	饮食积滞证	煎服,5～15 g	消食宜炒焦用
稻芽	甘、温。归脾、胃经	消食和中,健脾开胃	饮食积滞证	煎服,9～15 g	生用长于和中;炒用偏于消食
莱菔子	辛、甘、平。归肺、脾、胃经	消食除胀,降气化痰	食积气滞证,痰壅喘咳	煎服,5～12 g	炒用消食下气化痰,辛散耗气,气虚者慎用;不宜与人参同用

第二节 消 食 剂

凡以消食导滞药为主组成,具有消食健脾或化积导滞作用,治疗食积停滞的方剂,统称消食剂。本类方剂属于"八法"中的"消法"。根据食积的类型消食剂可分为消食化滞、健脾消食两类。

保 和 丸
《丹溪心法》

【组成】山楂六两(180 g) 半夏 茯苓各三两(各90 g) 神曲二两(60 g) 陈皮 连翘 莱菔子各一两(各30 g)

【功效】消食和胃。

【主治】食滞胃脘证。脘腹胀痛,嗳腐厌食,大便臭秽,舌苔腻而微黄,脉滑或弦滑。

【方解】本方是治疗饮食不节或暴饮暴食所致一切食积的常用方。由于饮食自倍,脾运不及,则停滞而为食积。食停中脘,阻遏气机,则胸痞脘闷,脘腹胀痛。胃失和降,则恶心呕吐,厌食吐泻。食停化腐则嗳腐吞酸,大便臭秽。食积化热,生湿化痰,而见苔腻、脉滑。由此观之,本证病机系食积内停,胃气失和,升降反作。治当消食和胃。

方中山楂消一切食积,尤善消油腻肉食积滞,为君药。神曲消食健胃,长于化酒食陈腐之积;莱菔子下气消食除胀,偏于消谷面之积,同为臣药。君臣配伍,能消各种食物积滞。半夏、陈皮燥湿化痰理气,和胃降逆止呕;茯苓健脾利湿;连翘散结清热,均为佐药。诸药相合,消食积,并能除食积所

112

生湿热,使胃气和顺。

本方配伍特点有二,一以消食药为主,着重于消食化积以治本。二配以行气、祛痰、化湿、清热以治标,其性较缓和。诚如张秉成所云:"此方虽纯用消导,毕竟是平和之剂,故特谓之保和耳。"

【应用】

1. 现代应用　本方常用于治疗急慢性胃炎、急慢性肠炎、消化不良、婴幼儿腹泻等疾病属食积者。

2. 使用注意　①本方为丸剂,每服6~9g,温开水送下。②本方虽药力平和,消导力缓,但总属攻伐之剂,不宜长期服用。

健 脾 丸
《证治准绳》

【组成】白术炒,二两半(75g)　白茯苓去皮,二两(60g)　人参一两五钱(45g)　神曲炒　陈皮　砂仁　麦芽炒,取面　山楂取肉　山药　肉豆蔻面裹煨热,纸包槌去油,各一两(各30g)　木香另研　黄连酒炒　甘草各七钱半(各22g)

【功效】健脾和胃,消食止泻。

【主治】脾虚食积证。食少难消,脘腹痞闷,倦怠乏力,大便溏薄,苔腻微黄,脉虚弱。

【方解】本方为治疗脾虚食积证的常用方。脾虚失运,故见食少难消,大便溏薄。脾虚气血生化乏源,则倦怠乏力,脉象虚弱。脾虚食停,气机不畅,故脘腹痞闷。食积生湿化热,则苔腻微黄。证属脾胃虚弱,运化乏力,食积内停。法当健脾和胃,消食止泻。

方中重用白术、茯苓、人参健脾助运,祛湿止泻,为君药。山楂、神曲、麦芽消食化滞以除食积;山药补养脾胃以助运化,共为臣药。木香、砂仁、陈皮、肉豆蔻芳香醒脾,开胃进食,行气化湿,以除痞闷,肉豆蔻兼能涩肠止泻,使全方补脾而不滞气;黄连清热燥湿,为食积所化之热而设;共为佐药。甘草补中益气,调和诸药,为使药。诸药相合,健脾为主,消食为辅,兼以芳香醒脾,共奏健脾开胃,消食止泻之功。

本方配伍特点有二:一是补气健脾药与行气消食药同用,为消补兼施之剂,以达补而不滞,消不伤正之目的,且益气健脾之品居多,故补大于消,且食消脾自健,故方名"健脾"。二是妙用黄连一味,既可以治食积所化之湿热,又可以开胃进食,实为画龙点睛之笔,学者当识之。

【应用】

1. 现代应用　本方常用于治疗慢性胃炎、消化不良等疾病属脾虚食滞者。

2. 使用注意　①本方为丸剂,每服6~9g,温开水送下。②若食积属实证者,非本方所宜。

第十三章

理 血 方 药

 导学

【学习目标】掌握理血方药的含义、分类、功效主治。掌握或熟悉具体药物的主要药性、基本功效及临床应用；掌握或熟悉理血剂的组成、功效、主治，熟悉方药分析。了解理血方药的配伍原则及使用注意。

【教学内容】

1. 掌握：三七、艾叶、川芎、郁金、丹参、红花、牛膝；血府逐瘀汤、补阳还五汤。

2. 熟悉：小蓟、地榆、白及、茜草、蒲黄、仙鹤草、延胡索、桃仁、益母草、莪术；复元活血汤、桃核承气汤、生化汤。

3. 了解：大蓟、槐花、白茅根、侧柏叶、炮姜、苎麻根、灶心土、姜黄、乳香、没药、鸡血藤、三棱、骨碎补、土鳖虫、五灵脂；小蓟饮子、黄土汤、槐花散。

凡以止血或活血为主要功效，用以治疗出血证或瘀血证的方药，称为理血方药。

根据血证的类型，理血方药可分为用于出血证的止血方药和用于瘀血证的活血化瘀方药。

止血方药主要具有止血之功，适用于体内外各种出血；活血化瘀方药主要具有促进血行、消散瘀血之功，适用于血行不畅或瘀血阻滞病证。

血证治疗中止血为当务之急，故止血药治标有余，疗本不足。在应用止血药时，须根据出血的原因和部位不同，既当合理选用止血药，又应配伍相应的药物。如血热出血当选用凉血止血药，配伍清热泻火、凉血之品；阴虚火旺，阴虚阳亢出血，选用凉血止血药，配伍滋阴降火，育阴潜阳药；瘀滞出血，选用化瘀止血药，配伍行气活血药；虚寒出血，选用温经止血、收敛止血药，配伍益气健脾温阳之品；气不摄血出血，选用收敛止血药，配伍补气固摄药。如下部出血，配伍升提之品；上部出血属于气火上逆者，配伍降火降气之品。若出血过多而致气虚欲脱者，须急投大补元气之药以益气固脱。

活血化瘀方药应根据引起瘀血的原因而适当配伍。如寒凝血脉，当配伍温里散寒、温通经脉药；热灼营血，瘀血内阻，应配合清热泻火凉血药；气虚阳弱而瘀滞，当配伍益气温阳药；痰湿阻滞血行不畅，宜配伍温化痰湿药；如风湿痹阻，血脉不畅，需配伍祛风除湿通络药；癥瘕痞块，应配伍软坚散结药；兼有正气不足者，又当配伍相应的补虚药。另外，由于气行则血行，气滞则血凝，因而在使用活血祛瘀药时，常配合行气药，以增强活血散瘀的功效。

理血方药的使用，必须根据血证的类型，辨清致病原因，分清标本缓急，明辨寒热虚实，做到急则治其标，缓则治其本，或标本兼顾。

使用止血药时，当注意止血而不留瘀，必要时适当配伍活血化瘀之品；使用活血化瘀方药时,应注意防其破泄太过,做到祛瘀而不伤正;同时,活血方药其性破泄,易动血伤胎,故有出血倾向者,妇女月经期、孕妇等均当慎用或忌用。

第一节　理　血　药

理血药分为止血药和活血化瘀药,分别应用于出血证和瘀血证。

一、止血药

凡以制止体内外各种出血为主要功效,用以治疗出血证的药物,称为止血药。

止血药入血分,主归心、肝、脾经,具有止血作用。适用于血液不循常道所导致的咯血、咳血、衄血、吐血、便血、尿血、崩漏、紫癜以及外伤出血等体内外各种出血证。根据止血药不同的性能和作用特点,本类药物一般分为凉血止血药、化瘀止血药、收敛止血药和温经止血药四类。凉血止血药性多寒凉,既能止血,又能清泄血分之热,用于血热出血证;化瘀止血药既能止血,又能化瘀,止血不留瘀,用于瘀滞出血证;收敛止血药大多味涩,或为炭类,或质黏,收敛固涩,止血作用好,用于各种出血证无邪实者;温经止血药性温热,具有温经止血的功效,用于虚寒性出血证。

凉血止血药和收敛止血药,大剂量应用易凉遏留瘀或收涩留瘀,有止血留瘀之弊,出血兼有瘀滞者不宜单独使用。化瘀止血药具有行散之性,出血无瘀者及孕妇慎用。

小　蓟
xiǎojì/CIRSII HERBA
《名医别录》

为菊科植物刺儿菜 *Cirsium setosum*（Willd.）MB. 的地上部分。中国大部分地区均产。

【药性】甘、苦,凉。归心、肝经。

【功效】凉血止血,散瘀解毒消痈。

【应用】

1. 血热出血　本品性凉而入血分,善能凉血止血,为治血热出血的常用药。因本品又兼能利尿,故尤擅治尿血、血淋,可单味应用,或配伍生地黄、栀子、滑石等,如小蓟饮子;治吐血、咯血、衄血等,常配伍大蓟、侧柏叶、白茅根等,如十灰散;治便血、痔血、崩漏下血,可单用捣汁服;治外伤出血,可单用本品捣烂外涂。

2. 热毒疮疡痈肿　本品性凉清热,能解毒散瘀消痈,治热毒疮肿可单用内服,亦可取鲜品捣烂外敷。

【用法用量】煎服,5～12 g。外用鲜品适量,捣烂敷患处。

地　榆
dìyú/SANGUISORBAE RADIX
《神农本草经》

为蔷薇科植物地榆 *Sanguisorba officinalis* L. 或长叶地榆 *S. officinalis* L. var. *longifolia*（Bert.）Yü et Li 的根。前者主产于我国南北各地,后者主产于安徽、浙江、江苏等地。

【药性】苦、酸、涩,微寒。归肝、大肠经。

【功效】凉血止血,解毒敛疮。

【应用】

1. 血热出血　本品味苦性寒入血分,能清泄血分之热而止血,且兼有酸涩之味,能收敛止血,故止血作用较强,常用于血热出血证。其性沉降下行,善入肝和大肠经,故尤适宜于下焦血热所致的便血、血痢及崩漏等证。治便血,常配伍槐角、黄芩等,如槐角丸;治崩漏下血,常配伍白芍、海螵蛸、蒲黄等;治血痢经久不愈,常配伍黄连、木香、白芍等,如地榆丸。

2. 烫伤,湿疹,疮疡痈肿　本品苦寒能泻火解毒,味酸涩又能敛疮生肌,为治疗烫伤的要药,可单用研末,麻油调敷,或配紫草、冰片等,如红榆膏;治湿疹,可用本品浓煎外洗,或纱布浸湿外敷;治疮疡痈肿,可与清热解毒药配伍,煎汤内服或外洗。

【用法用量】 煎服,9～15 g。外用适量,研末涂敷患处。止血多炒炭用,解毒敛疮多生用。

【使用注意】 ①虚寒性便秘、下痢、崩漏及出血有瘀者慎用。②治烧烫伤,忌大面积外用。

三　七

sānqī/NOTOGINSENG RADIX ET RHIZOMA

《本草纲目》

为五加科植物三七 *Panax notoginseng*（Burk.）F. H. Chen 的根和根茎。主产于云南、广西等地。

【药性】 甘、微苦,温。归肝、胃经。

【功效】 散瘀止血,消肿定痛。

【应用】

1. 出血证　本品甘苦性温,入肝经血分,功善止血,并能散瘀,具有止血不留瘀、化瘀不伤正的特点,凡各种内外出血证均可使用,以出血兼有瘀滞者尤为适宜。治咯血、吐血、衄血、尿血、便血、崩漏等,可单用研末吞服;或配花蕊石、血余炭同用,如化血丹;治外伤出血,能止血定痛,既可内服,又可外敷。

2. 瘀血证　本品活血散瘀、消肿定痛,善治各类瘀血疼痛,止痛效佳,为伤科、外科之要药。用于跌打损伤、瘀肿疼痛,或筋伤骨折,可单用三七研末,以黄酒送服,或与制草乌、红花等配伍,如三七伤药片;治胸痹瘀阻刺痛,可单用,或与瓜蒌、薤白、桂枝等配伍;治疮痈初起,疼痛不已,单用研末,米醋调涂。

此外,本品有补虚强壮作用,民间常用本品与猪肉炖服,治虚损劳伤。

【用法用量】 煎服,3～9 g。研粉吞服,每次 1～3 g。外用适量,研末外掺或调敷。

【使用注意】 孕妇慎用。

茜　草

qiàncǎo/RUBIAE RADIX ET RHIZOMA

《神农本草经》

为茜草科植物茜草 *Rubia cordifolia* L. 的根及根茎。主产于安徽、江苏、山东等地。

【药性】 苦,寒。归肝经。

【功效】 凉血止血,祛瘀通经。

【应用】

1. 出血证　本品苦寒清泄,归肝经,既能凉血止血,又能活血行血,可用于血热所致的各种出血证,对血热夹瘀者尤为适宜。治血热吐衄、咳血、咯血,常配伍大蓟、小蓟、白茅根等,如十灰散;治阴虚血热所致的鼻衄、齿衄、紫癜,常配伍侧柏叶、黄芩、阿胶等,如茜根散;治血热夹瘀之崩漏,常与生地黄、生蒲黄、侧柏叶等配伍。

2. 血滞经闭,跌打损伤,风湿痹痛　本品走血分,有活血通经之功,用治血瘀经络闭阻之证。为妇科调经常用药,治血滞经闭,单用本品,以酒煎服;治血枯经闭,常配伍乌贼骨(海螵蛸)、雀卵、鲍鱼汁,如四乌贼骨一蘆茹丸。治跌打损伤,可单味泡酒服,或配伍三七、乳香、没药等同用;治风湿痹证,关节疼痛,常配伍木瓜、牛膝等同用。

【用法用量】煎服,6~10 g。止血炒炭用,活血通经生用或酒炒用。

蒲　黄

púhuáng／TYPHAE POLLEN

《神农本草经》

为香蒲科植物水烛香蒲 *Typha angustifolia* L.、东方香蒲 T. *orientalis* Presl. 或同属植物的花粉。主产于浙江、江苏、安徽等地。

【药性】甘,平。归肝、心包经。

【功效】化瘀止血,利尿通淋。

【应用】

1. 出血证　本品性平而无寒热之偏,既能止血,又能化瘀,有止血而不留瘀的优点,可广泛用于各种内外伤出血证,以实证夹瘀者尤为适宜。治出血证可单味冲服,或配伍地榆、大蓟等;治外伤出血,可单用外掺伤口。

2. 瘀血痛证　本品活血祛瘀而止痛,可用于多种瘀滞疼痛之证,如瘀血阻滞所致心腹疼痛,产后瘀痛,痛经,常与五灵脂相须配伍,如失笑散;治跌打损伤,瘀肿疼痛,单用蒲黄,温酒冲服。

3. 血淋,尿血　本品生用既能止血,又能利尿通淋,故可用治血淋、尿血,常配伍小蓟、生地黄、栀子等同用,如小蓟饮子。

【用法用量】煎服,5~10 g,包煎。外用适量,研末外掺或调敷。止血多炒炭用,化瘀、利尿多生用。

【使用注意】孕妇慎用。

白　及

báijí／BLETILLAE RHIZOMA

《神农本草经》

为兰科植物白及 *Bletilla striata*(Thunb.)Reichb. f. 的块茎。主产于河北、河南、山西等地。

【药性】苦、甘、涩,微寒。归肺、肝、胃经。

【功效】收敛止血,消肿生肌。

【应用】

1. 出血证　本品质黏而味涩,为收敛止血之要药。用于体内外诸出血证,可单用研末,糯米汤调服,如验方独圣散;因其主入肺、胃二经,故尤多用于肺胃出血证,治肺阴不足、干咳咯血者,常配伍枇杷叶、阿胶等;治胃病之吐血、便血,常配伍乌贼骨,如乌及散;治外伤出血,单味研末外掺。

2. 疮疡痈肿,手足皲裂,水火烫伤　本品苦寒,能清热消肿解毒;质黏而涩,可生肌敛疮,为消

117

肿生肌的常用药。治疮痈初起，常配伍金银花、贝母、皂角刺等，如内消散；治疮痈已溃，久不收口者，常配伍赤石脂、龙骨、当归；治手足皲裂，水调白及末外涂；水火烫伤，可研末用麻油调涂。

【用法用量】煎服，6～15 g；研末吞服 3～6 g。外用适量。

【使用注意】不宜与川乌、草乌、附子同用。

仙 鹤 草

xiānhècǎo/AGRIMONIAE HERBA

《图经本草》

为蔷薇科植物龙芽草 *Agrimonia pilosu* Ledeb. 的地上部分。主产于浙江、江苏、湖南等地。

【药性】苦、涩，平。归心、肝经。

【功效】收敛止血，截疟，止痢，解毒，补虚。

【应用】

1. 出血证　本品味涩收敛，药性平和，止血作用较佳，可广泛用于咯血、吐血、衄血、尿血、便血及崩漏等出血之证，无论寒热虚实皆可应用。可单味水煎服，亦可随证配伍相应的药物，如治血热妄行的咳血、吐血，常配伍侧柏叶、小蓟等。治外伤出血，可单用捣敷伤口。

2. 疟疾　本品功能截疟，治疟疾寒热，可单用本品研末，于疟疾发作前 2 小时吞服。

3. 痢疾，腹泻　本品味苦燥湿，涩肠止泻止痢，用于痢疾、腹泻，因兼有止血、补虚之功，故尤以血痢及久泻久痢为宜，常配伍石榴皮、马齿苋、白芍等。

4. 痈肿疮毒，阴痒带下　本品功能解毒消肿，杀虫止痒。治痈肿，可单用，或与其他清热解毒药同用；治阴痒带下，单用本品煎汤熏洗，或与苦参、白鲜皮、黄柏等同用。

此外，本品具有补虚、强壮之功，在民间又称"脱力草"，与大枣同煎服，治劳力过度所致的脱力劳伤，神疲乏力、面色萎黄而食欲正常者；亦可治气血亏虚，神疲乏力，头昏眼花，常配伍龙眼肉、人参、熟地黄等同用。

【用法用量】煎服，6～12 g。外用适量。

艾 叶

àiyè/ARTEMISIAE ARGYI FOLIUM

《名医别录》

为菊科植物艾 *Artemisia argyi* Lévl. et Vant. 的叶。全国大部分地区均产，以湖北蕲州产者为佳，称"蕲艾"。

【药性】辛、苦，温；有小毒。归肝、脾、肾经。

【功效】温经止血，调经安胎，散寒止痛；外用祛湿止痒。

【应用】

1. 虚寒性出血　本品味辛性温，能暖气血而温经脉，为温经止血之要药。善治虚寒性出血证，尤宜于下焦虚寒、冲任不固所致的崩漏下血，常配伍阿胶、干地黄、芍药等，如胶艾汤。本品也可用于血热妄行的衄血、咯血，常配伍鲜地黄、鲜侧柏叶、鲜荷叶，如四生丸。

2. 月经不调，痛经，宫冷不孕，胎动不安　本品温通经脉，尤善温暖下焦，逐下焦寒湿而止痛。治下焦虚寒，或寒客胞宫之月经不调，经行腹痛，宫寒不孕，带下清稀，常配香附、当归、肉桂等，如艾附暖宫丸；治疗下焦虚寒，冲任不固之胎动不安或胎漏下血，可配伍阿胶、芍药、当归等，如胶艾汤。

3. 皮肤瘙痒 本品外用能祛湿杀虫止痒,治湿疹瘙痒,单用煎汤外洗,或配苦参、白鲜皮、地肤子煎汤熏洗。

此外,将艾叶捣绒,制成艾条、艾炷等熏灸穴位,具有温煦气血、透达经络的功效,常用于虚寒证或气血凝滞诸证。

【用法用量】 煎服,3~9 g。外用适量,供灸治或熏洗用。温经止血宜炒炭用,其余生用。

其他常用止血药

大蓟、槐花、白茅根、侧柏叶、炮姜、苎麻根、灶心土的药性、功效、主治、用法用量等见表 13-1。

表 13-1 其他常用止血药

药名	药性	功效	主治	用法用量	备注
大蓟	甘、苦,凉。归心、肝经	凉血止血,散瘀解毒消痈	衄血,吐血,尿血,便血,崩漏,外伤出血,痈肿疮毒	煎服,9~15 g	
槐花	苦,微寒。归肝、大肠经	凉血止血,清肝泻火	便血,痔血,血痢,崩漏,吐血,衄血,肝热目赤,头痛眩晕	煎服,5~10 g	
白茅根	甘,寒。归肺、胃、膀胱经	凉血止血,清热利尿	血热吐血,衄血,尿血,热病烦渴,湿热黄疸,水肿尿少,热淋涩痛	煎服,9~30 g	
侧柏叶	苦、涩,寒。归肺、肝、脾经	凉血止血,化痰止咳,生发乌发	吐血,衄血,咯血,便血,崩漏下血,肺热咳嗽,血热脱发,须发早白	煎服,6~12 g。外用适量	
炮姜	辛、热。归脾、胃、肾经	温经止血,温中止痛	虚寒出血,寒凝腹痛,阳虚泄泻	煎服,3~9 g	
苎麻根	甘,寒。归心、肝经	凉血止血,安胎,清热解毒	血热出血,胎动不安,胎漏下血,热毒疮痈	煎服,10~30 g。外用适量	
灶心土	辛,温。归脾、胃经	温中止血,止呕,止泻	虚寒出血,胃寒呕吐,脾虚泄泻	煎服,15~30 g,布包,先煎;或 60~120 g,煎汤代水	

二、活血化瘀药

凡以通利血脉、促进血行、消散瘀血为主要作用,用于治疗瘀血阻滞、血行不畅病证的药物,称为活血化瘀药或活血祛瘀药;其中活血逐瘀作用较强者,又称破血药。

本类药物性味多辛苦而温,入血分,主归肝、心经,辛能活血散瘀,苦能泄利通降,温能通行血脉,故性善行散。本类药物以活血化瘀为基本功效,通过活血而止痛、调经、消肿、疗伤、消痈以及破血消癥等,适用于各种瘀血病证,遍及内、妇、外、伤各科。

根据活血化瘀药功效特点和主治病证的不同,一般分为活血止痛药、活血调经药、活血疗伤药、破血消癥药四类。活血止痛药活血每兼行气,有良好的止痛效果,主治气血瘀滞所致的各种痛证,如头痛、胸胁痛、心腹痛、痛经、产后腹痛,肢体痹痛、跌打损伤之瘀痛等。活血调经药具有活血散瘀之功,尤善畅血脉而调月经,主治血行不畅所致的月经不调,痛经,经闭及产后瘀滞腹痛;亦常用于瘀血痛证,癥瘕积聚,跌打损伤,疮痈肿毒等。活血疗伤药功善活血化瘀,消肿止痛,续筋接骨,止血生肌敛疮,适用于跌打损伤、瘀肿疼痛、骨折筋损、金疮出血等伤科疾患。破血消癥药破血逐瘀、消癥散积,主治瘀血时间长,程度重的癥瘕积聚,亦可用于血瘀经闭、瘀肿疼痛、偏瘫等证。

由于本类药物性多走散,有耗血、动血之弊,尤其是破血消癥药药性峻猛,且大多有毒,因此,不宜用于妇女月经过多,对于孕妇及体虚者尤当慎用或忌用。

川 芎

chuānxiōng/CHUANXIONG RHIZOMA

《神农本草经》

为伞形科植物川芎 *Ligusticum chuanxiong* Hort. 的根茎。主产于四川。

【药性】辛,温。归肝、胆、心包经。

【功效】活血行气,祛风止痛。

【应用】

1. 血瘀气滞诸证　本品辛散温通,既能活血祛瘀,又能行气开郁,为"血中气药",通达气血,止痛力强,善治血瘀气滞所致诸痛证。本品能"中开郁结",治心脉瘀阻之胸痹心痛,常配伍丹参、红花、降香等,如冠心Ⅱ号;治肝郁气滞之胁肋胀痛,常配伍柴胡、香附、白芍等,如柴胡疏肝散;治跌仆损伤,瘀肿疼痛,可配乳香、没药、三七等药同用。本品又能"下调经水",为妇科活血调经之要药,治血瘀痛经、闭经、月经不调,常配伍桃仁、红花、牛膝等,如血府逐瘀汤;治寒凝血瘀痛经、闭经、月经不调,常配伍当归、吴茱萸、桂心等,如温经汤;治产后瘀阻腹痛、恶露不行,常配伍当归、桃仁、炮姜等,如生化汤。

2. 头痛,风湿痹痛　本品秉升散之性,能"上行头目",祛风止痛之功颇佳,为治头痛之要药,可用于多种头痛,故李东垣称"头痛须用川芎"。治外感风寒头痛,常配伍白芷、细辛、羌活等,如川芎茶调散;治风热头痛,常配伍菊花、石膏、僵蚕等,即川芎散;治风湿头痛,常配伍羌活、藁本、防风等,如羌活胜湿汤;治血瘀头痛,常配伍赤芍、红花、麝香等,如通窍活血汤。治风湿痹阻、肢节疼痛证,常配伍羌活、独活、海风藤等,如蠲痹汤。治跌打损伤,瘀肿疼痛,常与当归、赤芍、红花等同用。

【用法用量】煎服,3～10 g。

延 胡 索

yánhúsuǒ/CORYDALIS RHIZOMA

《雷公炮炙论》

为罂粟科植物延胡索 *Corydalis yanhusuo* W. T. Wang 的块茎。主产于浙江、江苏、湖北等地。

【药性】辛、苦,温。归肝、脾经。

【功效】活血,行气,止痛。

【应用】

血瘀气滞诸痛证　本品辛散温通,既能活血,又能行气,具有良好的止痛功效,"能行血中气滞,气中血滞,故专治一身上下诸痛",可广泛用于身体各部位的疼痛病证。治胃脘痛不可忍者,以本品为末温酒调服;治气滞血瘀所致脘腹疼痛,常配伍川楝子,如金铃子散;治寒凝气滞血瘀所致的胸痹心痛,常配伍高良姜、檀香、荜茇等;治经闭癥瘕,产后瘀阻,常配伍当归、赤芍、蒲黄等,如延胡索散;治寒凝肝脉,寒疝腹痛,常与小茴香、乌药等同用;治风寒入络,关节痹痛,可与当归、肉桂等配伍;治跌打损伤,瘀血肿痛,可单用本品为末,以酒调服。

【用法用量】 煎服,3～10 g;研末吞服,一次 1.5～3 g。

郁　金

yùjīn/CURCUMAE RADIX

《药性论》

本品为姜科植物温郁金 Curcuma wenyujin Y. H. Chen et C. Ling、姜黄 C. longa L.、广西莪术 C. kwangsiensis S. G. Lee et C. F. Liang 或蓬莪术 C. phaeocaulis Val. 的块根。主产于浙江、四川、广西等地。

【药性】 辛、苦,寒。归肝、胆、肺经。

【功效】 活血止痛,行气解郁,清心凉血,利胆退黄。

【应用】

1. 血瘀气滞痛证　本品辛散苦泄,既能活血祛瘀以止痛,又能疏肝行气以解郁,善治气滞血瘀诸证。治气血郁滞的胸痛,常配伍木香,如颠倒木金散;治肝郁气滞之胁痛,常配伍柴胡、香附同用;治肝郁有热,经前腹痛,常配伍当归、白芍、丹皮等,如宣郁通经汤;治癥瘕痞块,常配伍白矾、硝石、五灵脂等,如平消片。

2. 热病神昏、癫痫、癫狂　本品味辛性寒,入心经,有清心开窍、行气解郁之功,治湿温病浊邪蒙蔽清窍,胸脘痞闷,神志不清,常配伍石菖蒲、竹沥、栀子等,如菖蒲郁金汤;治痰浊蒙蔽心窍的癫痫、癫狂,常配伍明矾,如白金丸。

3. 血热出血证　本品性寒,能降泄顺气,凉血止血,善治肝郁化热,气火上逆,迫血妄行之吐血、衄血、妇女倒经,常配伍生地黄、牛膝、栀子等,如生地黄汤;治血淋尿道涩痛,常与生地黄、蒲黄、车前子等配伍,如郁金散。

4. 湿热黄疸　本品入胆经能利胆退黄,为治湿热黄疸和胆石症的常用药。治湿热黄疸,常配伍茵陈、栀子、大黄等;治胆石症,常配金钱草、鸡内金等,如利胆排石颗粒。

【用法用量】 煎服,3～10 g。

【使用注意】 不宜与丁香、母丁香同用。

丹　参

dānshēn/SALVIAE MILTIORRHIZAE RADIX ET RHIZOMA

《神农本草经》

本品为唇形科植物丹参 Salvia miltiorrhiza Bge. 的根及根茎。主产于四川、安徽、江苏等地。

【药性】 苦,微寒。归心、肝经。

【功效】 活血祛瘀,通经止痛,清心除烦,凉血消痈。

【应用】

1. 血瘀证　本品功能通行血脉,活血化瘀,善治各科瘀血阻滞证,尤善调妇女经水,有祛瘀生新不伤正的特点。因性偏寒凉,尤宜用于血热瘀滞者。治血瘀气滞的心胸、脘腹疼痛,常配伍檀香、砂仁,如丹参饮;治瘀阻心脉、胸痹心痛,常配伍川芎、红花、赤芍等,如冠心Ⅱ号;治妇女月经不调、痛经、经闭、产后瘀阻腹痛,可单味研末,酒调服,如丹参散,或与桃仁、红花、益母草等配伍;治癥瘕积聚,常配伍三棱、莪术、皂角刺等;治跌打损伤,常配伍乳香、没药、当归等,如活络效灵丹;治风湿痹痛,常配伍牛膝、杜仲、续断等,如丹参丸。

2. 烦躁神昏,心悸失眠 本品入心、肝二经,有清心凉血、除烦安神之功,治温热病热入营血,高热神昏,烦躁不寐,斑疹隐隐,常配伍水牛角、生地黄、玄参等,如清营汤;治心阴血不足,虚热内扰之心悸失眠,常配伍酸枣仁、柏子仁、五味子等,如天王补心丹。

3. 热毒疮痈 本品性寒凉血,又能散瘀消痈,可治热毒乳痈或疮痈肿痛,常配伍金银花、连翘、蒲公英等。

【用法用量】煎服,10～15 g。

【使用注意】不宜与藜芦同用。

桃 仁
táorén/PERSICAE SEMEN
《神农本草经》

本品为蔷薇科植物桃 *Prunus persica*（L.）Batsch 或山桃 *P. davidiana*（Carr.）Franch. 的成熟种子。前者全国大部分地区均产,后者主产于辽宁、河北、河南等地。

【药性】苦、甘,平。归心、肝、大肠经。

【功效】活血祛瘀,润肠通便,止咳平喘。

【应用】

1. 血瘀证 本品入心、肝二经,味苦通泄,活血祛瘀之力较强,善治多种瘀血阻滞病证。治瘀滞经闭、痛经,常配伍红花、当归、川芎等,如桃红四物汤;治产后瘀阻腹痛,常配伍当归、川芎、炮姜等,如生化汤;治癥瘕积聚,常配伍三棱、莪术、鳖甲等,如鳖甲煎丸;治跌打损伤,瘀滞刺痛,常配伍红花、当归、酒大黄等,如复元活血汤。治肺痈,常配伍苇茎、冬瓜仁、薏苡仁等,如苇茎汤;治肠痈,常配伍大黄、牡丹皮、冬瓜仁,如大黄牡丹皮汤。

2. 肠燥便秘 本品味苦降泄,质润多脂,有润肠通便之功,可用于肠燥便秘,常配伍火麻仁、郁李仁等同用,如润肠丸。

3. 咳嗽气喘 桃仁能止咳平喘,治咳喘气喘常与苦杏仁配伍,一般作为辅助用药。

【用法用量】煎服,5～10 g。

【使用注意】孕妇慎用。

红 花
hónghuā/CARTHAMI FLOS
《新修本草》

本品为菊科植物红花 *Carthamus tinctorius* L. 的花。全国各地多有栽培,主产于河南、湖北、四川等地。

【药性】辛,温。归心、肝经。

【功效】活血通经,散瘀止痛。

【应用】

1. 血瘀证 本品辛散温通,入心、肝血分,长于通经止痛,善治妇科瘀血阻滞所致的各种病证。治妇人腹中血气刺痛,可单用本品加酒煎服,如红蓝花酒;治血滞经闭、痛经,常配伍桃仁、当归、川芎等,如桃红四物汤;治产后瘀滞腹痛或血晕,常配伍荷叶、蒲黄、当归等,如红花散。治瘀血阻滞,胸痹心痛,常配伍丹参、川芎、赤芍等,如冠心Ⅱ号;治妇人血积癥瘕,常配伍大黄、虻虫,如大红花丸;治跌打损伤,瘀滞肿痛,可单用红花油或红花酊涂擦,或配伍血竭、麝香等同用,如七厘散。

2. 斑疹紫暗 本品能活血祛瘀消斑,治瘀血阻滞,斑疹紫暗,常配伍当归、葛根、牛蒡子等,如当归红花饮。

【用法用量】煎服,3～10 g。

【使用注意】孕妇慎用。

【备注】鸢尾科植物番红花的干燥柱头,又名藏红花、西红花。主产于西班牙,我国上海已引种成功。性味甘、微寒,归心、肝经。功能活血化瘀,凉血解毒,解郁安神。用于经闭癥瘕,产后瘀阻,温毒发斑,忧郁痞闷,惊悸发狂。1～3 g,煎服或沸水泡服。孕妇慎用。

益 母 草
yìmǔcǎo/LEONURI HERBA
《神农本草经》

本品为唇形科植物益母草 Leonurus japonicus Houtt. 的地上部分。我国大部分地区均有分布。

【药性】辛、苦,微寒。归肝、心包、膀胱经。

【功效】活血调经,利尿消肿,清热解毒。

【应用】

1. 妇科血瘀证 本品辛开苦泄,能活血祛瘀以通经,素有"妇科经产要药"之称。治妇女血热有瘀所致痛经、经闭、产后瘀阻腹痛,可单用益母草加赤砂糖熬膏冲服,如益母草膏,或配川芎、当归、赤芍等同用。

2. 水肿,小便不利 本品性滑而利,有利水消肿之功,又能活血祛瘀,故对水瘀互结的水肿尤为适宜,可单用本品水煎服,或配伍白茅根、泽兰同用。

3. 疮痈肿毒,皮肤痒疹 本品能清热解毒,消痈止痒,治热毒蕴滞或湿热蕴蒸肌肤所致的疮痈、痒疹,既可内服,又可外用。

【用法用量】煎服,9～30 g;鲜品 12～40 g。外用适量,捣敷,或煎汤外洗。

【使用注意】孕妇慎用。

牛 膝
niúxī/ACHYRANTHIS BIDENTATAE RADIX
《神农本草经》

本品为苋科植物牛膝 Achyranthes bidentata Bl. 的根,习称怀牛膝。主产于河南,河北、山西、山东等地也有引种。

【药性】苦、甘、酸,平。归肝、肾经。

【功效】逐瘀通经,补肝肾,强筋骨,利尿通淋,引血下行。

123

【应用】

1. 血瘀证 本品味苦泄降,性善下行,长于活血祛瘀,通经止痛,常用于妇科瘀血阻滞病证。治瘀滞经闭,痛经,癥瘕积聚,常配伍当归、川芎、桃仁等,如妇科回生丸;治产后瘀阻腹痛,胞衣不下,常配伍当归、川芎、红花等,如脱花煎;治跌打伤痛,常配伍姜黄、乳香、没药等。

2. 腰膝酸痛,下肢痿软 本品主入肝肾,既能通血脉,利关节,又能补肝肾,强筋骨,且性善下行,长于治下半身腰膝关节酸痛。治肝肾不足,腰膝酸痛,筋骨无力,常配伍熟地黄、龟甲、虎骨等,如虎潜丸;治风湿痹证日久,损及肝肾,腰膝酸痛,常配伍独活、桑寄生、杜仲等,如独活寄生汤;治湿热下注所致的脚气肿痛,足膝痿软,常配伍苍术、黄柏、薏苡仁,如四妙丸。

3. 淋证,水肿,小便不利 本品性善下行,功能利水通淋,治湿热蕴结膀胱、热伤血络所致的热淋、血淋、石淋,常配伍当归、瞿麦、通草等,如牛膝汤;治水肿小便不利,常配伍车前子、泽泻、地黄等,如济生肾气丸。

4. 气火上逆证 本品酸苦降泄,能导热下泄,引血下行,善治气火上逆诸证。治气火上逆,血热妄行之吐血、衄血,常配伍生地黄、郁金、丹皮等;治阴虚火旺,虚火上炎的牙龈肿痛、口疮,常配伍地黄、生石膏、知母等,如玉女煎;治阴虚阳亢,头痛眩晕,常配伍赭石、生牡蛎、生龙骨、白芍等,如镇肝息风汤。

【用法用量】 煎服,5～12 g。

【使用注意】 孕妇慎用。

【备注】 另有川牛膝,为苋科植物川牛膝的根。功效与怀牛膝相似,但功偏通利。

莪 术

ézhú/CURCUMAE RHIZOMA

《药性论》

本品为姜科植物蓬莪术 *Curcuma phaeocaulis* Val.、广西莪术 *Curcuma kwangsiensis* S. G. Lee et C. F. Liang 或温郁金 *Curcuma wenyujin* Y. H. Chen et C. Ling 的根茎。蓬莪术主产于四川、福建、广东等地;广西莪术主产于广西;温郁金主产于浙江、四川等地。

【药性】 辛、苦,温。归肝、脾经。

【功效】 破血行气,消积止痛。

【应用】

1. 经闭腹痛,癥瘕积聚 本品辛散苦泄,温通行滞,既能破血祛瘀,又能行气止痛,常用于气滞血瘀日久之重证。治癥瘕积聚,常与三棱相须配伍;治血滞经闭,产后瘀阻,配伍三棱、牛膝、当归等;治疟母痞块,配柴胡、鳖甲等同用;治体虚而瘀血久留不去,配黄芪、党参等同用。

2. 食积胀痛 本品走气分,具破气消积止痛之力,治食积气滞,脘腹胀痛,常配伍青皮、槟榔、丁香等,如莪术丸;治脾虚不运,脘腹胀痛,配伍党参、白术、茯苓同用。

【用法用量】 煎服,6～9 g。

【使用注意】 月经过多者慎用,孕妇禁用。

其他常用活血化瘀药

姜黄、乳香、没药、鸡血藤、三棱、骨碎补、土鳖虫、五灵脂的药性、功效、主治、用法用量等见表13-2。

表 13－2　其他常用活血化瘀药

药名	药性	功效	主治	用法用量	备注
姜黄	辛、苦,温。归肝、脾经	破血行气,通经止痛	胸胁刺痛,胸痹心痛,痛经经闭,癥瘕,风湿肩臂疼痛,跌扑肿痛	煎服,3～10 g。外用适量	
乳香	辛、苦,温。归心、肝、脾经	活血定痛,消肿生肌	胸痹心痛,胃脘疼痛,痛经经闭,产后瘀阻,癥瘕腹痛,风湿痹痛,筋脉拘挛,跌打损伤,痈肿疮疡	煎汤或入丸、散,3～5 g。外用适量,研末,调敷	孕妇及胃弱者慎用
没药	辛、苦,平。归心、肝、脾经	散瘀定痛,消肿生肌	胸痹心痛,胃脘疼痛,痛经经闭,产后瘀阻,癥瘕腹痛,风湿痹痛,跌打损伤,痈肿疮疡	煎服,3～5 g,炮制去油,多入丸散用	
鸡血藤	苦、甘,温。归肝、肾经	活血补血,调经止痛,舒筋活络	月经不调,痛经,经闭,风湿痹痛,麻木瘫痪,血虚萎黄	煎服,9～15 g	
三棱	辛、苦,平。归肝、脾经	破血行气,消积止痛	癥瘕痞块,痛经,瘀血经闭,胸痹心痛,食积胀痛	煎服,5～10 g	
骨碎补	苦,温。归肝、肾经	疗伤止痛,补肾强骨;外用消风祛斑	跌扑闪挫,筋骨折伤,肾虚腰痛,筋骨痿软,耳鸣耳聋,牙齿松动;外治斑秃,白癜风	煎服,3～9 g	
土鳖虫	咸,寒;有小毒。归肝经	破血逐瘀,续筋接骨	跌打损伤,筋伤骨折,血瘀经闭,产后瘀阻腹痛,癥瘕痞块	煎服,3～10 g	孕妇禁用
五灵脂	苦、甘,温。归肝、脾经	活血止痛,化瘀止血	胸脘刺痛,痛经,经闭,产后腹痛,瘀滞出血	煎服,3～10 g,包煎。活血止痛宜生用,化瘀止血宜炒用	
穿山甲	咸,微寒。归肝、胃经	活血消癥,通经下乳,消肿排脓,搜风通络	经闭癥瘕,乳汁不通,痈肿疮毒,风湿痹痛,中风瘫痪,麻木拘挛	煎服,5～10 g,一般炮制后用;或入丸散	孕妇慎用
王不留行	苦,平。归肝、胃经	活血通经,下乳消肿,利尿通淋	经闭,痛经,乳汁不下,乳痈肿痛,淋证涩痛	煎服,5～10 g	孕妇慎用

<h1 style="text-align:center">第二节　理　血　剂</h1>

凡以理血药为主组成,具有止血或活血祛瘀作用,用于治疗出血或血瘀病证的方剂,统称为理血剂。理血剂分为止血方剂和活血方剂两类。

<h2 style="text-align:center">小 蓟 饮 子</h2>
《严氏济生方》录自《玉机微义》

【组成】小蓟　生地黄　滑石　木通　蒲黄　藕节　淡竹叶　当归　山栀仁　甘草各等分(各9 g)

【功效】凉血止血,利水通淋。

【主治】热结下焦之血淋、尿血证。尿中带血,小便赤涩热痛,舌红,脉数。

【方解】本方是治疗瘀热结于下焦所致尿血或血淋的常用方。热聚膀胱,损伤血络,血随尿出,故尿中带血,其痛者为血淋,若不痛者为尿血;由于瘀热蕴结下焦,膀胱气化失司,故见小便频数、赤涩热痛;舌红脉数,亦为热结之征。治宜凉血止血,利水通淋。

方中小蓟甘凉入血分,功擅清热凉血止血,又可利尿通淋,为君药。生地黄甘苦性寒,凉血止血,养阴清热;蒲黄、藕节助君药凉血止血,并能消瘀,共为臣药。君臣相配,使血止而不留瘀。热在下焦,宜因势利导,故以滑石、竹叶、木通清热利水通淋;栀子清泄三焦之火,导热从小便而出;当归养血和血,引血归经,尚有防诸药寒凉滞血之功,合而为佐药。甘草缓急止痛,和中调药为使药。诸药合用,共成凉血止血为主,利水通淋为辅的治疗下焦瘀热所致血淋、尿血的有效方剂。

【应用】

1. 现代应用 本方常用于治疗膀胱所致急性泌尿系感染、急性肾炎、泌尿系结石等疾病属实热蕴结者。

2. 使用注意 本方用药多寒凉通利之品,久病虚寒或阴虚火动或气虚不摄之血淋、尿血者,不宜单独使用。

黄 土 汤
《金匮要略》

【组成】灶心黄土半斤(30 g) 白术 附子炮 干地黄 阿胶 甘草 黄芩各三两(各9 g)

【功效】温阳健脾,养血止血。

【主治】脾阳不足,脾不统血证。出血,血色暗淡,舌淡苔白,脉沉细无力。

【方解】本方是虚寒性吐血、衄血、便血、崩漏等多种出血病证的常用方剂。治以温阳健脾,养血止血。本方所治之各种出血证,都因脾阳不足所致。脾主统血,脾阳不足,失去统摄之权,则血从上溢而吐衄,下走而为便血、崩漏。血色暗淡,舌淡苔白,脉沉细无力等症,皆为脾气虚寒及阴血不足之象。

方中灶心土即伏龙肝,辛温而涩,功能温中止血,为君药。白术、附子温阳健脾,以复脾胃统摄之权,为臣药。生地黄、阿胶滋阴养血止血,补益阴血之不足,配伍术、附,可制约其温燥伤血,为佐药。黄芩苦寒,不仅止血,又佐制温热以免动血之用,亦为佐药。甘草为使,调和诸药并益气调中。诸药合用,共成温阳健脾,养血止血之剂。

本方配伍特点:标本兼顾,刚柔相济,以刚药温阳而寓健脾,以柔药补血而寓止血。吴瑭称之为"甘苦合用,刚柔互济法"(《温病条辨》)。

【应用】

1. 现代应用 本方常用于治疗消化道出血及功能性子宫出血等疾病属脾阳虚者。

2. 使用注意 热迫血行所致出血,见血色鲜红或伴有发热者忌用本方。

槐 花 散
《普济本事方》

【组成】槐花炒(12 g) 柏叶烂杵,焙(12 g) 荆芥穗(6 g) 枳壳去瓤,细切,麸炒,各等分(6 g)

【功效】清肠止血,疏风行气。

【主治】风热湿毒,壅遏肠道,损伤血络证。便血,血色鲜红,舌红,脉数。

【方解】本方是治疗风热或湿热毒邪壅聚肠道所致肠风、脏毒便血的代表方。关于肠风、脏毒,张秉成在其《成方便读》中解释为"肠风者,下血新鲜,直出四射,皆由便前而来……脏毒者,下血瘀晦,无论便前便后皆然"。治宜清肠止血为主,兼以疏风行气。

方中槐花苦微寒,善清大肠湿热,凉血止血,为君药。侧柏叶味苦微寒,清热止血,可增强君药凉血止血之力,为臣药。荆芥穗辛散疏风,微温不燥,炒用入血分而止血;盖大肠气机被风热湿毒所遏,故用枳壳行气宽肠,以达"气调则血调"之目的,共为佐药。诸药合用,既能凉血止血,又能清肠疏风,俟风热、湿热邪毒得清,则便血自止。

【应用】

1. 现代应用　本方常用于治疗痔疮出血,结肠炎、肠癌便血及其他大便下血属血热者。

2. 使用注意　①方中药物性偏寒凉,不宜久服。②便血日久属虚证者均非本方所宜。

血府逐瘀汤
《医林改错》

【组成】桃仁四钱(12 g)　红花　当归　生地黄　牛膝各三钱(各9 g)　赤芍　枳壳　甘草各二钱(各6 g)　川芎　桔梗各一钱半(各4.5 g)　柴胡一钱(3 g)

【功效】活血化瘀,行气止痛。

【主治】胸中血瘀证。胸痛,头痛,痛如针刺而有定处,舌质暗红或有瘀斑,脉涩或弦紧。

【方解】本方是治疗瘀血阻滞胸中,气机郁滞所引致多种血瘀病证的常用方,系桃红四物汤(熟地黄易为生地黄)合四逆散(白芍易为赤芍)再加桔梗、牛膝组成。胸中为气之所宗,血之所聚,肝经循行之分野。血瘀胸中,气机阻滞,清阳郁遏不升,则胸痛、头痛日久不愈,痛如针刺,且有定处;舌质暗红或有瘀斑,脉涩或弦紧,皆为瘀血征象。治宜活血化瘀,行气止痛。

方中桃仁破血行滞而润燥,红花活血祛瘀以止痛,共为君药。赤芍、川芎助君药活血祛瘀;牛膝活血通经,祛瘀止痛,引血下行,共为臣药。生地黄、当归养血益阴,清热活血;桔梗、枳壳,一升一降,宽胸行气;柴胡疏肝解郁,升达清阳,与桔梗、枳壳同用,尤善理气行滞,使气行则血行,均为佐药。桔梗并能载药上行,兼有使药之用;甘草调和诸药,亦为使药。合而用之,使血活瘀化气行,则诸症可愈,为治胸中血瘀证之良方。

本方配伍特点:活血与行气相配,以祛瘀为主;祛瘀与养血同施,使祛邪而不伤正;升降兼顾,宣畅气机,气血和调。

【应用】

1. 现代应用　本方常用于治疗冠心病心绞痛、风湿性心脏病、胸部挫伤、肋软骨炎之胸痛、肋间神经痛、慢性肝炎、肝脾肿大以及脑血栓形成、高血压病、高脂血症、血栓闭塞性脉管炎、神经症、脑震荡后遗症之头痛、头晕等疾病属血瘀气滞者。

2. 使用注意　孕妇、经期或月经量多、有出血倾向者忌用。

补阳还五汤
《医林改错》

【组成】黄芪生,四两(120 g)　当归尾二钱(6 g)　赤芍一钱半(5 g)　地龙去土　川芎　红花桃仁一钱(各3 g)

【功效】补气,活血,通络。

【主治】中风之气虚血瘀证。半身不遂,口眼㖞斜,舌暗淡,苔白,脉缓无力。

【方解】本方证是治疗中风之后,正气亏虚,气虚血滞,脉络瘀阻而引起的半身不遂等病证的常用方剂。正气亏虚,不能行血,以致脉络瘀阻,筋脉肌肉失去濡养,故见半身不遂、口眼㖞斜。舌暗淡,苔白,脉缓无力为气虚血瘀之象。本方证以气虚为本,血瘀为标,即王清任所谓"因虚致瘀"。治当以补气为主,活血通络为辅。

本方重用生黄芪,补益元气,意在气旺则血行,瘀去络通,为君药。当归尾活血通络而不伤血,用为臣药。赤芍、川芎、桃仁、红花协同当归尾以活血祛瘀;地龙通经活络,力专善走,周行全身,以行药力,均为佐药。全方紧扣"因虚致瘀"的病机特点,合而用之,使气旺、瘀消、络通,诸证向愈。

本方配伍特点:补血活血,标本兼顾,重在补气以治本;补而不壅滞,活血不伤正。

【应用】

1. 现代应用 本方常用于治疗脑血管意外后遗症、冠心病、小儿麻痹后遗症,以及其他原因引起的偏瘫、截瘫、或单侧上肢、或下肢痿软等疾病。也可治疗气虚血瘀所致的神经衰弱、糖尿病、前列腺增生等属气虚血瘀者。

2. 使用注意 ①方中生黄芪在实际使用时应从 30 g 开始,逐渐增加;活血祛瘀药用量可根据病情适当加大。②使用本方需久服才能有效,愈后还应继续服用,以巩固疗效,防止复发。③高血压用之无妨,但若中风后半身不遂属阴虚阳亢,痰阻血瘀,见舌红苔黄、脉洪大有力者应忌服。

桃核承气汤
《伤寒论》

【组成】桃仁去皮尖,五十个(12 g)　大黄四两(12 g)　芒硝　桂枝去皮　甘草炙,二两(各6 g)

【功效】逐瘀泻热。

【主治】下焦蓄血证。少腹急结,小便自利;或血瘀经闭,痛经,脉沉实而涩者。

【方解】本方是治疗瘀热互结,下焦蓄血证的代表方,方是由调胃承气汤减芒硝之量,再加桃仁、桂枝而成。瘀热互结于下焦,则少腹急结,妇女则见经闭,痛经;热在血分,膀胱气化如常,故小便自利。治以因势利导,逐瘀泻热。

方中桃仁苦甘平,活血破瘀;大黄苦寒,下瘀泻热。二者合用,瘀热并治,共为君药。芒硝咸苦寒,泻热软坚,助大黄下瘀泻热;桂枝辛甘温,通行血脉,既助桃仁活血祛瘀,又防硝、黄寒凉凝血之弊,共为臣药。桂枝与硝、黄同用,相反相成,桂枝得硝、黄则温通而不助热;硝、黄得桂枝则寒下又不凉遏。炙甘草护胃安中,并缓诸药之峻烈,为佐使药。诸药合用,共奏破血下瘀泻热之功。

本方配伍特点:寒下与逐瘀同用,使邪有出路;清热少佐温通,寒凉而不凝滞。

【应用】

1. 现代应用 本方常用于治疗急性盆腔炎、胎盘滞留、附件炎、肠梗阻、子宫内膜异位症、急性脑出血等疾病。现代临床应用本方还涉及各专科、多系统的数十种疾病,如精神分裂症、前列腺肥大、粘连性肠梗阻、中心性视网膜炎、眼底出血等属瘀热互结于下焦者。

2. 使用注意 孕妇禁用。

生 化 汤
《傅青主女科》

【组成】全当归八钱(24 g)　川芎三钱(9 g)　桃仁去皮尖,研,十四枚(6 g)　干姜炮黑　甘草炙,

五分(各 2 g)

【功效】养血祛瘀,温经止痛。

【主治】血虚寒凝,瘀血阻滞证。产后恶露不行,小腹冷痛。

【方解】本方是治疗产后血虚寒凝,瘀血内阻导致的小腹冷痛,恶露不尽病证的常用方剂。妇人产后,血亏气弱,寒邪极易乘虚而入,寒凝血瘀,故恶露不行;瘀阻胞宫,不通则痛,故小腹冷痛。治宜活血养血,温经止痛。

方中重用全当归补血活血,化瘀生新,行滞止痛,为君药。川芎活血行气,桃仁活血祛瘀,均为臣药。炮姜入血散寒,温经止痛;黄酒温通血脉以助药力,共为佐药。炙甘草和中缓急,调和诸药,用以为使。全方配伍寓生新血于化瘀血之中,故名"生化"。

【应用】

1. 现代应用　本方常用于治疗子宫恢复不良、产后宫缩疼痛、胎盘残留及人工流产后出血不止等疾病。亦可用治血虚受寒,瘀血阻滞的宫外孕、子宫肌瘤等疾病属产后血虚寒凝、瘀血内阻者。

2. 使用注意　①有些地区将本方作为产后必服方,但本方化瘀且药性偏温,故产后血热而有瘀滞者不宜使用。②若恶露过多、出血不止,甚则汗出气短神疲者,当属禁用。

复元活血汤
《医学发明》

【组成】大黄酒浸,一两(30 g)　柴胡半两(15 g)　桃仁酒浸,去皮尖,研如泥,五十个(15 g)　瓜蒌根　当归各三钱(各9 g)　红花　甘草　穿山甲炮,各二钱(各6 g)

【功效】活血祛瘀,疏肝通络。

【主治】跌打损伤,瘀血阻滞证。胁肋瘀肿疼痛,痛不可忍。

【方解】本方是跌打损伤,瘀血滞留胁肋的常用方。胁肋为肝经循行之处,跌打损伤,瘀血停留,气机阻滞,故胁肋瘀肿疼痛,甚至痛不可忍。治当活血祛瘀,兼以疏肝行气通络。

方中重用酒制大黄,荡涤留瘀败血,导瘀下行,推陈致新;柴胡疏肝行气,并可引诸药入肝经。两药合用,一升一降,以攻散胁下之瘀滞,共为君药。桃仁、红花活血祛瘀,消肿止痛;穿山甲破瘀通络,消肿散结,共为臣药。当归补血活血;瓜蒌根"续绝伤"(《神农本草经》),"消仆损瘀血"(《日华子本草》),既能入血分而消瘀散结,又可清热润燥,共为佐药。甘草缓急止痛,调和诸药,是为使药。大黄、桃仁酒制,及原方加酒煎服,乃增强活血通络之意。张秉成曰"去者去,生者生,痛自舒而元自复矣",故方名"复元活血汤"。

本方配伍特点:升降同施,调畅气血;祛瘀与扶正兼顾,使邪去而无耗伤阴血之弊。

【应用】

1. 现代应用　本方现常用于治疗各种外伤、胸胁部软组织挫伤、肋间神经痛、肋软骨炎、乳腺增生症等疾病属瘀血阻滞者。

2. 使用注意　①运用本方,服药后"以利为度",得利痛减,而病未愈,需继续服用者,要调整原方剂量或更换方剂。②孕妇忌服。

第十四章

化痰止咳平喘方药

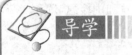

【学习目标】掌握化痰止咳平喘方药的含义、功效主治。掌握或熟悉具体药物的主要药性、基本功效及临床应用;掌握或熟悉化痰止咳平喘剂的组成、功效、主治,熟悉方药分析。了解化痰止咳平喘方药的配伍原则及使用注意。

【教学内容】

1. 掌握:半夏、浙贝母、川贝母、瓜蒌、桔梗;二陈汤。

2. 熟悉:天南星、芥子、旋覆花、苦杏仁、枇杷叶、桑白皮,葶苈子、白果、百部;止嗽散、清气化痰丸。

3. 了解:禹白附、竹茹、紫菀、款冬花、前胡、白前、竹沥、天竺黄、海藻、昆布;贝母瓜蒌散、三子养亲汤。

凡能祛除或消除痰浊,制止或减轻喘咳,治疗痰证和咳喘的方药,称为化痰止咳平喘方药。

化痰止咳平喘方药具有化痰、止咳平喘等作用,主要适用于各种痰证及外感、内伤所致的咳嗽和喘息。部分药物兼有消肿散结作用,尚可用于瘿瘤、痰核、痈疽肿毒等病证。

在应用本章方药时,应根据痰的性质(湿痰、热痰、燥痰、寒痰、风痰等)和导致咳喘的不同病因正确选用化痰止咳平喘方药,并适当配伍。如因于寒者,应选用温化寒痰的方药并配伍温热散寒药;因于热者,应选用清化热痰方药并配伍寒凉清热药;应于湿者,应选用燥湿化痰方药并配伍除湿药;因于燥者,应选用润燥化痰方药并配伍甘寒润燥药。此外,"脾为生痰之源",治疗痰证,不仅要消除已生之痰,更要杜绝生痰之源,故常与健脾祛湿药同用,以标本兼顾;又因痰随气升降,气滞则痰聚,气顺则痰消,故常与理气药同用,以增强化痰之功。

凡咳嗽痰中带血等有出血倾向者,不宜使用燥热之方药,以免动血而致出血;表邪未解或痰多者,慎用滋润之品,以防壅滞留邪,病久不愈;麻疹初起有表邪之咳嗽,不宜使用收敛或温燥之剂,当以疏解清宣为主,以免恋邪而致久喘不已及影响麻疹之透发。

第一节 化痰止咳平喘药

凡以祛痰或消痰为主要功效,用以治疗痰证的药物,称为化痰药;制止或减轻咳嗽和喘息为主要功效,用以治疗咳嗽、喘证的药物,称止咳平喘药。因化痰药每兼止咳、平喘作用;而止咳平喘药又每兼化痰作用,且病证上痰、咳、喘三者相互兼杂,故常合称化痰止咳平喘药。

化痰止咳平喘药具有化痰、止咳平喘等作用,适用于痰证及外感、内伤所致的咳嗽和喘息。部分化痰药兼有消肿散结作用,尚可用于瘿瘤、痰核、痈疽肿毒等病证。

部分药物温燥之性较强或具有较强的刺激性,忌用于痰中带血或咯血者。部分药物有毒,内服宜注意用法,控制用量。少数种子类药物富含油脂,有润肠通便作用,脾虚便溏者慎用。

半　夏

bànxià/RHIZOMA PINELLIAE

《神农本草经》

为天南星科植物半夏 *Pinellia ternata*(Thunb) Breit. 的块茎。主产于四川、湖北、江苏等地。

【药性】辛,温;有毒。归脾、胃、肺经。

【功效】燥湿化痰,降逆止呕,消痞散结,外用消肿止痛。

【应用】

1. 湿痰证,寒痰证　本品辛温而燥,主入脾、肺经,善燥湿而化痰浊,并有止咳作用,为燥湿化痰,温化寒痰之要药,尤善治脏腑湿痰诸证。治湿痰咳嗽,痰多质黏者,常配伍陈皮、茯苓等,如二陈汤;治寒痰咳喘,痰多清稀者,常配伍细辛、干姜、五味子等,如小青龙汤;治湿痰上蒙脑窍之眩晕,常配伍天麻、白术等,如半夏白术天麻汤。

2. 呕吐　本品入脾胃经,长于降逆气,为止呕要药。凡胃气上逆之呕吐,皆可随证配伍用之。因其性温燥,长于化痰,故尤宜于痰饮或胃寒所致之呕吐,常配伍生姜同用,如小半夏汤;治胃气虚之呕吐,常配伍人参、白蜜,如大半夏汤;治妊娠胃虚寒饮恶阻,呕吐不止,常配伍干姜、人参,如干姜人参半夏丸。

3. 心下痞,结胸,梅核气　本品辛开散结,化痰消痞,可用于痰阻痞塞之证。治寒热交结之心下痞,但满不痛者,常配伍干姜、黄连、黄芩等,如半夏泻心汤;治痰热互结,常配伍瓜蒌、黄连等,如小陷胸汤;治痰气搏结之梅核气,常配伍紫苏、厚朴、茯苓等,如半夏厚朴汤。

4. 痈疽肿毒,瘰疬痰核,毒蛇咬伤　本品内服能消痰散结,外用能消肿止痛。治痰凝气滞之瘿瘤痰核,常配伍海藻、连翘、贝母等,如海藻玉壶汤;治痈疽发背、无名肿毒初起或毒蛇咬伤,可生品研末调敷或鲜品捣敷。

【用法用量】煎服,3～9 g,内服一般宜制用。外用适量,磨汁涂或研末酒调敷患处。法半夏长于燥湿化痰而温性较弱,多用于咳嗽痰多之证;清半夏除善燥湿化痰外,又长于消痞和胃,用于胸脘痞满之证;姜半夏长于降逆止呕,多用于呕吐反胃之证;竹沥半夏性转寒凉,能清热化痰息风。

【使用注意】①本品辛温燥烈,故阴虚燥咳,血证,热痰,燥痰应慎用。②不宜与川乌、草乌、附子同用。

天　南　星

tiānnánxīng/RHIZOMA ARISAEMATIS

《神农本草经》

为天南星科植物天南星 *Arisaema erubescens*（Wall.）Schott、异叶天南星 *Arisaema heterophyllum* Bl. 或东北天南星 *Arisaema amurense* Maxim. 的块茎。产于河南、河北、四川等地。

【药性】苦、辛,温;有毒。归肺、肝、脾经。

【功效】燥湿化痰,祛风解痉,外用散结消肿。

131

【应用】

1. 湿痰证,寒痰证,顽痰咳喘　本品药性、功效与半夏类似,但温燥之性更甚,祛痰之力更强。治寒痰咳嗽,痰白清稀者,常配伍半夏、肉桂等;治湿痰咳嗽,痰多色白者,常配伍陈皮、半夏等;治顽痰阻肺,咳嗽喘促,痰涎壅盛证,常配伍半夏、枳实、橘红等,如导痰汤。

2. 风痰证　本品入肝经,走经络,长于祛风痰而止痉,常用于风痰诸证。治风痰上扰,头痛眩晕,吐逆痰多者,常配伍半夏、天麻等;治风痰留滞经络,半身不遂,手足顽麻,口眼歪斜者,常配伍半夏、川乌、白附子等,如青州白丸子;治风痰癫痫,常配伍白附子、半夏、全蝎等;治破伤风,角弓反张,牙关紧闭,痰涎壅盛者,常配伍白附子、天麻、防风等,如玉真散。

3. 痈疽肿痛,瘰疬,毒蛇咬伤　本品辛散,外用有消肿散结之功,可单用或配伍使用。治热毒盛者,常配伍大黄、天花粉、黄柏等,名为如意金黄散;治痈疽肿结,难散难溃,常配伍草乌、白芷、木鳖子,如拔毒散;治瘰疬,常与醋研膏外贴;治毒蛇咬伤,可配雄黄外敷。

【用法用量】　煎服,3～10 g,多制用。外用适量,研末以醋或酒调敷患处。

【使用注意】　①本品性温燥,阴虚燥痰、热极生风者忌用。②孕妇忌用。

芥　子

jièzǐ/SEMEN SINAPIS SEMEN BRASSICA

《新修本草》

为十字花科植物白芥 *Sinapis alba* L. 或芥 *Brassica juncea* (L.) Czern. et Coss. 的成熟种子。前者习称"白芥子",后者习称"黄芥子"。主产于安徽、河南、四川等地。

【药性】　辛,温。归肺经。

【功效】　温肺豁痰利气,散结通络止痛。

【应用】

1. 寒痰证,悬饮　本品辛温走散,能散肺寒,利气机,化寒痰,逐水饮。治寒痰壅滞,咳嗽气喘,痰多清稀之证,常配伍紫苏子、莱菔子,如三子养亲汤;治悬饮咳喘胸满胁痛者,常配伍甘遂、大戟,如控涎丹。

2. 阴疽流注,肢体麻木,关节疼痛　本品辛散温通,善祛"皮里膜外之痰"。凡寒痰凝聚于皮里膜外、筋骨经络之间,得此辛温以为搜剔,则内外宣通,而无阻隔窠囊留滞之患。治寒痰痹阻,阴疽流注,常配伍鹿角胶、肉桂、熟地黄等,如阳和汤;治痰湿阻滞经络,肢体麻木或关节肿痛,常配伍马钱子、没药等,如白芥子散;治肿毒初起,单用白芥子为末,醋调外涂。

【用法用量】　煎服,3～9 g;外用适量,研末调敷。

【使用注意】　①本品辛温走散,耗气伤阴,故久咳肺虚及阴虚火旺者忌用。②对皮肤黏膜有刺激性,故消化道溃疡、出血及皮肤过敏者忌用。

浙 贝 母

zhèbèimǔ/BULBUS FRITILLARIAE THUNBERGII

《轩岐救正论》

为百合科植物浙贝母 *Fritillaria thunbergii* Miq. 的鳞茎。主产于浙江。初夏植株枯萎时采挖。大小分开,大者除去芯芽,习称"大贝";小者不去芯芽,习称"珠贝"。

【药性】　苦,寒。归肺、心经。

【功效】清热化痰,宣肺止咳,散结消痈。

【应用】

1. 风热、痰热咳嗽 本品味苦性寒,长于清化热痰,降泄肺气,又有宣肺止咳之力,可用于风热咳嗽、痰热壅肺之咳喘。治风热犯肺之咳嗽,常配伍桑叶、薄荷等;治痰热壅肺,咳喘痰稠者,常配伍金银花、桑白皮、麻黄等;治痰热阻肺,肺阴亏虚,久咳痰喘者,常配伍知母、麦冬、百合等,如二母安嗽丸。

2. 肺痈、乳痈、瘰疬、疮毒 本品苦寒泄热,化痰散结,"专消痈疽毒痰"(《外科全生集》)。治痰火郁结之瘰疬结核,常配伍玄参、牡蛎等,如消瘰丸;治一切无名肿毒疮疖,可单用本品为末,酒调服。

【用法用量】煎服,5～10 g。

【使用注意】①脾胃虚寒及有湿痰者不宜用。②不宜与川乌、草乌、附子同用。

川 贝 母
chuānbèimǔ/BULBUS FRITILLARIAE CIRRHOSAE
《神农本草经》

为百合科植物川贝母 *Fritillaria cirrhosa* D. Don、暗紫贝母 *Fritillaria unibracteata* Hsiao et K. C. Hsia、甘肃贝母 *Fritillaria przewalskii* Maxim.、梭砂贝母 *Fritillaria delavayi* Franch.、太白贝母 *Fritillaria taipaensis* P. Y. Li 或瓦布贝母 *Fritillaria unibracteata* Hsiao et K. C. Hsai var. *wabuensis*(S. Y. Tang et S. C. Yue)Z. D. Liu, S. Wang et S. C. Chen 的鳞茎。按性状不同分别习称"松贝""青贝""炉贝"和"栽培品"。主产于四川、云南、甘肃等地。

【药性】苦、甘,微寒。归肺、心经。

【功效】清热润肺,化痰止咳,散结消痈。

【应用】

1. 热痰证、燥痰证 本品苦寒清热,味甘质润,主入肺经。能清肺化痰,润肺止咳,大凡热痰、燥痰之证皆宜。治风热犯肺,痰热内阻所致的咳嗽痰黄或咯痰不爽者,常配伍桔梗、枇杷叶等,如川贝枇杷糖浆;治阴虚肺热,咳嗽,喘促,口燥咽干者,常配伍麦冬、百合、款冬花等,如川贝雪梨膏。

2. 瘰疬、乳痈、肺痈 本品有清热消痰散结之功。治痰火郁结之瘰疬痰核,常配伍玄参、牡蛎,如消瘰丸;治热毒壅结之疮疡,乳痈,常配伍蒲公英、天花粉、连翘等。

【用法用量】煎服,3～10 g;研粉冲服,一次 1～2 g。

【使用注意】同浙贝母。

瓜 蒌
guālóu/FRUCTUS TRICHOSANTHIS
《神农本草经》

为葫芦科植物栝楼 *Trichosanthes kirilowii* Maxim. 或双边栝楼 *Trichosanthes rosthornii* Harms 的成熟果实。全国大部分地区均产。

【药性】甘、微苦,寒。归肺、胃、大肠经。

【功效】清热化痰,宽胸散结,润肠通便。

【应用】

1. 热痰证,燥痰证　本品味甘而润,苦寒清热,长于清肺热,润肺燥而化痰止咳平喘。治痰热阻肺,咳喘痰黄,质稠难咯,胸膈痞满者,常配伍黄芩、胆南星、枳实等,如清气化痰丸;治燥热伤肺,干咳无痰或痰少质黏,咯吐不利者,常配伍川贝母、天花粉、桔梗等,如贝母瓜蒌散。

2. 胸痹,结胸　本品能利气化痰而奏宽胸散结之效,痰气互阻所致的胸膈、脘腹满闷胀痛,每多用之。治胸痹疼痛,不得卧者,常配伍薤白、半夏、白酒,如瓜蒌薤白白酒汤;治痰热结胸,胸膈痞满,按之则痛者,常配伍黄连、半夏等,如小陷胸汤。

3. 乳痈,肺痈,肠痈　本品性寒清热,散结消痈,凡内外痈之属火者,均为相宜。治热毒壅盛,乳痈初起,红肿热痛者,常配伍牛蒡子、金银花、青皮等,如栝楼牛蒡汤;治肺痈咳吐脓血,常配伍鱼腥草、桃仁、芦根等;治肠痈腹痛,常配伍败酱草、红藤、薏苡仁等。

4. 肠燥便秘　本品甘寒质润,能润燥滑肠,通利大便。适用于肠燥津亏之便秘,常配伍松子仁、柏子仁、生地黄等,如松黄通幽汤。

【用法用量】　煎服,全瓜蒌9～15 g。瓜蒌皮6～10 g,瓜蒌仁9～15 g,打碎入煎。

【使用注意】　①本品甘寒而滑,脾虚便溏者及寒痰、湿痰证忌用。②不宜与川乌、草乌、附子同用。

桔　梗

jiégěng/RADIX PLATYCODONIS

《神农本草经》

为桔梗科植物桔梗 *Platycodon grandiflorus* (Jacq.) A. DC. 的根。全国大部分地区均产。以东北、华北地区产量较大,华东地区产质量较优。

【药性】　苦、辛,平。归肺经。

【功效】　宣肺,祛痰,利咽,排脓。

【应用】

1. 咳嗽痰多,胸闷不畅　本品辛宣苦降,主入肺经。长于开宣肺气,祛痰止咳,且药性平和,大凡咳嗽痰多,无论外感内伤,属寒属热皆可应用。治风寒咳嗽,常配伍紫苏、杏仁等,如杏苏散;治风热咳嗽,常配伍桑叶、菊花等,如桑菊饮;治痰热咳嗽,常配伍半夏、栀子、枳壳等。

2. 咽喉肿痛,失音　本品能开宣肺气以利咽开音,善治咽痛音哑之证,无论外感、热毒、阴虚所致均可用之。治外邪犯肺,咽痛失音者,常配伍甘草,如桔梗汤;治阴虚火旺,虚火上炎之咽喉肿痛,常配伍玄参、麦冬、甘草,如玄麦甘桔颗粒;治痰热闭肺,声哑失音,常配伍桑白皮、贝母等,如清咽宁肺汤。

3. 肺痈吐脓　本品性散上行,开宣肺气,有利于排除壅肺之脓痰,为治肺痈常用药,常配伍甘草,如桔梗汤。

此外,本品可宣开肺气而通利二便,用治癃闭、便秘。又为诸药之舟楫,历来作为治疗胸膈以上病证的引经药。

【用法用量】　煎服,3～10 g;或入丸、散。

【使用注意】　①本品性升散,凡气机上逆,呕吐、呛咳、眩晕、阴虚火旺咳血等不宜用。②用量过大易致恶心呕吐。

苦 杏 仁

kǔxìngrén/SEMEN ARMENIACAE AMARUM

《神农本草经》

为蔷薇科植物山杏 *Prunus armeniaca* L. var. *ansu* Maxim.、西伯利亚杏 *Prunus sibirica* L.、东北杏 *Prunus mandshurica*（Maxim.）Koehne 或杏 *Prunus armeniaca* L. 的成熟种子。主产于东北、华北、西北等地。

【药性】苦，微温；有小毒。归肺、大肠经。

【功效】降气止咳平喘，润肠通便。

【应用】

1. 咳嗽气喘　本品苦泄而降，主入肺经，长于降肺气，兼能宣肺，可使肺的宣肃功能复常而喘咳自平，故为止咳平喘之要药。凡咳嗽喘满，无论外感内伤、新久寒热之喘咳，皆可随证配伍使用。治风寒咳喘，常配伍麻黄、甘草，如三拗汤；治外感风寒，痰阻气滞，咳嗽气急，咯痰不爽者，常配伍麻黄、紫苏子、陈皮等，如华盖散；治燥热咳嗽，常配伍桑叶、贝母、沙参等，如桑杏汤；治凉燥咳嗽，常配伍紫苏子、半夏等，如杏苏散；治肺热咳喘常配石膏、麻黄等，如麻杏石甘汤。

2. 肠燥便秘　本品质润多脂，味苦而下气，故能润肠通便。治肠燥便秘，常配伍柏子仁、郁李仁等，如五仁丸；治胃肠燥热，大便干结，常配伍麻子仁、大黄、厚朴，如麻子仁丸。

【用法用量】煎服，5～10 g，宜打碎入煎，或入丸、散。

【使用注意】①本品有小毒，用量不宜过大。②婴儿慎用。

【备注】甜杏仁为杏或山杏的某些栽培品种的成熟种子，味甘甜，功效与苦杏仁相似，性平而药力缓和，功偏于润肺止咳。用于虚劳咳嗽及津伤便秘。

枇 杷 叶

pípáyè/FOLIUM ERIOBOTRYAE

《名医别录》

为蔷薇科植物枇杷 *Eriobotrya japonica*（Thunb.）Lindl. 的叶。主产于广东、江苏、浙江等地。

【药性】苦，微寒。归肺、胃经。

【功效】清肺止咳，降逆止呕。

【应用】

1. 肺热咳喘　本品味苦降泄，微寒清热，主入肺经，长于清肺止咳，化痰下气。治热邪伤肺，久咳伤阴，咳嗽气逆者，常配伍黄芩、栀子、麦门冬等，如清金散；治燥热咳喘，咯痰不爽，口干舌红者，常配伍桑叶、麦冬、阿胶等，如清燥救肺汤；治劳嗽久咳，常配伍梨、白蜜、莲子肉等，如枇杷膏。

2. 胃热呕逆　本品苦寒，入胃经，清胃热，降胃气而止呕吐、呃逆。治胃热呕吐，可单用本品煮汁饮，或配伍陈皮、竹茹等；治脾胃气虚，呕吐不食者，常配伍白术、人参、半夏等，如枇杷叶汤。

【用法用量】煎服，6～10 g。止咳宜炙用，止呕宜生用。

桑 白 皮

sāngbáipí/CORTEX MORI

《神农本草经》

为桑科植物桑 *Morus alba* L. 的根皮。全国大部分地区均产，主产于安徽、河南、浙江等地。

【药性】甘,寒。归肺经。

【功效】泻肺平喘,利水消肿。

【应用】

1. 肺热咳喘　本品甘寒性降,主入肺经,长于泻肺中之火热,兼泻肺中之水饮而平喘定嗽。凡肺中火热或水气为患,均可用之,尤善清泻肺热。治肺热壅盛,气急喘嗽者,常配伍地骨皮、甘草等,如泻白散;治肺热气虚,喘咳痰多者,常配伍黄芩、桔梗、人参等,如人参泻肺汤。

2. 水肿　本品能泻降肺气,通调水道,而利水消肿,尤宜用于水肿实证。治水肿胀满尿少,面目肌肤浮肿之风水、皮水实证,常配伍茯苓皮、大腹皮、陈皮等,如五皮散;治肺气不宣,水气不行的水肿喘急,小便不利,可与青粱米同用,如桑白皮饮。

【用法用量】煎服,6~12 g。肺虚咳嗽宜蜜炙用,其余生用。

葶 苈 子
tínglìzǐ/SEMEN LEPIDII SEMEN DESCURAINIAE
《神农本草经》

为十字花科植物播娘蒿 *Descurainia sophia*(L.)Webb. ex Prantl. 或独行菜 *Lepidium apetalum* Willd. 的成熟种子。前者习称"南葶苈",主产于江苏、山东、安徽等地;后者习称"北葶苈",主产于河北、辽宁、内蒙古等地。

【药性】辛、苦,大寒。归肺、膀胱经。

【功效】泻肺平喘,行水消肿。

【应用】

1. 痰涎壅盛之喘咳　本品苦降辛散,大寒清热,专泻肺中水饮及痰火而平定喘咳。适用于痰涎壅盛,肺气上逆之喘咳痰多,胸闷喘息不得平卧者。因其药性峻猛,常佐大枣以缓其性,如葶苈大枣泻肺汤;治热毒壅盛,咳唾脓痰腥臭,常配伍桔梗、金银花、薏苡仁等,如葶苈薏苡泻肺汤。

2. 胸腹水肿　本品苦寒,入肺与膀胱经,既能泻肺气之闭,又能利膀胱之水,功似桑白皮而力峻,以治腹水、胸水、全身浮肿之实证为宜。治水热互结之结胸证,常配伍杏仁、大黄、芒硝,如大陷胸丸;治饮留肠胃,水走肠间,辘辘有声,二便不利,常配伍防己、椒目、大黄,如己椒苈黄丸。

【用法用量】煎服,3~10 g,宜包煎。

白 果
báiguǒ/SEMEN GINKGO
《日用本草》

为银杏科植物银杏 *Ginkgo biloba* L. 的成熟种子。主产于广西、四川、河南等地。

【药性】甘、苦、涩,平;有毒。归肺、肾经。

【功效】敛肺定喘,止带缩尿。

【应用】

1. 喘咳痰多　本品性涩收敛,主入肺经,长于敛肺,兼能消痰,有定喘止咳之功,且药性平和,故无论寒热虚实之哮喘痰嗽者皆宜。治哮喘痰嗽由风寒之邪引发者,常配伍麻黄、甘草,如鸭掌散;治风寒外束,痰热内蕴之喘咳痰多者,常配伍麻黄、桑白皮等,如定喘汤;治肺热燥咳,喘咳无痰,常配伍天门冬、麦门冬、款冬花以润肺止咳;肺肾两虚之虚喘,常配伍补肾纳气,敛肺平喘之五味子、胡桃肉等。

2. 带下白浊,尿频,遗尿 本品苦能燥湿,涩能收敛,长于除湿浊,固下焦。对于湿浊下注或下焦不固之带下、白浊、遗尿、尿频诸症均可随证配伍使用。治肝肾亏虚,带脉不固,带下清稀者,常配伍山药、山茱萸等,如银杏汤;治脾肾两虚,湿热下注,带下色白,黏稠腥臭者,常配伍黄柏、车前子等,如易黄汤;治肾虚小便频数,遗尿,白果可单食,或配桑螵蛸同用。

【用法用量】煎服,5~10 g,捣碎。

【使用注意】本品有毒,不可多用,小儿尤当注意。

百 部

bǎibù/RADIX STEMONAE

《名医别录》

为百部科植物直立百部 *Stemona sessilifolia*(Miq.)Miq.、蔓生百部 *Stemona japonica*(BL.)Miq. 或对叶百部 *Stemona tuberosa* Lour. 的块根。主产于安徽、山东、江苏等地。

【药性】甘、苦,微温。归肺经。

【功效】润肺下气止咳,外用杀虫灭虱。

【应用】

1. 咳嗽 本品甘润苦降,微温不燥,专入肺经,长于润肺止咳,大凡咳嗽,无论外感、内伤、暴咳、久嗽,皆可用之,尤以治久咳虚嗽者为佳。治久咳,单用本品煎浓汁服有效;治外伤风寒,久咳不已,常配伍荆芥、桔梗、紫菀等,如止嗽散;治肺热咳嗽,口干咽痛者,常配伍石膏、贝母、紫菀等,如百部散;治痰热壅肺而顿咳者,常配伍黄芩、天南星、桔梗等,如复方百部止咳糖浆;治肺痨咳嗽,常配伍贝母、阿胶、沙参等,如月华丸。

2. 头虱体虱,蛲虫病,阴痒 本品味苦,能燥湿杀虫,灭虱止痒。治蛲虫病,可以本品浓煎取汁,睡前保留灌肠;治头虱、体虱,可单用本品酒浸涂搽,如百部酊;阴道滴虫,阴部瘙痒,可单用,或配蛇床子、苦参等煎汤坐浴外洗;治疥癣,常制成 20% 乙醇液,或 50% 水煎剂外搽。

【用法用量】煎服,3~9 g;外用适量,水煎或酒浸。润肺止咳宜蜜炙用,杀虫灭虱宜生用。

旋 覆 花

xuánfùhuā/FLOS INULAE

《神农本草经》

为菊科植物旋覆花 *Inula japonica* Thunb. 或欧亚旋覆花 *Inula Britannica* L. 的头状花序。全国大部分地区均产。

【药性】苦、辛、咸,微温。归肺、脾、胃、大肠经。

【功效】降气化痰,降逆止呕。

【应用】

1. 咳喘痰多,胸膈痞满 本品辛开苦降,微温不燥,长于降肺气,消痰水,平喘咳,除痞满。大凡痰证"用旋覆花,虚实寒热,随证加入,无不应手获效"(《本草汇言》)。治寒痰咳喘,常配伍半夏、前胡、麻黄等,如金沸草散;治痰热咳喘,常配伍桑白皮、半夏、桔梗等,如旋覆花汤。

2. 噫气,呕吐 本品苦降入胃,善降胃气而止呕噫。治痰饮在胸膈,呕不止,心下痞硬者,常配伍半夏、茯苓、青皮,如旋覆半夏汤;治中气虚弱,痰浊中阻,心下痞硬,噫气不除者,常配伍赭石、半

137

夏、生姜等,如旋覆代赭汤。

【用法用量】煎服,3～9 g;宜包煎。

【使用注意】阴虚劳嗽,肺燥咳嗽者慎用。

其他常用化痰止咳平喘药

禹白附、竹茹、紫菀、款冬花、海藻、昆布、白前、前胡、竹沥、天竺黄的药性、功效、主治、用法用量见表14-1。

表14-1 其他常用化痰止咳平喘药

药名	药性	功效	主治	用法用量	备注
禹白附	辛,温;有毒。归胃、肝经	祛风痰,定惊搐,止痛,解毒散结	风痰证,瘰疬痰核,毒蛇咬伤	煎服,3～6 g	孕妇慎用;生品内服宜慎
竹茹	甘,微寒。归肺、胃、心、胆经	清热化痰,除烦止呕	痰热咳嗽,心烦不寐,胃热呕吐	煎服,5～10 g	清化痰热宜生用,清胃止呕宜姜汁炙用
紫菀	苦、辛、甘,微温。归肺经	润肺下气,止咳化痰	咳嗽	煎服,5～10 g	外感暴咳宜生用,肺虚久咳宜蜜炙用
款冬花	辛、微苦,温。归肺经	润肺下气,止咳化痰	咳嗽	煎服,5～10 g	外感暴咳宜生用,内伤久咳宜炙用
海藻	苦、咸,寒。归肝、胃、肾经	消痰软坚,利水消肿	瘿瘤,瘰疬,睾丸肿痛,痰饮水肿	煎服,6～12 g	不宜与甘草同用
昆布	咸,寒。归肝、胃、肾经	消痰软坚,利水消肿	瘿瘤,瘰疬,睾丸肿痛,痰饮水肿	煎服,6～12 g	
白前	辛、苦,微温。归肺经	降气化痰,止咳	咳嗽痰多	煎服,3～10 g	
前胡	苦、辛,微寒。归肺经	降气化痰,疏散风热	痰热咳喘,风热咳嗽	煎服,3～10 g;或入丸、散	
竹沥	甘,寒。归心、肺、肝经	清热豁痰,定惊利窍	痰热咳喘,中风痰迷,惊痫癫狂	内服,30～50 ml,冲服	本品不能久藏,但可熬膏瓶贮,称竹沥膏。寒痰及便溏者忌用
天竺黄	甘,寒。归心、肝经	清热化痰,清心定惊	痰热咳喘,痰热惊风,中风癫痫	煎服,3～9 g	

第二节 化痰止咳平喘剂

凡以化痰、止咳、平喘药为主组成,具有祛除痰饮等作用,治疗各种痰饮病、咳喘证的方剂,称为祛痰止咳平喘剂。由于导致咳喘的原因有外感和内伤之不同,故以外感为主证的止咳化痰止咳平喘剂亦见于解表剂、清热剂等章节中,本章不再论及。

二 陈 汤

《太平惠民和剂局方》

【组成】半夏汤洗七次 橘红各五两(各15g) 茯苓三两(9g) 甘草炙,一两半(4.5g) 生姜七片 乌梅一个

【功效】燥湿化痰,理气和中。

【主治】湿痰证。咳嗽痰多,色白易咯,恶心呕吐,苔白滑或腻,脉滑。

【方解】本方是治疗痰证的通用方和基础方。其证多由脾失健运,湿聚成痰而成。湿痰犯肺,肺失宣降,故咳嗽痰多、色白易咳出;痰浊阻碍气机,故胸膈痞闷;痰湿停留于胃,胃失和降,故见恶心呕吐;留注肌肉,故肢体沉重;苔白腻,脉滑也为湿痰之征。治当燥湿化痰,理气和中。

方中用半夏燥湿化痰,降逆和胃,为君药。橘红既燥湿化痰,又理气行滞,体现"气顺则痰消"之意,为臣药。茯苓健脾渗湿以杜绝生痰之源;生姜一助半夏降逆止呕,二制半夏之毒;因痰无处不到,宜用"欲劫之,先聚之"法治之,故用乌梅以利于痰之解除,共为佐药。甘草健脾和中,调和诸药,为使药。《太平惠民和剂局方》将本方命名为"二陈汤"其"二陈"之意为方中半夏、陈皮二药皆以"陈久者良",故名"二陈汤"。

本方配伍特点为:化痰理气祛已生之痰,健脾渗湿以杜生痰之源,标本兼顾,治标为主。散中寓收,散不伤正。

【应用】

1. 现代应用:本方常用于治疗慢性支气管炎、肺气肿、慢性胃炎、神经性呕吐等疾病属湿痰内蕴者。

2. 使用注意:本方偏于温燥,阴虚痰热证不宜使用。

清气化痰丸

《医方考》

【组成】陈皮去白 杏仁去皮尖 枳实麸炒 黄芩酒炒 瓜蒌仁去油 茯苓各一两(各30g) 胆南星 半夏各一两半(各45g)

【功效】清热化痰,理气止咳。

【主治】热痰证。咯痰黄稠,胸膈痞闷,舌质红,苔黄腻,脉滑数。

【方解】本方为治痰热咳嗽的常用方。其证多由痰阻气滞,气郁化火,痰热互结所致。痰热壅肺,肺气失于宣降,则咳嗽痰黄、黏稠,咯之不爽;痰热内结,气机阻滞,则胸膈痞满;治当清热化痰,理气止咳。

方中用胆南星、瓜蒌仁清热化痰,共为君药;杏仁降肺气,止喘咳;黄芩苦寒,半夏辛温,二药辛开苦降,共达清热泻火,化痰散结之功,共为臣药;枳实、陈皮理气化痰,使气顺则痰消;茯苓健脾化痰;姜汁和胃止呕,又可解半夏、南星之毒,作为佐使。诸药合用,清热降火,理气化痰,使痰消咳止。

本方配伍特点为:清热与化痰并重,清化之中佐以理气、肃肺之品,使热清火降,气顺痰消。

【应用】

1. 现代应用 本方常用于治疗急性支气管炎、肺炎等疾病属痰热蕴肺者。

2. 使用注意 ①本方为丸剂,每服6g,温开水送下。②寒痰、湿痰不宜使用本方。

139

贝 母 瓜 蒌 散
《医学心悟》

【组成】贝母一钱五分(4.5g)　瓜蒌一钱(3g)　花粉　茯苓　橘红　桔梗各八分(各2.5g)

【功效】润肺清热,理气化痰。

【主治】燥痰证。咳嗽呛急,咯痰难出,咽喉干燥,苔白而干。

【方解】本方为治疗燥痰证的常用方。其证多由燥热伤肺,灼津成痰所致。燥痰阻肺,痰阻气道,肺失清肃,则咯痰难出;燥热伤津,肺系干涩,则咽喉干燥;苔白干,脉数均为肺有燥热之象。治当润肺清热,理气化痰。

方中用贝母、瓜蒌润肺清热,化痰止咳;天花粉清降肺热,生津润燥;橘红理气化痰;茯苓健脾化痰,共为佐药;桔梗宣肺化痰,引药入肺,为佐使药。诸药合用,清润宣肃,肺得清润则燥痰自化,宣降有权则咳逆自止,故为治燥痰之良方。

本方配伍特点为清润宣化并用,肺脾同调,而以润肺化痰为主,且润肺而不滞痰,化痰而不伤津。

【应用】
1. 现代应用　本方常用于治疗燥痰蕴肺型肺炎、肺结核、支气管炎等疾病属燥痰者。
2. 使用注意　肺肾阴虚,虚火上炎之咳嗽,则非本方所宜。

三 子 养 亲 汤
《皆效方》录自《杂病广要》

【组成】紫苏子　白芥子　莱菔子(各9g)

【功效】温肺化痰,降气消食。

【主治】痰壅气逆食滞证。咳嗽痰多,食少胸痞,苔白腻,脉滑。

【方解】本方为治疗痰壅气逆食滞证的常用方。其证原为老人气实痰盛之证而设。年老中虚,纳运无权,食不消化,停食生湿,湿聚生痰,致食积夹痰。痰盛壅肺,则肺失宣降,而见咳喘气喘,痰多色白;痰食阻滞,气机升降不利,则胸膈痞满;脾失健运,水谷不化,则食少难消;治当温肺化痰,降气消食。

方中用白芥子温肺化痰,利气散结;苏子降气化痰,止咳平喘;莱菔子消食导滞,下气祛痰。三子联用祛痰、顺气、消食,使咳喘气逆,胸膈满闷诸证自解。

原书要求三药"微炒,击碎",有利于有效成分煎出;在用法上要求"每剂不过三钱,用生绢袋盛之,煮作汤饮……代茶水啜用,不宜煎熬太过",达缓行药力之功。

本方配伍特点为化痰、理气、消食三法并用,重在祛痰。

【应用】
1. 现代应用　本方常用于治疗慢性支气管炎、支气管哮喘等疾病属痰壅食滞者。
2. 使用注意　本方为攻邪治标之剂,不宜久服,以免伤正。

止 嗽 散
《医学心悟》

【组成】桔梗炒　荆芥　紫菀蒸　百部蒸　白前蒸,各二斤(各1000g)　甘草炒,十二两(375g)

陈皮水洗去白,一斤(500 g)

【功效】宣肺利气,疏风止咳。

【主治】风邪犯肺证。咳嗽咽痒,微恶风热,舌苔薄白。

【方解】本方原为外感咳嗽经服解表宣肺药后而咳仍不止者设。风邪犯肺,肺失清肃,故见咳嗽咽痒,此时外邪十去八九,故微有恶风发热。治当宣利肺气,疏风止咳。

方中用紫菀、百部止咳化痰,对于新久咳嗽均可使用,是为君药;桔梗开宣肺气,白前降气化痰,二药宣降结合,以复肺气,为臣药;荆芥疏风解表,陈皮理气化痰,二药为佐;甘草调和诸药,与桔梗相伍则可宣利咽喉。诸药配伍,温而不燥,润而不腻,使邪散肺畅,气顺痰消,诸证自愈。

本方配伍特点为温而不燥,润而不腻,散寒不助热,解表不伤正。

【应用】

1. 现代应用　本方常用于治疗上呼吸道感染、支气管炎、肺炎等疾病属风邪犯肺者。

2. 使用注意　①原方为散剂,作汤剂则剂量宜酌定。②阴虚劳嗽或肺热咳嗽者,不宜使用。

第十五章

平肝息风方药

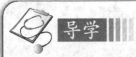

【学习目标】掌握平肝息风方药的含义、分类、功效主治。掌握或熟悉具体药物的主要药性、基本功效及临床应用;掌握或熟悉平肝息风方药的组成、功效、主治,熟悉方药分析。了解平肝息风方药的配伍原则及使用注意。

【教学内容】

1. 掌握:牡蛎、羚羊角、天麻;羚角钩藤汤。
2. 熟悉:石决明、赭石、钩藤,全蝎;镇肝息风汤、半夏白术天麻汤。
3. 了解:珍珠母、蒺藜、地龙、蜈蚣、僵蚕;天麻钩藤饮。

凡以平肝阳、息肝风为主要功效,用以治疗肝阳上亢或肝风内动病证的方药,称平肝息风方药。

平肝息风方药主要具有平潜阳、息肝风之功,适用于肝阳上亢证及肝风内动证。肝阳上亢多因肝肾阴虚,阴不制阳,肝阳亢扰于上所致,症见眩晕耳鸣、头目胀痛、面红目赤、急躁易怒、腰膝酸软、头重脚轻、脉弦等;肝风内动多由肝阳化风、热极生风、阴虚动风或血虚生风等所致,症见眩晕欲仆、痉挛抽搐、项强肢颤等。

在应用平肝息风方药时,应根据肝阳上亢和肝风内动的不同病证,分别选用平肝阳或息风止痉方药,并进行相应的配伍。如属阴虚阳亢者,多配伍滋养肝肾之阴药物,益阴以制阳。由于肝风内动以肝阳化风多见,故而将息风止痉药常与平抑肝阳方药并用;若热极生风者,当配伍清热泻火解毒之品;若血虚生风,则配伍补养阴血之品;脾虚慢惊风,多配伍补气健脾药物同用。

使用本类方药,首应先辨清外风和内风。外风宜疏散,内风宜平息。平肝息风方药有性偏寒凉或性偏温燥之不同,故当注意区别使用。若脾虚慢惊者,不宜用寒凉之品;阴虚血亏者,当忌温燥之品。由于介类、矿石类药材质地坚硬,故而入汤剂应打碎先煎。个别有毒性的药物用量不宜过大,孕妇慎用。

第一节 平肝息风药

凡以平肝阳或息肝风为主要功效,用以治疗肝阳上亢或肝风内动病证的药物,称平肝息风药。

根据平肝息风药的药性、功效及应用的不同,一般将其分为平肝阳药及息风止痉药两类。因部分息风止痉药兼具有平肝阳的作用,且两类药物常互相配合应用,故又将两类药物合称为平肝息风药。部分药物兼有镇惊安神、清肝明目、祛风通络等功效。

平肝息风药皆入肝经,药性多属寒凉,药物中多为介类、虫类等动物药及矿物药,故有"介类潜阳,虫类息风"之说,主要用于治疗肝阳上亢之头晕目眩及肝风内动之痉挛抽搐,配伍后也可用于治疗目赤肿痛、失眠、中风偏瘫、风湿痹痛等病证。

石 决 明
shíjuémíng/HALIOTIDIS CONCHA
《名医别录》

为鲍科动物杂色鲍 *Haliotis diversicolor* Reeve、皱纹盘鲍 *Haliotis discus hannai* Ino、羊鲍 *Haliotis ovina* Gmelin、澳洲鲍 *H. ruber*（Leach）、耳鲍 *Haliotis. asinina* Linnaeus 或白鲍 *Haliotis laevigata* (Donovan)的贝壳。产于广东、福建、辽宁等地。

【药性】 咸,寒。归肝经。

【功效】 平肝潜阳,清肝明目。

【应用】

1. 肝阳上亢,头痛眩晕 本品专入肝经,质重潜降肝阳,性寒兼清肝热、益肝阴,故宜于肝肾阴虚,阴不制阳之肝阳上亢者,常与生地黄、白芍、牡蛎等同用,如天麻钩藤饮;治肝火亢盛,头晕头痛,目赤烦躁,可与羚羊角、夏枯草、钩藤等同用,如羚羊角汤。

2. 目赤翳障,视物昏花 本品性寒清热,独走厥阴,长于清肝经之热而明目退翳,为治疗目疾要药,尤善治疗肝热目疾。治肝火旺盛,目赤肿痛,羞明多泪,常配伍黄连、龙胆草、夜明砂等,如黄连羊肝丸;治风热目赤,目生翳膜遮睛,常配伍木贼、桑叶、谷精草等,如石决明散;治肝虚血少,目涩昏暗者,常配伍熟地黄、枸杞子、菟丝子等,如石决明丸。

【用法用量】 煎服,6～20 g。应打碎先煎。

【使用注意】 本品咸寒易伤脾胃,故脾胃虚寒、食少便溏者慎用。

牡 蛎
mǔlì/OSTREAE CONCHA
《神农本草经》

为牡蛎科动物长牡蛎 *Ostrea gigas* Thunberg、大连湾牡蛎 *Ostrea talienwhanensis* Crosse 或近江牡蛎 *Ostrea rivularis* Gould 的贝壳。产于广东、福建、浙江等地。

【药性】 咸,微寒。归肝、胆、肾经。

【功效】 平肝潜阳,重镇安神,软坚散结,收敛固涩。

【应用】

1. 肝阳上亢,头晕目眩 本品咸寒质重,入肝肾经,长于平肝潜阳,兼能益阴,适用于水不涵木,阴虚阳亢,头目眩晕,烦躁不安,耳鸣者,常配伍龙骨、龟甲、白芍等,如镇肝息风汤;治热病日久,灼烁真阴,虚风内动,四肢抽搐者,常配伍生地黄、龟甲、鳖甲等,如大定风珠。

2. 心神不安,惊悸失眠 本品质重能镇,有安神之功效,用治心神不安,惊悸怔忡,失眠多梦等,常配伍龙骨相须为用,如桂枝甘草龙骨牡蛎汤。

3. 痰核,瘰疬,瘿瘤 本品味咸,有软坚散结之功,适用于痰火郁结之痰核、瘰疬、瘿瘤等,常配伍浙贝母、玄参等,如消瘰丸。

4. 滑脱诸证 本品味涩,煅后有收敛固涩之功,可广泛用于自汗、盗汗、遗精、滑精、尿频、遗尿、崩漏、带下等体虚滑脱之证。治疗自汗、盗汗,常配伍麻黄根、黄芪,如牡蛎散;治疗遗精、滑精,常配伍沙苑子、龙骨、芡实等,如金锁固精丸;治疗血崩或月经过多,常配伍白术、黄芪、龙骨等,如固冲汤;治赤白带下,清稀量多,常配伍山药、龙骨、海螵蛸等,如清带汤。

本品火煅用,有制酸止痛作用,治疗胃痛泛酸,与乌贼骨、浙贝母共为细末,内服取效。

【用法用量】煎服,9～30 g,生品宜打碎先煎。

赭　石
zhěshí/HAEMATITUM
《神农本草经》

为氧化物类矿物刚玉族赤铁矿,主含三氧化二铁(Fe_2O_3)。产于山西、河北、河南等地。

【药性】苦,寒。归肝、心、肺、胃经。

【功效】平肝潜阳,重镇降逆,凉血止血。

【应用】

1. 肝阳上亢,头晕目眩　本品质重潜阳,苦寒清热,主入肝经,既能平肝潜阳,又兼清肝热,适用于肝阳上亢、肝火上炎所致的头目眩晕、目胀耳鸣等症,常配伍怀牛膝、生龙骨、生牡蛎等,如镇肝息风汤。

2. 呕吐,呃逆,嗳气　本品质重性降,为重镇降逆之要药,可降逆和胃,治胃气上逆之呕吐、呃逆、嗳气不止者,常配伍旋覆花、半夏、生姜等,如旋覆代赭汤。

3. 气逆喘息　本品质重降逆,入肺经,可降上逆之肺气而平喘。治肺肾两虚,喘咳不已,气短神疲者,常配伍人参、山茱萸、龙骨等,如参赭镇气汤。

4. 血热出血证　本品苦寒,长于清降气火,使气顺则火降,而收凉血止血之效,适用于气火上逆,迫血妄行所致的吐血、衄血、胸中烦热者,常配伍白芍、竹茹、牛蒡子等,如寒降汤。

【用法用量】煎服,9～30 g,生品宜打碎先煎;入丸散,每次 1～3 g。外用适量。

【使用注意】①孕妇慎用。②因含微量砷,故不宜长期服用。

羚 羊 角
língyángjiǎo/SAIGAE TATARICAE CORNU
《神农本草经》

为牛科动物赛加羚羊 *Saiga tatarica* Linnaeus 的角。主产于俄罗斯。

【药性】咸,寒。归肝、心经。

【功效】平肝息风,清肝明目,清热解毒。

【应用】

1. 肝风内动,惊痫抽搐　本品咸寒质重,入厥阴肝经,长于息风止痉,为治肝风内动,惊痫抽搐之要药。因其性寒清热,故对肝经热盛,热极生风之惊痫抽搐最为适宜,常配伍钩藤、白芍、桑叶等,如羚角钩藤汤。

2. 肝阳上亢,头晕头胀　本品味咸质重主降,性寒平肝泄热,用于肝火上炎,肝阳上亢扰所致的头晕、头胀、头痛、烦躁失眠,常配伍石决明、牡蛎、天麻等同用。

3. 肝火上炎,目赤头痛　本品主入肝经,善清肝热而明目。用于肝火上炎,头痛目赤,羞明流泪者,常配伍决明子、黄芩、龙胆草等,如羚羊角散。

4. 温热病壮热神昏,热毒发斑　本品咸寒,入心肝血分,能清热泻火解毒。用于温热病,热邪内陷心包,高热神昏,及温热毒盛,迫血妄行,斑疹吐衄,常配伍石膏、寒水石、麝香等,如紫雪丹。

【用法用量】煎服,1～3 g,宜另煎2小时以上;磨汁或研粉服,每次0.3～0.6 g。

【使用注意】本品性寒,脾虚慢惊者忌用。

【备注】山羊角为牛科动物青羊的角。功能平肝镇惊,适用于肝阳上亢之头晕目眩、肝火上炎之目赤肿痛及惊风抽搐等。现常以之代替羚羊角使用。

钩　藤
gōuténg/UNCARIAE RAMULUS CUM UNCIS
《名医别录》

为茜草科植物钩藤 *Uncaria rhynchophylla*（Miq.）Miq. ex Havil.、大叶钩藤 *Uncaria macrophylla* Wall.、毛钩藤 *Uncaria hirsuta* Havil.、华钩藤 *Uncaria sinensis*（Oliv.）Havil. 或无柄果钩藤 *Uncaria sessilifructus* Roxb. 的带钩茎枝。产于广东、广西、湖南等地。

【药性】甘,凉。归肝、心包经。

【功效】息风定惊,清热平肝。

【应用】

1. 肝风内动,惊痫抽搐　本品味甘性凉,入肝、心包二经,有平和的息风止痉、定惊之效,为治疗肝风内动,惊痫抽搐的常用药。因其兼清肝热,尤宜于热极生风。治小儿急惊风,高热神昏,手足抽搐,常配伍天麻、全蝎等,如钩藤饮子。治温热病热极生风,惊痫抽搐者,常配伍羚羊角、白芍、菊花等,如羚角钩藤汤。

2. 肝阳上亢头痛,眩晕　本品性凉,主入肝经,既能清肝热,又能平肝阳,适用于肝阳上亢兼肝经有热之头胀头痛、眩晕,常配伍天麻、石决明、黄芩等,如天麻钩藤饮。

【用法用量】煎服,3～12 g,宜后下。

天　麻
tiānmá/GASTRODIAE RHIZOMA
《神农本草经》

为兰科植物天麻 *Gastrodia elata* Bl. 的块茎。产于湖北、四川、云南等地。

【药性】甘,平。归肝经。

【功效】息风止痉,平抑肝阳,祛风通络。

【应用】

1. 肝风内动,惊痫抽搐　本品长于息风止痉,且药性平和,对于肝风内动,惊痫抽搐,无论寒热虚实,皆可配伍应用,故素有“定风草”“治风神药”之誉。治痰热癫痫,痉挛抽搐,常配伍天南星、半夏、石菖蒲等,如定痫丸;治小儿脾虚慢惊风,肢体拘挛,手足蠕动者,常配伍人参、白术、全蝎等,如醒脾丸。

2. 眩晕,头痛　本品既息肝风,又平肝阳、止痛,为治眩晕、头痛之要药。治肝阳上亢之眩晕、头痛,常配伍钩藤、石决明、牛膝等,如天麻钩藤饮;治风痰上扰之眩晕、头痛,痰多胸闷者,常配伍半夏、陈皮、茯苓等,如半夏白术天麻汤。

3. 中风手足不遂,风湿痹痛　本品既息内风,又祛外风邪,并能通络、止痛,用治肢体麻木、手足不遂、风湿痹痛,常配伍羌活、独活、当归等,如天麻丸。

145

【用法用量】煎服,3～10 g。

全 蝎

quánxiē/SCORPIO

《蜀本草》

为钳蝎科动物东亚钳蝎 *Buthus martensii* Karsch 的全体。产于河南、山东、湖北等地。

【药性】辛,平;有毒。归肝经。

【功效】息风止痉,攻毒散结,通络止痛。

【应用】

1. 痉挛抽搐　本品主入肝经,性善走窜,长于息风止痉,为治痉挛抽搐之要药。各种风动抽搐之证皆宜,常与蜈蚣相须为用,如止痉散;治小儿惊风,抽搐神昏者,常配伍羚羊角、钩藤、天麻等同用;治破伤风痉挛抽搐、角弓反张者,常配伍蜈蚣、钩藤、朱砂等,如摄风散;治中风,口眼歪斜,半身不遂者,常配伍白僵蚕、白附子,如牵正散。

2. 疮疡肿毒,瘰疬结核　本品味辛有毒,以毒攻毒,散结消肿,能消散疮疡,内服外用皆宜。治疮毒痈肿常与桃仁为伍,如立消散;治瘰疬,配伍半夏、五灵脂、马钱子等,如小金散。

3. 风湿顽痹,偏正头痛　本品性善走窜,善于搜风通络止痛之效。治风湿久痹,筋脉拘挛,顽痛不休者,可单用或与白附子、僵蚕、麝香同用,如通灵丸;治偏正头痛不可忍者,常配伍藿香、麻黄、细辛,如神圣散。

【用法用量】煎服,3～6 g。

【使用注意】①孕妇禁用。②本品有毒,用量不宜过大。

其他常用平肝息风药

珍珠母、蒺藜、地龙、蜈蚣、僵蚕的药性、功效、主治、用法用量等见表 15－1。

表 15－1　其他常用平肝息风药

药名	药性	功效	主治	用法用量	备注
珍珠母	咸,寒。归肝、心经	平肝潜阳,安神定惊,清肝明目	眩晕头痛,惊悸失眠,目赤翳障,视物昏花	煎服,10～25 g,先煎	脾胃虚寒者慎服
蒺藜	辛、苦,微温;有小毒。归肝经	平肝解郁,活血祛风,明目,止痒	头晕目眩,胸胁胀痛,乳闭乳痈,目赤翳障	煎服,6～10 g	血虚气弱、阴虚不足、孕妇慎服
地龙	咸,寒。归肝、脾、膀胱经	清热定惊,通络,平喘,利尿	高热惊痫,癫狂,痹证,中风不遂,肺热哮喘,小便不利	煎服,5～10 g	脾胃虚寒无实热者及孕妇忌服
蜈蚣	辛,温;有毒。归肝经	息风镇痉,攻毒散结,通络止痛	痉挛抽搐,疮疡肿毒,瘰疬,痰核,风湿顽痹,顽固性头痛	煎服,3～5 g	有毒,用量不宜过大。血虚发痉,小儿慢痉,孕妇忌服
僵蚕	咸、辛,平。归肝、肺、胃经	息风止痉,祛风通络,化痰散结	惊痫抽搐,风中经络,口眼歪斜,风热头痛,目赤、咽痛,风疹瘙痒,痰核、瘰疬	煎服,5～10 g	凡病非痰热所引起者不宜使用

第二节 平肝息风剂

以平肝息风药为主组成,具有平肝、潜阳、息风等作用,用于治疗内风病证的方剂,称之为平肝息风剂。内风有虚实两类,热极动风或肝阳化风多属内风之实证,组方常用平肝息风药为主;温病后期之阴虚动风或血虚生风则属内风之虚证,组方多用滋阴养血药为主,配平肝潜阳药。

羚角钩藤汤
《通俗伤寒论》

【组成】羚角片先煎,钱半(4.5 g)　淡竹茹鲜刮,与羚羊角先煎代水　鲜生地各五钱(各15 g)　京川贝去心,四钱(12 g)　双钩藤后入　滁菊花　茯神木　生白芍各三钱(各9 g)　霜桑叶二钱(6 g)　生甘草八分(2.4 g)

【功效】凉肝息风,增液舒筋。

【主治】热盛动风证。高热烦躁,抽搐痉厥,舌绛而干,脉弦数。

【方解】本方为凉肝息风的代表方,常用于温热病的极期,热极动风之证。温病极期,火热亢盛,燔灼内外,故高热烦躁;热入厥阴,伤及阴血,使肝失条达,筋失濡养,肝风内动,故手足抽搐,甚至痉厥;舌绛而干,脉弦数为热入厥阴,阴液耗伤之候。证属热极动风,治宜清热凉肝息风为主,佐以养阴增液舒筋。

方中羚羊角、钩藤凉肝息风,清热解痉,共为君药。桑叶、菊花辛凉轻扬,清热平肝,助君药凉肝息风,用为臣药。鲜地黄、生白芍滋阴柔肝,舒筋缓急;热易炼津成痰,以鲜竹茹、川贝母清热化痰;热扰心神,用茯神木宁心安神,皆为佐药;甘草调和诸药,为使药。诸药合共成凉肝息风之剂,可使热去阴复,痰消风息。

【应用】

1. 现代应用　常用于治疗流行性脑脊髓膜炎、流行性乙型脑炎、高血压病、妊娠子痫等疾病属热极动风者。

2. 使用注意　热病后期阴虚风动者,不宜使用本方。

镇肝息风汤
《医学衷中参西录》

【组成】怀牛膝　生赭石轧细,各一两(各30 g)　生龙骨捣碎　生牡蛎捣碎　生龟甲捣碎　生杭芍　玄参　天冬各五钱(各15 g)　川楝子捣碎　生麦芽　茵陈各二钱(各6 g)　甘草钱半(4.5 g)

【功效】镇肝息风,滋阴潜阳。

【主治】类中风。头目眩晕,脑部胀痛,甚则突然昏倒,不省人事,面色如醉,脉弦长有力。

【方解】本方所治之类中风(或称内中风),多由阴虚阳亢,气血上逆所致。肝肾阴亏,阴不制阳,肝阳上亢,故头目眩晕;肝阳偏亢,气血逆乱,上聚头面,故脑部胀痛,面色如醉,甚则昏不知人。即《素问·调经论篇》所说"血之与气,并走于上,则为大厥"之意。证属阴虚阳亢,气血上逆,病情危急,治宜镇肝息风,滋阴潜阳。

方中重用怀牛膝引血下行,折其亢阳,且补益肝肾,兼顾病本,为君药。赭石、龙骨、牡蛎质重性降,善重镇降逆,以镇肝潜阳,与君药合用,镇冲降逆,潜阳息风,为臣药。龟甲、白芍、玄参、天冬滋阴养液,育阴涵阳,以治肝肾阴亏之本;茵陈、川楝子、生麦芽清泄阳亢所生之热,条达肝气之郁滞,有助肝阳之平降,为佐药。甘草调和诸药,配生麦芽能和胃调中,且防止金石介类质重碍胃,为使药。本方重镇潜降,育阴涵阳,共成镇肝息风之剂,为治类中风的常用方。无论中风前后,证属肝肾阴虚、肝阳化风者,均可应用。

本方配伍特点:一是镇潜之中兼以滋阴,标本同治,上下并治,以治标治上为主;二是重镇潜降之中兼以条达肝气,镇降而不抑肝之调畅;三是顾护胃气,重镇滋腻不碍胃。

【应用】

1. 现代应用　常用于治疗高血压病、急性脑血管病、癫痫、血管神经性头痛等疾病属阴亏阳亢者。

2. 使用注意　方中金石介类药易伤脾胃,应注意顾护脾胃之气。

天 麻 钩 藤 饮
《中医内科杂病证治新义》

【组成】天麻(9 g)　钩藤　川牛膝(12 g)　石决明(18 g)　山栀　黄芩　杜仲　益母草　桑寄生　首乌藤　朱茯神(各9 g)

【功效】平肝息风,清热活血,补益肝肾。

【主治】肝阳偏亢,肝风上扰证。头痛,眩晕,心烦失眠,舌红苔黄,脉弦。

【方解】本方治疗肝肾阴虚,肝阳偏亢。肝阳偏亢,上扰清窍,故头痛、眩晕;肝阳有余,化热扰心,故心烦失眠。证属阴虚阳亢生热,治当补益肝肾,平肝息风,清热安神。

方中天麻、钩藤平肝息风,为治头痛眩晕的要药,共为君药。石决明咸寒质重,平肝潜阳,明目清热;川牛膝引血下行,且活血利水,与君药合用加强平肝息风之力,共为臣药。栀子、黄芩清热除烦,首乌藤、朱茯神安神定志;益母草活血利水,有利于平降肝阳;杜仲、桑寄生补益肝肾;七味共为佐药。本方配伍既依据中医平肝潜阳之理,又兼具西医药理利尿降压之用,是中西医结合、辨证与辨病结合的典范,为治疗肝阳上亢型高血压病之良方。

本方配伍特点:补益肝肾与平肝、活血、利水、清热、安神同用,标本兼顾,病证结合。

【应用】

1. 现代应用　常用于治疗高血压病、脑血管病、内耳眩晕症、更年期综合征等疾病属阴亏阳亢者。

2. 使用注意　肝经实火头痛者,不宜使用。

半 夏 白 术 天 麻 汤
《医学心悟》

【组成】白术三钱(9 g)　半夏一钱五分(4.5 g)　天麻　茯苓　橘红各一钱(各3 g)　甘草五分(1.5 g)

【功效】化痰息风,健脾祛湿。

【主治】风痰上扰证。眩晕,头痛,舌苔白腻,脉弦滑。

【方解】本方为治风痰眩晕之良方。其病多因脾失健运,聚湿生痰,痰浊中阻,胃失和降,故胸膈痞闷,恶心呕吐;蒙蔽清窍,症见眩晕、头痛之风症。证属肝风夹痰,上扰清窍,治当健脾祛湿,化痰息风。

方中天麻为止眩晕之要药,用以平肝息风止眩;半夏燥湿化痰,降逆和胃,治痰厥头痛;二味相伍,化痰息风,共为君药。白术健脾燥湿,茯苓渗湿健脾,二味合用健脾除湿以杜生痰之源,增强化痰之功,共为臣药。橘红理气和胃,燥湿化痰,使气顺痰自消,为佐药。甘草配伍生姜、大枣益胃和中,调和诸药,生姜兼制半夏之毒,为佐使药。诸药合用,健脾除湿化痰,平肝息风定眩,为治风痰眩晕之良方。

本方配伍特点:肝脾兼顾,风痰与脾湿并治,标本兼顾,但以治标为主。

【应用】

1. 现代应用 本方常用于治疗耳源性眩晕、高血压、颈椎病、神经衰弱眩晕等属风痰上扰者。

2. 使用注意 若眩晕属肝阳上亢或肝肾阴虚所致者忌用。

第十六章

安 神 方 药

 导学

【学习目标】掌握安神方药的含义、分类、功效主治。掌握或熟悉具体药物的主要药性、基本功效及临床应用；掌握或熟悉安神剂的组成、功效、主治，熟悉方药分析。了解安神方药的配伍原则及使用注意。

【教学内容】
1. 掌握：龙骨、磁石、酸枣仁；酸枣仁汤。
2. 熟悉：朱砂、远志；朱砂安神丸、天王补心丹。
3. 了解：琥珀、柏子仁、合欢皮、首乌藤；磁朱丸。

凡以安定神志为主要作用，用于治疗心神不宁病证的方药，称为安神方药。

安神方药具有镇惊安神或养心安神之效，主要适应于烦躁不安、心悸怔忡、失眠多梦、惊痫、癫狂、健忘等神志不安证。

在应用本类方药时，当根据引起心神不安的原因而予以适当的配伍。如因心火扰神，当配伍清心安神药；痰火内扰，当配伍清化热痰药；肝阳上亢、肝火上炎者，需配伍平肝阳、清肝药；阴虚火旺，应配伍养阴清火药；阴血不足者，应配伍养阴补血药。

本类方药多为对症治疗，特别是重镇安神类，故只宜暂用，不可久服，中病即止。重镇安神类方药易伤胃气，所以入丸散剂服时，须酌情配伍健脾养胃之品。

第一节 安 神 药

凡以安神定志为主要作用，用于治疗心神不宁病证的药物，称为安神药。

本类药物主归心、肝二经，根据药物的质地、作用特点，主要具有重镇安神、养心安神作用。具有重镇安神作用的药物多为矿石、化石、介壳类，质重沉降，适应于火扰心神所致的烦躁、失眠、惊痫、癫狂、眩晕等。具有养心安神作用的药物多为植物种子类，甘润滋养，适用于心神失养所致的心悸怔忡、虚烦不眠、健忘多梦等。

朱 砂
zhūshā/CINNABARIS
《神农本草经》

为硫化物类矿物辰砂族辰砂，主含硫化汞（HgS）。主产于湖南、贵州、四川等地。

【药性】甘,微寒;有毒。归心经。

【功效】镇惊安神,清热解毒。

【应用】

1. 心神不宁证　本品甘寒质重,寒能降火,重可镇怯,专入心经,既可重镇安神,又能清心安神,可用于多种神志不安之证,尤宜火扰心神之神志不安。治心火亢盛,阴血不足之失眠多梦、惊悸怔忡、心中烦热,常配伍当归、生地黄、炙甘草等,如朱砂安神丸;用于温热病,热入心包或痰热内闭所致的高热烦躁,神昏谵语,惊厥抽搐,常配伍牛黄、麝香等,如安宫牛黄丸;用于痰火上扰的癫狂证,常配伍生铁落、天冬、麦冬等,如生铁落饮;用于小儿惊风,常配伍牛黄、全蝎、钩藤,如牛黄散;用于癫痫卒昏抽搐,常配伍磁石,如磁朱丸;用于小儿癫痫,与雄黄、珍珠等药研细末为丸服,如五色丸。

2. 疮疡肿毒,咽喉肿痛,口舌生疮　本品性寒,有清热解毒作用,内服、外用均可。治疮疡肿毒,常配伍雄黄、山慈菇、大戟等,如太乙紫金锭;治咽喉肿痛,口舌生疮,常配伍芒硝,如丹砂散。

【用法用量】内服,只宜入丸、散,每次 0.1～0.5 g;不宜入煎剂。外用适量。

【使用注意】①朱砂有毒,内服不可过量或持续服用。②孕妇及肝肾功能不全者禁服。③入药只宜生用,忌火煅。

磁　石

císhí/MAGNETITUM

《神农本草经》

为氧化物类矿物尖晶石族磁铁矿。主含四氧化三铁(Fe_3O_4)。主产于河北、山东、辽宁等地。

【药性】咸,寒。归肝、心、肾经。

【功效】镇惊安神,平肝潜阳,聪耳明目,纳气平喘。

【应用】

1. 心神不宁证　本品既有镇心安神之功,又有益肾滋阴之效,为护真阴,镇浮阳,安心神之品。用于肾虚肝旺,肝火上炎,扰动心神或惊恐气乱,神不守舍所致的心神不宁、惊悸、失眠及癫痫,常配伍朱砂、神曲等,如磁朱丸。

2. 肝阳上亢证　本品既能平肝潜阳,又能益肾补阴,用于肝肾阴虚,肝阳上亢之头晕目眩,急躁易怒等症,常配伍石决明、生地黄、牡丹皮等,如滋生清阳汤。

3. 肝肾不足,耳鸣耳聋,视物昏花　本品能益肝肾之阴,有聪耳明目之效,善治目疾耳疾。用于肾虚耳鸣、耳聋,常配伍熟地黄、山茱萸、山药等,如耳聋左慈丸;用于肾阴不足,眼目昏花,常配伍夜明砂、神曲,如神曲丸。

4. 肾虚气喘　本品质重沉降,归于肾经,具有益肾纳气平喘作用,常用于肾气不足,摄纳无权之虚喘。如用于肾阴不足而咳嗽气喘者,常配伍熟地黄、山药、山茱萸等,如磁石六味丸。

【用法用量】煎服,9～30 g,宜打碎先煎;入丸散,每次 1～3 g。

【使用注意】因吞服后不易消化,如入丸散,不可多服,脾胃虚弱者慎用。

龙　骨

lónggǔ/OS DRACONIS FOSSILIA

《神农本草经》

为古代大型哺乳类动物象类、三趾马类、犀类、鹿类、牛类等骨骼的化石或象类门齿的化石。主产于山西、内蒙古、河南等地。

【药性】 甘、涩,平。归心、肝、肾经。

【功效】 镇惊安神,平肝潜阳,收敛固涩。

【应用】

1. 心神不宁证　本品性平质重,归于心经,具有镇静安神作用,善治各种心神不宁证。治风痰上扰所致发热、烦躁、抽搐者,常配伍茯苓、半夏、牡蛎等,如柴胡加龙骨牡蛎汤;治心阳不足所致心悸、怔忡、肢冷汗出者,常配伍牡蛎、桂枝等,如桂枝龙骨牡蛎汤;治疗心脾两虚所致的心悸健忘,常配伍远志、石菖蒲等,如孔圣枕中丹。

2. 肝阳上亢证　本品质重沉降,有平肝潜阳之功,可用于肝阳上亢之眩晕,烦躁易怒等病证,常配伍生牡蛎、赭石、白芍等平肝潜阳药等,如镇肝息风汤。

3. 滑脱不禁诸证　本品煅用,味涩能敛,功善收敛固涩,适用于多种滑脱不禁的病证。治肾虚遗精、滑精,常配伍芡实、沙苑子、牡蛎等,如金锁固精丸;治心肾两虚,小便频数、遗尿,常配伍桑螵蛸、龟甲、茯神等,如桑螵蛸散;治气虚不摄,冲任不固之崩漏,常配伍黄芪、乌贼骨、五倍子等,如固冲汤;治表虚自汗,阴虚盗汗,常配伍牡蛎、麻黄根、黄芪等,如黄芪汤;治大汗不止,脉微欲绝之亡阳证,常配伍牡蛎、人参、附子,如参附龙牡汤。

此外,煅龙骨外用,有收湿、敛疮、生肌之效。可用于湿疹、湿疮及疮疡久溃不敛。

【用法用量】 煎服,15～30 g,宜先煎。外用适量。镇静安神,平肝潜阳多生用;收敛固涩宜煅用。

【使用注意】 湿热积滞者不宜使用。

酸 枣 仁

suānzǎorén/ZIZIPHI SPINOSAE SEMEN

《神农本草经》

为鼠李科植物酸枣 *Ziziphus jujuba* Mill. var. *spinosa* (Bunge) Hu ex H. F. Chou 的成熟种子。主产于河北、陕西、辽宁等地。

【药性】 甘、酸,平。归肝、胆、心经。

【功效】 养心益肝,安神,敛汗。

【应用】

1. 心神不宁证　本品长于安神,又可补养心肝之阴血,为养心安神之要药。用于心肝阴血亏虚,心失所养,神不守舍之心悸、怔忡、健忘、失眠、多梦、眩晕等症,常配伍当归、白芍、地黄等,如加味宁神丸;用于肝虚有热之虚烦不眠,常与知母、茯苓、川芎等配伍,如酸枣仁汤;用于心脾气血亏虚,惊悸不安,体倦失眠,常配伍黄芪、当归、党参等,如归脾汤;用于心肾不足,阴亏血少,心悸失眠,健忘梦遗者,常配伍麦冬、生地黄、远志等,如天王补心丹。

2. 自汗、盗汗　本品味甘酸,入心经,既能养心安神,又能收敛止汗,可用于自汗、盗汗,常配伍黄芪,如止汗汤。

【用法用量】 煎服,10～15 g;研末吞服,每次 1.5～2 g。酸枣仁炒后质脆易碎,便于煎出有效成分,可增强疗效。

远 志

yuǎnzhì/POLYGALAE RADIX

《神农本草经》

为远志科植物远志 *Polygala tenuifolia* Willd. 或卵叶远志 *Polygala sibirica* L. 的根。主产于山西、陕西、吉林等地。

【药性】苦、辛,温。归心、肾、肺经。

【功效】安神益智,祛痰开窍,消散痈肿。

【应用】

1. 心神不宁证　本品既能开心气而宁心安神,又能通肾气而强志不忘,为交通心肾、安定神志、益智强志之品。用于心肾不交之心神不宁、失眠健忘、心悸怔忡等症,常配伍茯神、龙齿、朱砂等,如远志丸。

2. 癫痫惊狂　本品既能祛痰,又能开窍,适用于痰阻心窍之惊痫、癫狂等病证。治疗惊痫抽搐常配伍半夏、天麻、全蝎等同用,如定痫丸。

3. 咳嗽痰多　本品祛痰止咳,可用于咳嗽,痰多黏稠、咯痰不爽证。治疗痰涎壅盛之喉闭,单用即有效,如远志散。

4. 疮疡肿毒,乳房肿痛　本品辛行苦泄温通,可除气血之壅滞而消散痈肿,适用于各种痈肿,内服外用均有疗效。内服可单用为末,黄酒送服,外用可将远志蒸软,加少量黄酒捣烂敷患处。

【用法用量】煎服,3～10 g。外用适量。化痰止咳宜炙用。

【使用注意】凡实热或痰火内盛者,以及有胃溃疡或胃炎者慎用。

其他常用安神药

柏子仁、首乌藤、合欢皮、琥珀的药性、功效、主治、用法用量等见表 16-1。

表 16-1　其他常用安神药

药名	药性	功效	主治	用法用量	备注
柏子仁	甘、平。归心、肾、大肠经	养心安神,润肠通便,滋补阴液	心悸失眠,肠燥便秘,阴虚盗汗	煎服,3～10 g	大便溏者宜用柏子仁霜代替柏子仁
首乌藤	甘、平。归心、肝经	养血安神,祛风通络,止痒	失眠多梦,血虚身痛,风湿痹痛,皮肤痒疹	煎服,9～15 g。外用适量,煎水洗患处	
合欢皮	甘、平。归心、肝、肺经	解郁安神,活血消肿	心神不宁,忿怒忧郁,烦躁失眠,跌打骨折,血瘀肿痛,肺痈,疮痈肿毒	煎服,6～12 g。外用适量,研末调敷	
琥珀	甘、平。归心、肝、膀胱经	镇惊安神,活血散瘀,利尿通淋	心神不宁,心悸失眠,惊风,癫痫,痛经经闭,心腹刺痛,癥瘕积聚,淋证,癃闭,疮痈肿毒	研末冲服,1.5～3 g	

第二节 安 神 剂

以安神药为主组成,具有安神定志作用,用于治疗神志不安病证的方剂,称之为安神剂。治法或遵"惊者平之"之旨,或属于"八法"中的清法和补法。本类方剂主要用于心悸怔忡、失眠健忘、烦躁惊狂等神志不安病证。根据神志不安病证的不同类型,安神剂可分为重镇安神和滋养安神两类。

朱 砂 安 神 丸
《内外伤辨惑论》

【组成】 朱砂另研,水飞为衣,五钱(15 g) 黄连去须,净,酒洗,六钱(18 g) 炙甘草五钱五分(16.5 g) 当归去芦,二钱五分(7.5 g) 生地黄一钱五分(4.5 g)

【功效】 镇心安神,清热养血。

【主治】 心火亢盛,阴血不足证。失眠多梦,惊悸怔忡,胸中烦热,或胸中懊恼,舌尖红,脉细数。

【方解】 本方为重镇安神的代表方。心火亢盛则心神被扰,阴血不足则心神失养,故见失眠多梦,惊悸怔忡,心烦神乱等;心火盛而阴血虚,则舌尖红,脉细数。治当泻其亢盛之火,补其虚损之阴而安神。

方中朱砂甘寒质重,专入心经,寒能清热,重可镇怯,既能重镇安神,又可清泻心火,标本兼治,故为君药;黄连苦寒,清心泻火除烦,为臣药;佐以生地黄之甘寒,以滋阴清热,当归之辛甘温润,以补血养心;使以炙甘草调药和中,以防黄连之苦寒、朱砂之质重碍胃。全方合用,清中有养,标本兼治,使心火得清,心神得养,则神志安定,故以"安神"名之。

本方配伍特点:苦寒质重,清镇并用,清中兼补,治标为主。

【应用】

1. 现代应用 本方常用于治疗神经衰弱、抑郁症、心脏早搏等疾病属心火亢盛,阴血不足者。

2. 使用注意 ①原方为丸剂,每服 3～4 g,作汤剂剂量宜酌定。②方中朱砂含硫化汞,有毒,不宜多服或久服,以防造成汞中毒。③阴虚或脾弱者不宜服用。

磁 朱 丸
《备急千金要方》

【组成】 磁石二两(60 g) 神曲四两(120 g) 光明砂一两(30 g)

【功效】 重镇安神,交通心肾。

【主治】 心肾不交证。视物昏花,耳鸣耳聋,心悸失眠;亦治癫痫。

【方解】 本方原为治疗视物昏花之目疾而设,用治水不济火,心阳偏亢,心肾不交之证。目之能视,有赖于五脏六腑精气之濡养,若肾精不足,精气不能上行荣目,加之水不济火,心阳偏亢,虚阳上扰,故视物昏花;肾开窍于耳,肾精不足则耳鸣耳聋。后世医家将本方拓展用于肾阴不足,水不济火,心肾不交之心悸失眠,以及癫痫等疾患。诸疾虽临床表现各异,然病机相同,故均治以益阴潜阳、交通心肾之法。

方中磁石入肾为君药,镇摄安神,益阴潜阳,聪耳明目;朱砂入心为臣药,镇心清火,安神定志;二药相配,能镇摄浮阳,交融水火,使心肾相交;重用神曲为佐,健脾和胃以助运化,且防君臣二药重坠碍胃;原方炼蜜为丸,可补中益胃,缓和药力。诸药相合,功可重镇安神,平肝潜阳,交通心肾,亦可用治癫痫,故柯琴称本方为"治癫痫之圣剂"。

本方配伍特点:重镇沉降,交通心肾,兼顾中州。

【应用】

1. 现代应用　本方常用于治疗精神分裂症、神经衰弱、癫痫及眼科视网膜、视神经、晶状体病变等属心肾不交者。

2. 使用注意　①原方为丸剂,每服3 g,作汤剂则剂量宜酌定。②本方磁石、朱砂均为重坠之品,易伤脾胃,脾胃虚弱者慎用。③方中朱砂有毒,含硫化汞,不宜多服或久服,以防造成汞中毒。④本方为镇摄之剂,眼耳病属肝肾阴虚火旺者,当合用滋补肝肾之品。

天王补心丹
《校注妇人良方》

【组成】生地黄四两(120 g)　当归酒浸　五味子　天门冬　麦门冬去心　柏子仁　酸枣仁炒,各一两(各30 g)　人参去芦　丹参　玄参　茯苓　远志　桔梗各五钱(各15 g)　朱砂水飞为衣,三至五钱(9~15 g)

【功效】滋阴清热,养血安神。

【主治】阴虚血少,神志不安证。心悸怔忡,虚烦失眠,神疲健忘,或梦遗,手足心热,口舌生疮,大便干结,舌红少苔,脉细数。

【方解】本方为主治心肾两虚、阴亏血少、虚火内扰之证的常用方剂。阴虚血少,心失所养,故心悸失眠,神疲健忘;阴虚则生内热,虚火内扰,则手足心热,虚烦,遗精,口舌生疮;舌红少苔,脉细数,亦是阴虚内热之征。治当滋阴清热,养血安神。

方中生地黄甘寒,滋阴养血,壮水以制虚火,重用为君药;天冬、麦冬滋阴清热,酸枣仁、柏子仁养心安神,当归补血养心,助生地黄滋阴补血,并养心安神,俱为臣药;玄参以滋阴降火;茯苓、远志以养心安神,交通心肾;人参补气生血,安神益智;五味子之酸收敛阴,以安心神;丹参清心活血,使补而不滞;朱砂镇心安神,兼治其标,共为佐药;桔梗为使,载药上行,使药力上入心经。本方配伍,滋阴补血以治本,养心安神以治标,标本兼治,心肾两顾,共奏滋阴养血,补心安神之功。

本方配伍特点:重用甘寒,补中寓清;心肾并治,重在养心。

【应用】

1. 现代应用　本方常用于治疗神经衰弱、精神分裂症、心脏病、甲状腺功能亢进等疾病属心肾阴虚血少者。

2. 使用注意　①原方为丸剂,作汤剂则剂量宜酌定。②方中朱砂含硫化汞,有毒,不宜多服或久服,以防造成汞中毒。③本方药味偏于寒凉滋腻,故脾胃虚弱,纳食欠佳,大便不实者,均应慎用。

酸枣仁汤
《金匮要略》

【组成】酸枣仁炒,二升(15 g)　茯苓　知母　川芎各二两(各6 g)　甘草一两(3 g)

【功效】养血安神,清热除烦。

【主治】肝血不足,虚热内扰证。虚劳虚烦不得眠,心悸,头目眩晕,咽干口燥,舌红,脉弦细。

【方解】本方治证为肝血不足,虚热内扰,心神不宁所致的不寐。肝藏血,血舍魂;心藏神,血

155

养心。肝血不足，则魂不守舍；心失所养，虚热内扰，故虚烦失眠，心悸不安；血虚无以濡润于上，多伴见头目眩晕，咽干口燥；舌红，脉弦细，乃血虚肝旺之征。治宜养血安神，清热除烦之法。

方中酸枣仁重用为君药，养血补肝，宁心安神；茯苓健脾宁心安神，知母滋阴降火，润燥除烦，共为臣药；佐以川芎辛温走散，行气活血，条达肝气，与酸枣仁相伍，酸收辛散，相反相成，有养血调肝安神之妙；甘草和中气，缓肝急，与酸枣仁酸甘合化，养肝阴，敛浮阳，为使药。全方配伍，以酸收和辛散之品并用，兼以甘平之品，体现了《素问·藏气法时论篇》的"肝欲散，急食辛以散之，用辛补之，酸泻之"和"肝苦急，急食甘以缓之"的治疗原则。

本方配伍特点：心肝同治，重在养肝；补中兼行，以顺肝性。

【应用】

1. 现代应用　本方常用于治疗神经衰弱、心脏神经官能症、更年期综合征等属心肝血虚、虚热内扰者。

2. 使用注意　方中酸枣仁宜炒制、捣碎入煎剂，使有效成分充分溶出而提高安神效果。

第十七章

开 窍 方 药

 导学

【学习目标】掌握开窍方药的含义、分类、功效主治。掌握或熟悉具体药物的主要药性、基本功效及临床应用；掌握或熟悉开窍剂的组成、功效、主治，熟悉方药分析。了解开窍方药的配伍原则及使用注意。

【教学内容】

1. 掌握：麝香、牛黄。

2. 熟悉：冰片、苏合香、石菖蒲；安宫牛黄丸、苏合香丸。

3. 了解：蟾酥。

凡以开窍醒神为主要功效，用于治疗闭证神昏的方药，称为开窍方药。

本类方药具有开窍醒神功效，适用于温病热陷心包，痰浊秽恶阻闭心窍所致之神昏谵语以及中风、惊风、癫痫、中暑、中恶等证。部分药物又多兼有止痛之功，常用于胸痹心痛、腹痛、跌仆损伤等病证。

闭证有寒热之分，首当明辨。寒闭多因痰湿、痰浊蒙蔽心窍，出现神识昏蒙、面青身凉、苔白脉迟，在治疗上当温化痰浊以开窍；热闭多因温热、痰热内陷心包所致神昏谵语，面赤身热，苔黄脉数，治疗上当清心解毒，化痰开窍。因此，开窍方药分为凉开与温开两类：凉开类方药适用于热闭病证，宜配伍清热泻火解毒、平肝息风、安神类药物；温开类方药适用于寒闭病证，宜配伍化湿、祛痰类药物。

开窍方药辛香走窜，为救急治标之品，且易耗伤正气，只宜暂服，不可久用。本类方药芳香，有效成分易于挥发，或受热易于失效，或有效成分不易溶于水，故内服一般不宜入煎剂，多入丸、散剂。另外，本类方药忌用于神昏脱证，孕妇慎用或忌用。

第一节 开 窍 药

凡以开窍醒神为主要作用，主治闭证神昏的药物，称为开窍药。

本类药物辛香走窜，主归心经，具有通关开窍、苏醒神志的作用，主治热陷心包或痰浊蒙窍所致的神昏谵语以及惊痫、中风等出现突然昏厥之证。部分开窍药又兼止痛之功，尚可用于胸痹心痛、腹痛、跌仆损伤等病证。

麝 香
shèxiāng/MOSCHUS
《神农本草经》

为鹿科动物林麝 *Moschus berezovskii* Flerov、马麝 *Moschus sifanicus* Przewalski 或原麝 *Moschus moschiferus* Linnaeus 成熟雄体香囊中的分泌物。主产于四川、西藏、云南等地。

【药性】辛,温。归心、脾经。

【功效】开窍醒神,活血通经,消肿止痛。

【应用】

1. 闭证 本品芳香走窜之性甚烈,开窍通闭作用显著,为醒神回苏之要药,广泛用于温热病、小儿急惊风、中风等神昏者,且无论热闭、寒闭,皆可以之为开窍主药。治中风、中暑、痰热内闭之神昏谵语,身热烦躁等,常配伍朱砂、雄黄、琥珀等,如至宝丹;治寒邪或痰浊阻闭心窍之寒闭神昏,四肢厥逆者,常配伍苏合香、安息香等,如苏合香丸。

2. 血瘀证 本品可行血中之瘀滞,开经络之壅遏,具有活血以通经、疗伤、消癥、消痈及止痛之效,适用于多种瘀血阻滞病证。用于偏正头痛,迁延日久,或者血瘀经闭证,常配伍桃仁、红花、川芎等,如通窍活血汤;用于癥瘕痞块等血瘀重证,常配伍水蛭、虻虫、三棱等,如化癥回生丹;治疗心腹暴痛,常配伍木香、桃仁等;用于跌仆肿痛、骨折扭挫,不论内服、外用均有良效,常配伍乳香、没药、红花等配伍,如八厘散;用于风寒湿痹证,常配伍独活、威灵仙、桑寄生等,如大活络丹。

3. 疮疡肿痛,咽喉肿痛 本品的活血化瘀,散结消肿作用,又可用于疮疡肿痛,咽喉肿痛等证,内服、外用均可,常配伍牛黄、蟾酥、珍珠等,即六神丸。

此外,本品辛香走窜,活血通经,力达胞宫,有催产下胎之效,可用于死胎、难产,常配伍肉桂,如香桂散。

【用法用量】入丸散,每次 0.03～0.1 g。外用适量。不宜入煎剂。

【使用注意】孕妇禁用。

牛 黄
niúhuáng/BOVIS CALCULUS
《神农本草经》

为牛科动物牛 *Bos taurus domesticus* Gmelin 的胆结石。主产于中国西北和东北地区。

【药性】甘,凉。归心、肝经。

【功效】化痰开窍,息风止痉,清热解毒。

【应用】

1. 热闭神昏证 本品气味芳香,善清心、肝之热,能清心化痰,开窍醒神。用于温热病热入心包及中风、惊风、癫痫等。治痰热闭阻心窍所致神昏谵语、高热烦躁、口噤、舌蹇,常配伍麝香、冰片、朱砂等,如安宫牛黄丸。

2. 小儿急惊风、癫痫 本品有息风止痉,清心凉肝之效。用于小儿急惊风之壮热、神昏、惊厥等症,常配伍朱砂、全蝎、钩藤等,如牛黄散;用于痰蒙清窍之癫痫,常配伍珍珠、远志、胆南星等。

3. 热毒疮痈,咽喉肿痛 本品清热解毒力强,用于火毒郁结之口舌生疮、咽喉肿痛、牙痛,常配伍黄芩、雄黄、大黄等,如牛黄解毒丸;用于痈疽、疔疮等,常配伍金银花、甘草等;治疗乳岩、痰核、瘰病等证,常配伍麝香、乳香、没药等,如犀黄丸。

【用法用量】0.15～0.35 g,多入丸散用。外用适量,研末敷患处。

【使用注意】孕妇慎用。

冰　片

bīngpiàn/BORNEOLUM SYNTHETICUM

《新修本草》

为龙脑香科植物龙脑香 *Dryobalanops aromatic* Gaertn. f. 树脂加工品,或龙脑香树的树干、树枝切碎,经蒸馏冷却而得的结晶,称"龙脑冰片",亦称"梅片"。由菊科植物艾纳香(大艾)*Blumea balsamifera* DC. 叶的升华物经加工劈削而成,称"艾片"。现多用松节油、樟脑等,经化学方法合成,称"机制冰片",也称"合成龙脑"。龙脑香主产于东南亚地区,我国台湾有引种;艾纳香主产于广东、广西、云南等地。

【药性】辛、苦,微寒。归心、脾、肺经。

【功效】开窍醒神,清热止痛。

【应用】

1. 闭证　本品开窍醒神,功似麝香,但其功力不及。治疗闭证神昏,无论寒闭、热闭,二者常配伍使用,如治疗热闭之安宫牛黄丸,治疗寒闭之苏合香丸。治疗急中风,目瞑牙噤,以之配伍天南星,如开关散。

2. 目赤肿痛,咽痛口疮,疮疡肿痛,烧烫伤　本品苦寒,外用有清热止痛,消肿生肌之功,适用于多种热毒蕴结之证,尤为五官科及外科常用药物。治疗目赤肿痛,可单用研极细末点眼,或与炉甘石、熊胆等制成眼药外用,如八宝眼药水;治咽喉肿痛、口舌生疮,常配伍硼砂、朱砂、玄明粉等,如冰硼散;治疮疡溃后日久不敛,常配伍牛黄、琥珀、龙骨等,如八宝丹。

此外,本品外用与内服均可止痛,可用于胸痹心痛、牙痛、头痛及外伤疼痛等。

【用法用量】入丸散,每次 0.15～0.3 g。外用适量,研粉点敷患处。不宜入煎剂。

【使用注意】孕妇慎用。

石　菖　蒲

shíchāngpú/ACORI TATARINOWII RHIZOMA

《神农本草经》

为天南星科植物石菖蒲 *Acorus tatarinowii* Schott 的根茎。我国长江流域以南各地均有分布,主产于四川、浙江、江苏等地。

【药性】辛、苦,温。归心、胃经。

【功效】开窍醒神,化湿和胃,宁心安神。

【应用】

1. 痰蒙心窍,神昏癫痫　本品开窍醒神之力较弱,并能化湿、豁痰,以治痰湿蒙蔽清窍所致之神昏为宜。治中风痰迷心窍,神志昏乱,舌强不能语,常配伍半夏、天南星、橘红等,如涤痰汤;治疗痰热蒙蔽,高热、神昏谵语者,常配伍郁金、半夏、竹沥等,如菖蒲郁金汤。

2. 湿浊中阻证,泻痢　本品芳香化湿,开胃进食。治湿浊中阻,霍乱吐泻者,常配伍高良姜、青皮等,如菖蒲饮;治湿浊毒盛,不纳水谷,痢疾后重者,常配伍人参、莲子、黄连等,如开噤散。

3. 失眠，健忘，耳鸣　本品有宁心安神之效，治疗心神不宁之失眠、健忘等证。常配伍茯苓、远志等，如开心散。治心肾两虚，痰浊上扰之耳鸣、头晕、心悸，常与菟丝子、女贞子、墨旱莲等配伍，如安神补心丸。

【用法用量】煎服，3～10 g；鲜品加倍。

苏 合 香
sūhéxiāng/STYRAX
《名医别录》

为金缕梅科植物苏合香树 *Liquidambar orientalis* Mill. 的树干渗出的香树脂经加工精制而成。主产于非洲、印度及土耳其等地，我国广西、云南有栽培。

【药性】辛，温。归心、脾经。

【功效】开窍醒神，辟秽止痛。

【应用】

1. 寒闭神昏　本品辛香而性温，有开窍醒神之效，长于温里散寒、化解湿浊，宜用于中风、痫证等属寒邪、痰浊闭阻心窍所致之神昏，常配伍麝香、沉香等，如苏合香丸。

2. 里寒疼痛证　本品辛散温通，化浊开郁，祛寒止痛，用治痰浊、血瘀或寒凝气滞之胸脘痞满、冷痛等症，常配伍冰片等同用，如苏合丸。

【用法用量】入丸散，0.3～1 g。外用适量。不入煎剂。

其他常用开窍药

蟾酥的药性、功效、主治、用法用量等见表17-1。

表 17-1　其他常用开窍药

	药性	功效	主治	用法用量	备注
蟾酥	辛，温；有毒。归心经	解毒，止痛，开窍醒神	痈疽疔疮、瘰疬、咽喉肿痛，牙痛，痧胀腹痛，神昏吐泻	内服，0.015～0.03 g，研细，多入丸散用。外用适量	有毒，内服慎勿过量。外用不可入目。孕妇忌用

第二节　开 窍 剂

以芳香开窍药为主组成，具有开窍醒神等作用，用于治疗神昏窍闭证的方剂，称之为开窍剂。根据闭证的类型以及组成药物的类别，开窍剂可分为凉开和温开两类。

安 宫 牛 黄 丸
《温病条辨》

【组成】牛黄　犀角(现以水牛角代)　郁金　黄连　黄芩　山栀　朱砂　雄黄各一两(各30 g)　珍珠五钱(15 g)　麝香　梅片各二钱五分(7.5 g)　金箔衣

【功效】清热解毒，开窍醒神。

【主治】温热病，热邪内陷心包证。高热烦躁，神昏谵语，舌蹇肢厥，舌红或绛，脉数有力以及中风昏迷、小儿惊厥属邪热内闭者。

【方解】本方是清热开窍的代表方,也称为"凉开"的代表方,为温热之邪内陷心包,痰热蒙蔽清窍之证而设。治以清热解毒、开窍醒神。

方中牛黄清心解毒、豁痰开窍、定惊息风;麝香芳香开窍,犀角清心凉血解毒,三药并用,体现了清心开窍解毒的立方宗旨,共为君药;黄连、黄芩、栀子苦寒清热泻火解毒,合牛黄、犀角清泄心包热毒;冰片、郁金辛散宣达,芳香辟秽,化浊通窍以增麝香开窍醒神之功,共为臣药。朱砂、珍珠、金箔清心重镇安神;雄黄祛痰解毒,以增牛黄豁痰开窍之力,为佐药;炼蜜为丸,以和胃调中,为使药。

本方配伍特点为:清心解毒、清热泻火之品与芳香开窍化浊之品并用,共达"使邪火随诸香一齐俱散也"(《温病条辨》)之目的,为凉开方剂的常用组方形式。

【应用】

1. 现代应用　本方常用于治疗流行性乙型脑炎、流行性脑脊髓膜炎、尿毒症、急性脑血管病、肝性脑病、小儿高热惊厥等疾病属热闭心包者。

2. 使用注意　孕妇慎用。

苏 合 香 丸
《广济方》录自《外台秘要》

【组成】麝香　安息香　青木香　香附中白　白檀香　丁香　沉香重者　诃黎勒皮　荜茇上者　吃力伽(白术)　光明砂(朱砂)　犀角(水牛角代)各一两(各30 g)　苏合香　龙脑香　薰陆香各半两(各15 g)

【功效】芳香开窍,行气止痛。

【主治】寒闭证。突然昏倒,牙关紧闭,不省人事,苔白,脉迟。或心腹卒痛,甚则昏厥,属寒凝气滞者。

【方解】本方是治疗寒闭证的代表方,也称"温开"的代表方,又是治疗气滞寒凝心腹疼痛的有效方剂。本方所治病证虽多,但以寒邪、秽浊、气郁闭塞机窍,蒙蔽神明为主要病机,故治宜芳香开窍为主,温里散寒、行气解郁为辅。

方中苏合香、麝香、安息香、冰片四药合用,芳香开窍,化浊辟秽,共为君药。配以香附、丁香、木香、沉香、白檀香、乳香辛散温通,行气解郁,散寒止痛,活血祛瘀,俱为臣药。君臣相合,十香并用,有芳香开窍,散寒化浊,理气活血之效;荜茇温中散寒,助十香以增散寒、止痛、开郁之力;白术燥湿化浊,益气健脾,诃子温涩敛气,二药一补一敛,可防诸香辛散太过,耗伤正气;又以犀角清心解毒定惊;朱砂重镇安神,以上均为佐药。

本方配伍特点:其一,集众多芳香开窍、辛香温通之品,使行气止痛,开窍启闭,辟秽化浊之力更强。其二,少佐补气、收敛之品,则全方开合有度,既无闭门留寇之嫌,又无耗散正气之弊。

本方原载《外台秘要》引《广济方》名吃力伽丸(吃力伽即白术),《苏沈良方》更名为苏合香丸。原方以白术命名,提示开窍行气之方中,亦不应忘补气扶正之意。

【应用】

1. 现代应用　本方常用于治疗癔病性昏厥、急性脑血管病、肝性脑病、癫痫、冠心病心绞痛、心肌梗死、流行性乙型脑炎等疾病属寒闭者。

2. 使用注意　孕妇慎用;脱证禁用。

第十八章

补 虚 方 药

 导学

【学习目标】掌握补虚方药的含义、分类、功效主治。掌握或熟悉具体药物的主要药性、基本功效及临床应用;掌握或熟悉补益剂的组成、功效、主治,熟悉方药分析。了解补虚方药的配伍原则及使用注意。

【教学内容】

1. 掌握:人参、黄芪、白术、山药、甘草,当归、熟地黄,鹿茸、肉苁蓉、杜仲、补骨脂,北沙参、麦冬、龟甲、鳖甲;四君子汤、补中益气汤、四物汤、归脾汤、炙甘草汤、六味地黄丸、肾气丸。

2. 熟悉:人参、黄芪、白术、山药、甘草,当归、熟地黄,鹿茸、肉苁蓉、杜仲、补骨脂,北沙参、麦冬、龟甲、鳖甲;玉屏风散、生脉散、参苓白术散、当归补血汤、逍遥散、右归丸、左归丸、七宝美髯丹。

3. 了解:西洋参、太子参、白扁豆、大枣、饴糖、龙眼肉、巴戟天、续断、仙茅、紫河车、沙苑子、益智、锁阳、南沙参、百合、天冬、玉竹、黄精、墨旱莲、女贞子;痛泻要方、一贯煎、百合固金汤、地黄饮子、八珍汤。

凡以扶正补虚,增强体质,纠正人体气血阴阳虚衰为主要作用,用以治疗虚证的方药,称为补虚方药。

补虚方药具有补虚强体作用,主要用于虚性病证的治疗和虚性体质的调养。虚证是对人体正气虚弱不足为主所产生的各种虚弱证候的概括,具有不同的类型和表现,主要类型有气虚、血虚、阴虚、阳虚。补虚药相对应的可以分为补气、补血、补阴、补阳四类;补虚方则有补气、补血、补阴、补阳以及气血双补、阴阳并补六类。

应用补虚方药除根据虚证的不同类型选用相应的补虚方药外,还应重视气、血、阴、阳间的相互关系。如因气虚而致阳虚者,当在补气方药中适当配伍补阳药;阳虚气亏者,当在补阳方药中适当配伍补气药;由于气血之间存在着相互化生的关系,故治疗血虚时常在补血方药中配伍补气药;阴阳之间存在着互根关系,阴虚者在补阴方药中常配伍少量的补阳药,阳虚者在补阳方药中配伍少量的补阴药;阴阳两虚则阴阳并补。另外,邪盛正衰或正气虚弱而病邪未尽则在补虚方药中应配伍祛邪药以祛邪扶正。

使用补虚方药应注意:①补虚方药不可滥用,应用不当可致阴阳失调、气血不和,反生疾病。如邪实而正不虚者,误用补虚方药有"误补益疾"之弊;正虚而邪盛或邪未尽者,早用或纯用补药,可致"闭门留寇",反使病情迁延。如不分虚证类型,不辨气血阴阳、脏腑寒热,盲目使用补虚方药,可导致因虚致疾的不良后果。②注意通补结合,达补而不滞,补而不腻目的。如补气方药、补血方药易壅滞气机,常配伍行气药或活血药同用。③重视调理顾护脾胃。有些补虚方药性质滋腻,应注重配伍健脾、通滞类药物。对沉疴初愈胃气初复者,当以开胃和中为先,兼以清淡平补之品缓缓调理,切忌大量峻补,反成欲速而不达。④补虚方药宜"文火久煎",使药味尽出;对需长期服药的可采用蜜丸、煎膏(膏滋)、口服液等便于保存、服用,并可增效的剂型。

第一节 补 虚 药

补虚药能补益人体气血阴阳之不足,用于治疗虚证。根据补虚药的药性、功效与应用的不同,分为补气、补血、补阴、补阳四类。补气药主治血虚证,补血药主治血虚证,补阳药主治阳虚证,补阴药主治阴虚证。

一、补气药

凡以补气为主要功能,用于治疗气虚证的药物,称为补气药。

本类药物性味多甘温或甘平,主归肺、脾经,部分药物又归心、肾经。用于各种气虚病证,如肺气不足之少气懒言,体虚神疲,易感多汗,咳嗽喘促等;脾气亏虚之食欲不振,脘腹虚胀,大便溏薄,面色萎黄,形体消瘦,或脏器下垂,血失统摄等;心气虚损之心悸怔忡,胸闷气短,嗜睡倦怠等。补气药分别具有补益肺气、固表止汗,健脾益气、升阳举陷,补益心气、安神益智以及益气固脱等作用。有些药物尚有养阴、生津、养血等功效,适用于气阴(津)两伤或气血俱虚证。

补气药多味甘,易壅滞脾胃之气,应适当配伍行气药以免产生胸闷、腹胀等气滞现象。

人 参

rénshēn/GINSENG RADIX ET RHIZOMA

《神农本草经》

为五加科植物人参 Panax ginseng C. A. Mey. 的根及根茎。主产于吉林、辽宁、黑龙江等地。栽培者俗称"园参";播种在山林野生状态下自然生长的称"林下参",习称"籽海"。鲜参净制后干燥称"生晒参";蒸制后干燥称"红参"。

【药性】甘、微苦,微温。归肺、脾、心、肾经。

【功效】大补元气,补脾益肺,生津养血,安神益智。

【应用】

1. 元气虚欲脱证　本品味甘微温,能大补元气,复脉固脱,为补虚固脱要药,适用于大汗、大泻、大失血或大病、久病所致元气虚极欲脱,气短神疲,脉微欲绝的重危证候。治元气欲脱,单用本品浓煎服,如独参汤;治气虚亡阳,常配伍附子,如参附汤;治气虚亡阴,常配伍麦冬、五味子,如生脉散。

2. 脾肺气虚证　本品甘温入脾、肺,为补益脾肺要药。治脾虚不运倦怠乏力、食少便溏,常配伍白术、茯苓等,如四君子汤;治脾气虚弱,不能统血,导致长期失血者,常配伍黄芪、白术等,如归脾汤;治肺气不足喘促日久,常配伍紫苏子、五味子、杏仁等,如补肺汤;治肺肾两虚,肾不纳气之短气虚喘,常配伍蛤蚧、知母、茯苓等,如人参蛤蚧散。

3. 津伤口渴,内热消渴　本品既能补气,又能生津止渴。治热病气津两伤,身热而渴、汗多、脉大乏力者,常配伍石膏、知母,如白虎加人参汤;治气阴两伤之消渴,常配伍天花粉,如玉壶丸。

4. 心悸,失眠,健忘 本品既大补元气,又能补益心气而有安神益智之功效,故可用于心气亏虚之心悸怔忡、失眠健忘,常配伍酸枣仁、柏子仁等,如天王补心丹。

此外,本品入肾经,益气助阳,可用于肾虚阳痿、宫冷。本品还常与解表药、攻下药等祛邪药配伍,用于气虚外感或里实热结而邪实正虚之证,有扶正祛邪之效。

【用法用量】煎服,3～9 g;挽救虚脱可用 15～30 g;宜文火另煎兑服。野山参研末吞服,每次 2 g,日服 2 次。

【使用注意】不宜与藜芦、五灵脂同用。

【备注】红参温性较生晒参稍强,适用于阳气俱虚者。

党 参
dǎngshēn/CODONOPSIS RADIX
《增订本草备要》

为桔梗科植物党参 *Codonopsis pilosula*（Franch.）Nannf.、素花党参 *Codonopsis pilosula* Nannf. var. *modesta*（Nannf.）L. T. Shen 或川党参 *Codonopsis tangshen* Oliv. 的根。主产于山西、陕西、甘肃等地。

【药性】甘,平。归脾、肺经。

【功效】补益肺脾,养血生津。

【应用】

1. 脾肺气虚证 本品味甘性平,主归脾、肺二经,不燥不腻,其补益脾肺之功与人参相似而力较弱,临床常用以代替古方中的人参,用以治疗脾肺气虚证。

2. 气血两虚证 本品味甘性平,既能补气,又能补血,可用于症见面色苍白或萎黄、乏力、头晕、心悸等的气血两虚证,常配伍熟地黄、当归、黄芪等。

3. 气津两伤证 本品有补气生津作用,对气短口渴之气津两伤证,常配伍麦冬、天冬、地黄等。

【用法用量】煎服,9～30 g。

【使用注意】不宜与藜芦同用。

黄 芪
huángqí/ASTRAGALI RADIX
《神农本草经》

为豆科植物蒙古黄芪 *Astragalus membranaceus*（Fisch.）Bge. var. *mongholicus*（Bge.）Hsiao 或膜荚黄芪 *Astragalus* membranaceus（Fisch.）Bge. 的根。主产于内蒙古、山西、黑龙江等地。

【药性】甘,微温。归肺、脾经。

【功效】补气升阳,固表止汗,利水消肿,托毒生肌。

【应用】

1. 脾气虚证,中气下陷证 本品味甘性微温,入脾经,为补中益气,升举中阳之要药。治脾气虚弱,倦怠乏力,食少便溏者,可单用熬膏服,或与党参配伍,如参芪膏;治脾气不足,中气下陷之久泻脱肛,内脏下垂,常配伍人参、升麻、柴胡等,如补中益气汤;治脾虚不能统血所致失血证,常配伍人参、白术等,如归脾汤。

2. 肺气虚证,表虚自汗 本品入肺脾二经,既补脾气以补土生金,又益肺气以固表止汗。治肺气虚弱,咳喘气短,常配伍党参、茯苓、紫菀;治表虚不固之自汗,常配伍麻黄根、浮小麦、牡蛎等,如牡蛎散;治气虚易感,常配伍防风、白术同用,如玉屏风散。

3. 气虚水肿 本品补肺益脾,利水消肿,故可用于气虚湿停之水肿、小便不利,常配伍防己、白术,如防己黄芪汤。

4. 疮疡难溃或溃久难敛 本品能补气托毒,生肌敛疮。用于疮痈中期,脓成不溃,常配伍人参、当归、白芷等,如托里透脓散;疮疡后期,气血不足,溃烂久不收口,常配伍人参、当归、肉桂,如十全大补汤。

此外,本品能补气生血,用于气虚血亏证,常配伍当归,如当归补血汤;又能补气活血,用于气虚血瘀证,常配伍桃仁、红花、当归等,如补阳还五汤;还能补气生津,用于气虚津亏之消渴证,常配伍山药、知母、五味子等,如玉液汤。

【用法用量】煎服,9～30 g。蜜炙可增强其补中益气作用。

白 术

báizhú/ATRACTYLODIS MACROCEPHALAE RHIZOMA

《神农本草经》

为菊科植物白术 Atractylodes macrocephala Koidz. 的根茎。主产于浙江、湖北、湖南等地。以浙江于潜产者最佳,称为"于术"。

【药性】甘、苦,温。归脾、胃经。

【功效】益气健脾,燥湿利水,固表止汗,安胎。

【应用】

1. 脾气虚证 本品甘温苦燥,既能补脾,又能健脾燥湿,为"脾脏补气健脾第一要药",善治脾虚诸证。治脾虚食少便溏或泄泻,常配伍人参、茯苓等,如四君子汤;治脾胃虚寒,腹痛泄泻,常配伍人参、干姜、炙甘草等,如理中丸;治脾虚积滞之脘腹痞满,常配伍枳实,即枳术丸。

2. 痰饮,水肿 本品入脾经,既能补气健脾,又能燥湿行水,故为治脾虚湿停要药。治痰饮,常配伍桂枝、茯苓、甘草,如苓桂术甘汤;治水肿、小便不利,常配伍茯苓、泽泻,如五苓散。

3. 气虚自汗 本品能补脾益气,固表止汗,作用与黄芪相似而力稍逊,用于脾肺气虚,卫气不固,表虚自汗者,常配伍黄芪、防风等,如玉屏风散。

4. 胎动不安 本品甘缓和中,补益脾气,脾健气旺,则胎儿得养、得安,故可用气虚胎动不安,常配伍党参、茯苓等,如助胎方。如妊娠恶阻,可与苏梗、砂仁等配伍,以理气安胎;若兼肾虚者,与杜仲、续断、菟丝子等配伍。

【用法用量】煎服,6～12 g。燥湿利水宜生用,炒用可增强补气健脾止泻作用。

【使用注意】本品性偏温燥,热病伤津及阴虚燥渴者不宜。

甘 草

gāncǎo/GLYCYRRHIZAE RADIX ET RHIZOMA

《神农本草经》

为豆科植物甘草 Glycyrrhiza uralensis Fisch.、胀果甘草 Glycyrrhiza inflata Bat. 或光果甘草 Glycyrrhiza glabra L. 的根及根茎。主产于内蒙古、新疆、甘肃等地。

165

【药性】甘,平。归心、肺、脾、胃经。

【功效】补脾益气,祛痰止咳,缓急止痛,清热解毒,调和诸药。

【应用】

1. 心气不足之脉结代、心动悸　本品味甘入心,炙用能补益心气,用于心气不足之心动悸,脉结代,常配伍人参、生地黄、桂枝等,如炙甘草汤。

2. 脾气虚证　本品味甘入脾,蜜炙后健脾益气之力更强,治疗脾气虚倦怠乏力,食少便溏,常配伍人参、白术、茯苓,如四君子汤。

3. 咳喘　本品甘平入肺,既能补益肺气,又能祛痰止咳,且性平而药力和缓,治疗咳喘多痰证,无论寒热虚实均可配伍选用。治风寒咳喘,常配伍麻黄、杏仁,如三拗汤;治风热咳嗽,常配伍桑叶、菊花、杏仁,如桑菊饮;治肺热咳喘,常配伍麻黄、杏仁、石膏,如麻杏石甘汤;治寒痰咳喘,常配伍干姜、细辛、五味子,如小青龙汤。

4. 脘腹、四肢挛急疼痛　本品味甘缓急,善于缓急止痛,治脾虚肝旺的脘腹挛急作痛或阴血不足之四肢挛急作痛,常配伍白芍,如芍药甘草汤。

5. 热毒疮疡,咽喉肿痛及药物、食物中毒　生甘草性平而偏凉,有良好的解毒作用,既能消痈肿,又善利咽喉,并能解药毒和食毒。治热毒疮疡,可单用,或与金银花、连翘等配伍;治热毒咽喉肿痛,常配伍桔梗,如桔梗丸。治药物中毒或食物中毒,可单用,或与绿豆或大豆煎汤服,有一定解毒作用。

6. 调和诸药　本品甘缓,能调和百药,在许多方剂中随不同的配伍而发挥调和药性的作用。如在大承气汤中配伍大黄、芒硝等能缓和泻下之性;在四逆汤中与附子、干姜同用,能缓和燥烈之性;在白虎汤中配伍石膏、知母,能缓和寒凉之性;在半夏泻心汤中与黄连、干姜同用,能调和寒热。

【用法用量】煎服,2～10 g。生用性微寒,可清热解毒;蜜炙药性微温,并可增强补益心脾之气和润肺止咳作用。

【使用注意】①不宜与京大戟、芫花、甘遂同用。②本品有助湿壅滞之弊,湿盛胀满、水肿者不宜用。③大剂量久服可导致水钠潴留,引起浮肿。

山 药

shānyào / DIOSCOREAE RHIZOMA

《神农本草经》

为薯蓣科植物薯蓣 *Dioscorea opposita* Thunb. 的根茎。主产于河南,湖南、江南等地亦产。以河南古怀庆府(今河南焦作所辖的温县、武陟、博爱、沁阳等县区域)所产者品质最佳,故有"怀山药"之称。

【药性】甘,平。归脾、肺、肾经。

【功效】补脾养胃,生津益肺,补肾涩精。

【应用】

1. 脾虚证　本品味甘入脾,既补脾气,又益脾阴,且药性平和,略兼涩性而能固涩,故善于治疗脾虚诸证。治脾虚食少便溏,常配伍人参、白术、茯苓等,如参苓白术散;治脾虚带下,常配伍扁豆、芡实、白术等,如完带汤。

2. 肺虚证　本品味甘性平入肺,既补肺气,又益肺阴,无论肺气不足还是肺阴亏虚之虚劳乏力,喘咳短气,均可用之,常配伍白术、玄参、牛蒡子,如资生汤。

3. 肾虚证 本品入肾经,既益肾阴,又补肾气,能涩精缩尿,故可用于肾虚不固之证。治肾虚不固遗精,尿频,遗尿,常与益智、乌药等配伍,如缩泉丸;肾阴虚腰膝酸软,常配伍熟地黄、山茱萸等,如六味地黄丸。

4. 消渴证 本品性平不燥,既能补气,又能益阴,治气阴两虚之消渴,常配伍黄芪、葛根、知母等,如玉液汤。

【用法用量】煎服,15~30 g。麸炒可增强补脾止泻作用。

其他常用补气药

西洋参、太子参、白扁豆、大枣、饴糖、蜂蜜的药性、功效、主治、用法用量等见表 18-1。

表 18-1 其他常用补气药

药名	药性	功效	主治	用法用量	备注
西洋参	甘、微苦,凉。归心、肺、肾经	补气养阴,清热生津	气阴两伤证,肺气虚及肺阴虚证,热病气虚、津伤口渴及消渴	另煎兑服,3~6 g	不宜与藜芦同用
太子参	甘、苦,平。归脾、肺经	补气健脾,生津润肺	脾肺气阴两虚证	煎服,9~30 g	
大枣	甘,温。归脾、胃、心经	补中益气,养血安神	脾虚证,脏躁及失眠证	煎服,6~15 g。宜劈破入宜	
白扁豆	甘,微温。归脾、胃经	补脾和中,解暑化湿	脾气虚证,暑湿吐泻	煎服,9~15 g	炒后可使健脾止泻作用增强
饴糖	甘,温。归脾、胃、肺经	补益中气,缓急止痛,润肺止咳	中虚脘腹疼痛,肺燥咳嗽	烊化冲服,30~60 g	
蜂蜜	甘,平。归肺、脾、大肠	补中,润燥,止痛,解毒	脾气虚弱及中虚脘腹挛急疼痛,肺虚久咳及燥咳证,便秘证,解乌头类药毒	煎服或冲服,15~30 g	湿阻中满及便溏泄泻者慎用

二、补血药

凡具有补血作用,治疗血虚证为主的药物,称为补血药。

本类药物多甘温或甘平,主归心、肝经,广泛用于各种血虚证。症见面色苍白或萎黄,唇爪苍白,眩晕耳鸣,心悸怔忡,失眠健忘,或月经愆期,量少色淡,甚则闭经,舌淡脉细等。

本类药物大多滋腻黏滞,易伤脾胃功能,故脾胃虚弱者当慎用;湿浊中阻,脘腹胀满,食少便溏者慎用。

当 归

dāngguī/ANGELICAE SINENSIS RADIX

《神农本草经》

为伞形科植物当归 *Angelica sinensis* (Oliv.) Diels 的根。主产于甘肃省岷县(秦州),陕西、四

167

川、云南、湖北等地也有栽培。

【药性】甘、辛,温。归肝、心、脾经。

【功效】补血活血,调经止痛,润肠通便。

【应用】

1. 血虚证　本品甘温质润,入心、肝、脾经,专入血分,是补血的要药,适用于各种血虚病证。治血虚萎黄、心悸失眠,常配伍熟地黄、白芍、川芎,如四物汤;治气血两虚,常配伍黄芪、人参,如当归补血汤、人参养荣汤。

2. 月经不调,经闭、痛经　本品既能甘温补血,又能辛温活血,温通调经。补中有行,行中有补,为调经要药。治月经不调、经闭痛经属血虚者,常配伍川芎、熟地黄、白芍,如四物汤;血瘀者,常配伍桃仁、红花,如桃红四物汤;血虚寒滞者,常配伍阿胶、艾叶等,如芎归胶艾汤。

3. 虚寒性腹痛,跌打损伤,风寒痹痛　本品既能补血,又能活血,且辛散温通,具有良好的止痛作用,无论是血虚还是血瘀所致疼痛,均可配伍使用,最宜于血虚瘀滞偏于寒者。治虚寒腹痛,常配伍生姜、桂枝、白芍等,如当归建中汤、当归生姜羊肉汤;治跌打损伤,肢体瘀痛,常配伍丹参、没药、乳香等,如活络效灵丹;治疮疡初起肿胀疼痛,常配伍银花、赤芍、天花粉等,如仙方活命饮;治风寒痹痛、肢体麻木,常配伍羌活、防风、黄芪等,如蠲痹汤。

4. 痈疽疮疡　本品既能活血止痛,又可补血,故可用于治疗痈疽疮疡的不同时期。治疮疡初起肿胀疼痛,常配伍银花、赤芍、天花粉,如仙方活命饮;治痈疽溃后不敛,常配伍黄芪、人参、肉桂,如十全大补汤;治脱疽溃烂,阴血伤败,常配伍金银花、玄参、甘草,如四妙勇安汤。

5. 肠燥便秘　本品补血以润肠通便,用治血虚肠燥便秘,常配伍肉苁蓉、牛膝、升麻等,如济川煎。

此外,本品又能止咳下气用于久咳气喘。

【用法用量】煎服,6～12 g。

【使用注意】湿盛中满、大便泄泻者慎用。

熟 地 黄

shúdìhuáng/REHMANNIAE RADIX PRAEPARATA

《本草拾遗》

为玄参科植物地黄 *Rehmannia glutinosa* Libosch. 的块根,经加工炮制而成。

【药性】甘,微温。归肝、肾经。

【功效】补血滋阴,填精益髓。

【应用】

1. 血虚证　本品质地柔润,味甘微温,为补血之要药。治血虚证,面色萎黄、眩晕,月经不调等,常配伍当归、白芍同用,如四物汤;治气血两虚,常配伍人参、白芍、当归等,如八珍汤。

2. 肾阴不足证　本品入肾经,甘而微温,质地滋润,长于滋肾水、补真阴,是治疗肾阴不足之主药,症见腰膝酸软、遗精、盗汗、耳鸣、耳聋及消渴等,常配伍山药、山茱萸、茯苓等,如六味地黄丸;治阴虚火旺,骨蒸潮热,颧红盗汗,耳鸣遗精等,常与知母、黄柏、山茱萸等同用,如知柏地黄丸。

3. 精血不足证,眩晕耳鸣、须发早白　本品入肝肾,既补肝血,又益肾精,长于填骨髓、长肌肉、生精血,故对肝肾不足、精血虚损之证,本品每为主药。治精血亏虚之须发早白,常配伍制首乌、枸杞子、菟丝子等,如七宝美髯丹;治肝肾不足,精血亏虚之五迟五软,常配伍龟甲、锁阳、狗脊等,如虎潜丸。

【用法用量】煎服,9～15 g。

【使用注意】①本品性质黏腻,有碍消化,凡气滞痰多、脘腹胀痛、食少便溏者忌服。②重用久服宜与陈皮、砂仁等同用,防止黏腻碍胃。

白 芍

báisháo/PAEONIAE RADIX ALBA

《神农本草经》

为毛茛科植物芍药 *Paeonia lactiflora* Pall. 的根,置沸水中煮后除去外皮,或去皮后再煮,晒干。主产于浙江、安徽、四川等地。

【药性】苦、酸,微寒。归肝、脾经。

【功效】养血敛阴,柔肝止痛,平抑肝阳。

【应用】

1. 月经不调,痛经,崩漏　本品入肝经,既补肝血,又敛肝阴,对肝血不足、冲任失调之月经不调、痛经、崩漏等证,具有养血调经之功,常配伍当归、川芎、熟地黄,如四物汤;治血虚有热,月经不调,常配伍黄芩、黄柏、续断,如保阴煎;崩漏不止,月经过多,常配伍阿胶、艾叶,如胶艾汤。

2. 胸胁脘腹疼痛,四肢挛急疼痛　本品既善养血敛阴,又长于柔肝止痛,善治肝气失和,肝脾不调之痛证。治血虚肝郁,胁肋疼痛,常配柴胡、当归、白芍等,如逍遥散;治脾虚肝旺,腹痛泄泻,常配伍白术、防风、陈皮,如痛泻要方;治痢疾腹痛,常配伍木香、黄连等,如芍药汤;治肝血亏虚,筋脉失养之四肢拘挛作痛,常配伍甘草,如芍药甘草汤。

3. 肝阳上亢,头痛眩晕　本品入肝经,性微寒,养血敛阴,平抑肝阳,可用于肝阳上亢之头痛、眩晕,常配伍牛膝、赭石、龙骨等,如镇肝息风汤。

4. 自汗,盗汗　本品有敛阴止汗之功。治外感风寒,营卫不和之汗出恶风,与桂枝等同用以调和营卫,如桂枝汤;治阴虚盗汗,与龙骨、牡蛎、浮小麦等同用。

【用法用量】煎服,6～15 g。

【使用注意】①阳衰虚寒之证不宜用。②反藜芦。

何 首 乌

héshǒuwū/POLYGONI MULTIFLORI RADIX

《日华子本草》

为蓼科植物何首乌 *Polygonum multiflorum* Thunb. 的块根。我国大部分地区有出产。

【药性】苦、甘、涩,微温。归肝、心、肾经。

【功效】制用:补益精血。生用:解毒,截疟,润肠通便。

【应用】

1. 精血亏虚证　制首乌入肝肾经,气味俱厚,守而不走,既能补肝养血,又能益肾填精,乌须发,强筋骨,是治疗肝肾不足、精血虚损的要药。治精血亏虚,腰酸脚弱、头晕眼花、须发早白及肾虚无子,常配伍当归、枸杞子、菟丝子等,如七宝美髯丹;治精血亏虚,失眠健忘,常配伍熟地黄、当归、酸枣仁等同用。

2. 久疟,痈疽,瘰疬,肠燥便秘　生首乌有截疟、解毒之功,治疗疟疾日久,气血虚弱,常配伍人参、当归、陈皮,如何人饮;治疗瘰疬疮疡、皮肤瘙痒,可与防风、苦参、薄荷同用煎汤洗;本品生用又能润肠通便,可用于血虚肠燥便秘,单用或与肉苁蓉、当归、火麻仁等同用。

【用法用量】 制何首乌:煎服,3~12 g;生何首乌:煎服,3~6 g。

【使用注意】 大便溏泄及湿痰较重者不宜用。

阿 胶

ējiāo/ASINI CORII COLLA

《神农本草经》

为马科动物驴 *Equus asinus* L. 的皮,经煎煮、浓缩制成的固体胶。古时以产于山东省东阿县而得名。以山东、浙江、江苏等地产量较多。

【药性】 甘,平。归肺、肝、肾经。

【功效】 补血,滋阴,润肺,止血。

【应用】

1. 血虚证　本品为血肉有情之品,甘温质润,为补血要药,可用于血虚诸证,单用本品即效,亦常与熟地黄、当归、芍药等同用,如阿胶四物汤;治气虚血少之心动悸、脉结代,常配伍桂枝、甘草、人参等,如炙甘草汤。

2. 出血证　本品味甘质黏,为止血要药,可用于多种出血,因兼有补血、滋阴作用,故对于出血而阴虚、血虚者尤为适宜。治阴虚血热吐衄,常配伍蒲黄、生地黄等,如生地黄汤;治肺虚咯血,常配伍人参、天冬、白及等,如阿胶散;治妇人崩漏下血属血虚血寒者,常配伍熟地黄、当归、芍药等,如胶艾汤;治中焦虚寒便血或吐血等证,常配伍白术、灶心土、附子等,如黄土汤。

3. 阴虚燥咳　本品质地滋润,归于肺经,长于滋阴润肺,又能止血,用治肺热阴虚,燥咳痰少,咽喉干燥,痰中带血,常配伍马兜铃、牛蒡子、杏仁等,如补肺阿胶汤;治燥邪伤肺,干咳无痰,心烦口渴,鼻燥咽干等,常配伍桑叶、杏仁、麦冬等,如清燥救肺汤。

4. 热病伤阴、心烦失眠、阴虚风动　本品功善养阴滋肾,治热病伤阴,肾水亏而心火亢盛之心烦不得眠,常配伍黄连、白芍等,如黄连阿胶汤;治邪热久羁,阴血不足,虚风内动之手足瘛疭,常配伍石决明、钩藤、鸡子黄等,如阿胶鸡子黄汤。

【用法用量】 入汤剂宜烊化兑服,3~9 g。

【使用注意】 本品黏腻,有碍消化,脾胃虚弱者慎用。

其他常用补血药

龙眼肉的药性、功效、主治、用法用量等见表 18 - 2。

表 18 - 2　其他常用补血药

药名	药性	功效	主治	用法用量	备注
龙眼肉	甘,温。归心、脾经	补益心脾,养血安神	心脾两虚证	煎服,9~15 g	湿盛中满或有停饮、痰、火者忌服

三、补阳药

凡能温补人体阳气,治疗各种阳虚病证的药物,称为补阳药。

本类药物大多为甘温或咸温或辛热之品,主归肾经,以温肾助阳为主要作用,主治肾阳不足之证。肾阳不足,症见畏寒肢冷,腰膝酸软,性欲淡漠,阳痿早泄,精寒不育或宫冷不孕,尿频遗尿等;脾肾阳虚,症见脘腹冷痛、泄泻,或阳虚水泛之水肿;肾阳亏虚,精血不足,症见眩晕耳鸣,须发早白,筋骨痿软或小儿发育不良,囟门迟闭,齿迟行迟;此外还有肺肾两虚、肾不纳气之虚喘以及下元虚冷之崩漏带下等证。

补阳药性多温燥,易助火伤阴,故阴虚火旺,阳强易举,体实无虚之人不宜使用。

鹿 茸

lùróng/CERVI CORNU PANTOTRICHUM

《神农本草经》

为鹿科动物梅花鹿 *Cervus nippon* Temminck 或马鹿 *Cervus elaphus* Linnaeus 等雄鹿未骨化而密生茸毛的幼角。主产于吉林、黑龙江、辽宁等地。

【药性】甘、咸,温。归肾、肝经。

【功效】壮肾阳,益精血,强筋骨,调冲任,托疮毒。

【应用】

1. 肾阳虚证 本品甘咸性温,入肾经,能峻补肾阳,且温补而柔润,为补肾壮阳的要药,广泛用于肾阳虚衰所致的多种病证。可单用或配伍使用。治阳痿不举,小便频数,常配伍补骨脂、杜仲、黑芝麻等,如补髓丹;治遗精、早泄,常配伍肉苁蓉、山药、茯苓等;治遗尿、多尿,常配伍补骨脂、山茱萸、益智等,如暖肾丸。

2. 精血亏虚证 本品为血肉有情之品,气味俱厚,既能温壮肾阳,又能补益精血,强壮筋骨,是治疗精血虚衰的要药。治筋骨痿软、腰膝无力、小儿五迟,常配伍人参、杜仲、巴戟天等;治肾虚耳鸣、耳聋,常配伍五味子、磁石等,如补肾磁石丸;治虚劳早衰,常配伍熟地黄、沉香、肉苁蓉等,如沉香鹿茸丸。

3. 冲任虚寒,崩漏带下 本品既能温补肾阳,补益精血,又能固摄冲任,可用于冲任虚寒不固所致病证。治崩漏不止,虚损羸瘦,常配伍乌贼骨、龙骨、续断等,如鹿茸散;治白带过多,常配伍狗脊、白蔹等。

4. 疮疡久溃不敛,阴疽疮肿内陷不起 本品补阳气、益精血,而具有温补内托之效,促进创面收口愈合。治疗疮疡久溃不敛,阴疽疮肿内陷不起,常配伍肉桂、白芥子、熟地黄等,如阳和汤。

【用法用量】研末冲服,1~2 g,1 日 3 次分服;或入丸散。

【使用注意】①服用本品宜从小量开始,缓缓增加,不可骤用大量,以免阳升风动或伤阴动血。②凡热证均当忌服。

淫 羊 藿

yínyánghuò/EPIMEDII FOLIUM

《神农本草经》

为小檗科植物淫羊藿 *Epimedium brevicornum* Maxim. 、箭叶淫羊藿 *Epimedium sagittatum* (Sieb. et Zucc.) Maxim. 、柔毛淫羊藿 *Epimedium pubescens* Maxim. 或朝鲜淫羊藿 *Epimedium koreanum* Nakai 等的地上部分。主产于陕西、辽宁、山西等地。

【药性】辛、甘,温。归肾、肝经。

【功效】壮肾阳,强筋骨,祛风湿。

【应用】

1. 肾阳虚衰,阳痿遗精,筋骨痿软　本品禀性辛甘温,能壮肾阳,补命门,适用于肾阳不足之证,尤多用于阳痿、遗精,单用有效,亦常与仙茅、巴戟天、熟地黄等同用,如赞育丹;治肾虚筋骨痿软,可配伍杜仲、续断、桑寄生等同用。

2. 风寒湿痹,肢体麻木　本品辛温散寒,既能补益肝肾、强壮筋骨,又能祛风除湿,可用于风湿痹痛日久,筋骨不利及肢体麻木,常配伍威灵仙、苍耳子、川芎等,如仙灵脾散。

【用法用量】煎服,6～10 g。

【使用注意】阴虚火旺者不宜服。

冬 虫 夏 草

dōngchóngxiàcǎo/CORDYCEPS

《本草从新》

为麦角菌科真菌冬虫夏草菌 *Cordyceps sinensis*（Berk.）Sacc. 寄生在蝙蝠蛾科昆虫幼虫上的子座及幼虫尸体的复合体。主产于四川、青海、西藏。

【药性】甘,平。归肺、肾经。

【功效】补肾益肺,止血化痰。

【应用】

1. 肾虚精亏证　本品味甘入肾,能补肾益精,兴阳起痿。用治肾阳不足,精血亏虚之阳痿遗精、腰膝酸痛,可单用浸酒服,或与淫羊藿、杜仲、巴戟天等同用。

2. 久咳虚喘、劳嗽痰血　本品性味甘平,入肺肾两经,为补肺益肾之佳品,又兼止血化痰、纳气平喘,为肺肾两虚,久咳虚喘的要药,尤宜于劳嗽痰血。可单用,或与党参、五味子、胡桃肉等同用,如平喘固本汤。

此外,还可用于病后体虚不复或自汗畏寒,可以本品与鸡、鸭、猪肉等炖服,有扶正固本,补肺益卫之功。

【用法用量】煎服,3～9 g。

【使用注意】外感表邪者不宜用。

蛤　蚧

géjiè/GECKO

《雷公炮炙论》

为壁虎科动物蛤蚧 *Gekko gecko* Linnaeus 的干燥体。主产于广西、广东、云南等地。

【药性】咸,平。归肺、肾经。

【功效】补肺益肾,纳气定喘,助阳益精。

【应用】

1. 肺肾不足之咳喘　本品入肺肾二经,既助肾阳、益肾精,又补肺气、定喘咳,为治肺肾不足之咳喘佳品,单用即效,或配伍人参等,如人参蛤蚧散;治虚劳咳嗽,常配伍贝母、紫菀、杏仁等,如蛤蚧丸。

2. 肾阳虚之阳痿、遗精　本品味咸入肾,质润不燥,补肾助阳,益精养血,宜于肾阳虚之阳痿遗精,单用浸酒服即效;或与益智仁、巴戟天、补骨脂等同用,如养真丹。

【用法用量】煎服,3～6 g。多入丸散或酒剂。

【使用注意】风寒或实热咳喘忌服。

杜　仲

dùzhòng/EUCOMMIAE CORTEX

《神农本草经》

为杜仲科植物杜仲 *Eucommia ulmoides* Oliv. 的树皮。主产于陕西、四川、云南等地。

【药性】甘,温。归肝、肾经。

【功效】补肝肾,强筋骨,固冲安胎。

【应用】

1. 肝肾不足,腰膝疼痛、筋骨痿软、阳痿遗精　本品甘温,入肝肾经,能补益肝肾,强壮筋骨,可用于肝肾不足之证,尤为治腰痛之要药。治肾虚腰痛,常配伍补骨脂、胡桃肉等,如青娥丸;治外伤腰痛,常配伍川芎、桂心、丹参等,如杜仲散;治风寒湿痹日久,腰膝冷痛,常配伍桑寄生、独活等,如独活寄生汤;治肾虚阳痿,遗精遗尿,常配伍鹿茸、山茱萸、菟丝子等,如十补丸。

2. 胎漏,胎动不安　本品甘温而补肝肾,调冲任,为固肾安胎要药,故可用治肝肾不足,冲任不固之胎动不安,单用即效,如杜仲丸;或配伍续断、菟丝子、白术等同用,如补肾固冲丸。

【用法用量】煎服,6～10 g。

【使用注意】本品为温补之品,阴虚火旺者慎用。

肉　苁　蓉

ròucōngróng/CISTANCHES HERBA

《神农本草经》

为列当科植物肉苁蓉 *Cistanche deserticola* Y. C. Ma 或管花肉苁蓉 *Cistanche tubulosa* (Schrenk) Wight 的带鳞叶的肉质茎。主产于内蒙古、甘肃、青海等地。

【药性】甘、咸,温。归肾、大肠经。

【功效】补肾助阳,补益精血,润肠通便。

【应用】

1. 肾阳亏虚,精血不足证　本品性温味咸入肾,既能温肾助阳,又能补益精血,质地滋润,性质平和,补而不峻,温而不燥,滋而不腻,从容和缓,乃平补阴阳之剂,用治肾阳不足、精血亏虚之证。治男子阳痿不起,小便余沥,常配伍菟丝子、川断、杜仲,如肉苁蓉丸;治肾虚腰痛、筋骨痿软,常配伍杜仲、巴戟肉、紫河车等,如金刚丸;治虚劳早衰,常配伍巴戟天、菟丝子、人参等。

2. 肠燥津枯便秘　本品甘咸质润,入大肠经,可润肠通便,用于肠燥便秘,常配伍沉香、麻子仁,如润肠丸;治肾气虚弱,大便不通,小便清长,腰酸背冷,常配伍当归、牛膝、泽泻等,如济川煎。

【用法用量】煎服,6～10 g。

【使用注意】①本品能助阳、滑肠,故阴虚火旺及大便泄泻者不宜服。②肠胃实热、大便秘结亦不宜服。

补 骨 脂

bǔgǔzhī/PSORALEAE FRUCTUS

《药性论》

为豆科植物补骨脂 *Psoralea corylifolia* L. 的成熟果实。主产于河南、四川、陕西等地。

【药性】 苦、辛,温。归肾、脾经。

【功效】 补肾助阳,固精缩尿,温脾止泻,纳气平喘。

【应用】

1. 肾虚阳痿、腰膝冷痛　本品苦辛温燥,入于肾经,善补肾阳,用于肾阳不足之证。治肾虚阳痿,常配伍菟丝子、胡桃肉、沉香等,如补骨脂丸;治肾虚阳衰,风寒侵袭之腰膝冷痛等,常配伍杜仲、胡桃肉,如青娥丸。

2. 肾虚遗精、遗尿、尿频　本品既善补肾助阳,又固精缩尿,可用于肾阳不足之遗精、遗尿、尿频,单用有效,亦可随证配伍他药。治肾气虚冷,遗精尿频,常配伍小茴香等,如破故纸丸。

3. 脾肾阳虚之五更泄泻　本品既能补肾阳又能暖脾阳以温阳止泻,可用于阳虚泄泻,常配伍肉豆蔻、吴茱萸、五味子,如四神丸。

4. 肾不纳气之虚喘　本品补肾助阳,纳气平喘,用于肾阳虚衰,肾不纳气之虚喘,常配伍附子、胡芦巴、肉桂等,如黑锡丹。

此外,本品外用能消风祛斑,用于白癜风及斑秃等皮肤疾患。将本品研末,用酒浸制成酊剂,外涂患处。

【用法用量】 煎服,6～10 g。

【使用注意】 本品性质温燥,能伤阴助火,故阴虚火旺及大便秘结者忌服。

菟 丝 子

tùsīzǐ/CUSCUTAE SEMEN

《神农本草经》

为旋花科植物南方菟丝子 *Cuscuta australis* R. Br. 或菟丝子 *Cuscuta chinensis* Lam. 的成熟种子。我国大部分地区均有分布。

【药性】 辛、甘,平。归肾、肝、脾经。

【功效】 补肾益精,固精缩尿,养肝明目,健脾止泻,安胎。

【应用】

1. 肾虚腰膝酸痛、阳痿遗精、尿频、宫冷不孕　本品性质平和,平补阴阳,功能补肾阳、益肾精,并能固精缩尿。治肾虚腰痛,常配伍肉苁蓉、杜仲等,如金刚丸;治阳痿遗精,常配伍枸杞子、覆盆子、车前子等,如五子衍宗丸;治下元虚冷之遗尿尿频,常配伍桑螵蛸、肉苁蓉、鹿茸等,如菟丝子丸;治遗精、白浊、尿有余沥,与茯苓、石莲子同用,如茯菟丸。

2. 肝肾不足之目暗不明　本品能补肝肾益精血而明目,用于肝肾不足,目暗不明,常配伍熟地、车前子,如驻景丸。

3. 脾肾阳虚泄泻　本品能补肾益脾止泻,可用于脾肾阳虚之便溏泄泻,常配伍山药、茯苓、莲子等。

4. 肾虚胎动不安　本品能补肝肾安胎,治肾虚胎元不固,胎动不安、滑胎,常配伍续断、桑寄生、阿胶,如寿胎丸。

此外,本品亦可治肾虚消渴,单用本品研末蜜丸服。

【用法用量】煎服,6~12 g。

【使用注意】阴虚火旺,大便燥结、小便短赤者不宜服。

其他常用补阳药

巴戟天、续断、仙茅、紫河车、沙苑子、益智、锁阳的药性、功效、主治、用法用量等见表18-3。

表18-3 其他常用补阳药

药名	药性	功效	主治	用法用量	备注
紫河车	甘、咸,温。归肺、肝、肾经	补肾益精,养血益气	肾阳不足,精血衰少证,血不足诸证,肺肾两虚之咳喘	2~3 g,研末吞服	阴虚火旺不宜单独应用
沙苑子	甘,温。归肝、肾经	补肾固精,养肝明目	肾虚腰痛,阳痿遗精,遗尿尿频,白带过多,目暗不明,头昏目花	煎服,9~15 g	阴虚火旺及小便不利者忌服
益智	辛,温。归脾、肾经	暖肾固精缩尿,温脾开胃摄唾	下元虚寒遗精、遗尿、小便频数,脾胃虚寒,腹痛吐泻及口涎自流	煎服,3~10 g	
巴戟天	辛、甘,微温。归肾、肝经	补肾助阳,祛风除湿	肾阳虚阳痿、宫冷不孕、小便频数,风湿腰膝疼痛及肾虚腰膝酸软无力	煎服,3~10 g	阴虚火旺及有热者不宜服
续断	苦、辛,微温。归肝、肾经	补益肝肾,强筋健骨,止血安胎,疗伤续折	阳痿不举,遗精遗尿,腰膝酸痛,寒湿痹痛,崩漏下血,胎动不安,跌打损伤,筋伤骨折	煎服,9~15 g	风湿热痹者忌服
仙茅	辛,热;有毒。归肾、肝、脾经	温肾壮阳,祛寒除湿	肾阳不足、命门火衰之阳痿精冷、小便频数,腰膝冷痛,筋骨痿软无力	煎服,3~10 g	阴虚火旺者忌服。燥烈有毒,不宜久服
锁阳	甘,温。归肝、肾、大肠经	补肾助阳,润肠通便	肾阳亏虚、精血不足之阳痿、不孕、下肢痿软、筋骨无力等,血虚津亏肠燥便秘	煎服,5~10 g	阴虚阳亢、脾虚泄泻、实热便秘均忌服

四、补阴药

凡以养阴生津润燥为主要功效,用于治疗阴虚证的药物,称为补阴药。

本类药物质地滋润,归于肺、心、胃、肝、肾经。既能用于治疗阴液不足,脏腑组织失于滋润的皮肤、咽喉、口鼻、眼目干燥或肠燥便秘等症状,又能用于阴虚内热的午后潮热、盗汗、五心烦热、两颧发红;或阴虚阳亢的头晕目眩等症状。根据所作用的脏腑不同,分别具有补肺阴、补胃(脾)阴、补肝阴、补肾阴、补心阴等功效,用治肺阴虚、胃(脾)阴虚、肝阴虚、肾阴虚、心阴虚等证。

本类药多滋腻,故脾胃虚弱,痰湿内阻,腹泻便溏者不宜单独使用。

北 沙 参

běishāshēn/GLEHNIAE RADIX

《本草汇言》

为伞形科植物珊瑚菜 *Glehnia littoralis* Fr. Schmidt ex Miq. 的根。主产于山东、江苏、福建等地亦产。

【药性】甘、微苦,微寒。归肺、胃经。

【功效】养阴清肺,益胃生津。

【应用】

1. 肺阴虚证　本品甘寒入肺,清润兼顾,既能养阴润肺,又能清泄肺热,故适用于肺阴不足,肺燥有热燥咳、干咳少痰、劳嗽咯血、咽干音哑,常配伍麦冬、玉竹、麦冬等,如沙参麦冬汤。

2. 胃阴虚证　本品甘寒质润,入于胃经,既益胃生津,又清泄胃热,故适用于胃阴不足之证和热伤胃阴之证,口渴咽干、胃脘隐痛、嘈杂、干呕,常配伍麦冬、生地黄、玉竹,如益胃汤。

【用法用量】煎服,5～12 g。

【使用注意】不宜与藜芦同用。

麦 冬

màidōng/OPHIOPOGONIS RADIX

《神农本草经》

为百合科植物麦冬 *Ophiopogon japonicus* (L. f) Ker-Gawl. 的块根。主产于四川、浙江、江苏等地。

【药性】甘、微苦,微寒。归心、肺、胃经。

【功效】养阴润肺,益胃生津,清心除烦,润肠通便。

【应用】

1. 肺阴虚证　本品入肺经,甘寒滋润,能养肺阴、润肺燥、清肺热,可用于燥伤肺阴及阴虚肺热之证。治燥咳痰黏,咽干鼻燥,常配伍桑叶、杏仁、阿胶,如清燥救肺汤;治劳嗽咯血,常配伍生地黄、百合、沙参,如四阴煎。

2. 胃阴虚证　本品味甘柔润,性偏苦寒,长于补益胃阴,生津止渴,兼清胃热,用于胃阴虚有热之证。治热伤胃阴,口干舌燥,常配伍生地黄、玉竹、沙参等,如益胃汤;治消渴病,常配伍苇根汁、梨汁、藕汁等,如五汁饮;治胃阴不足之气逆呕吐,常配伍半夏、人参等,如麦门冬汤。

3. 心阴虚证,虚烦失眠　本品入心经,既能益阴养心,又能清心除烦,可用于多种原因引起的心神不安之证,尤其长于治疗虚烦失眠之证。治阴血不足之心悸失眠健忘,常配伍生地黄、玄参、枣仁,如天王补心丹;治热扰心营之身热烦躁,失眠,常配伍黄连、生地黄、竹叶心,如清营汤。

4. 肠燥便秘　本品能润滑肠道而用于肠燥便秘,常配伍玄参、生地黄,如增液汤。

【用法用量】煎服,6～12 g。

石 斛

shíhú/DENDROBII CAULIS

《神农本草经》

为兰科植物金钗石斛 *Dendrobium nobile* Lindl.、鼓槌石斛 *Dendrobium chrysotoxum* Lindl. 或

流苏石斛 *Dendrobium fimbriatum* Hook. 及其近似种的茎。主产于四川、贵州、云南等地。

【药性】甘,微寒。归胃、肾经。

【功效】益胃生津,养阴清热。

【应用】

1. 胃阴不足证 本品性味甘寒,归于胃经,功善补益胃阴,生津止渴,并能清胃热,善治胃阴不足及胃热伤阴证。治胃阴不足,口燥咽干、舌红少津,单用即效;亦常配伍沙参、麦冬、五味子等。

2. 肝肾阴虚证 本品味甘,入于肾经,能益肾阴,降虚火,适用于肝肾阴亏虚之证。治肝肾阴虚,目暗不明者,常配伍枸杞子、熟地黄、菟丝子等,如石斛夜光丸;治肾阴亏虚,筋骨痿软者,常配伍熟地黄、山茱萸、杜仲等,如石斛丸;治虚火旺,骨蒸劳热者,常配伍地骨皮、青蒿、鳖甲等,如石斛汤。

【用法用量】煎服,6～12 g。鲜用,15～30 g。

龟 甲

guījiǎ/TESTUDINIS CARAPAX ET PLASTRUM

《神农本草经》

为龟科动物乌龟 *Chinemys reevesii* (Gray)的背甲及腹甲。主产于浙江、湖北、湖南等地。全年均可捕捉。杀死,或用沸水烫死,剥取甲壳,除去残肉,晒干,以砂炒后醋淬用。

【药性】咸、甘,微寒。归肾、肝、心经。

【功效】滋阴潜阳,益肾健骨,养血补心。

【应用】

1. 阴虚阳亢、阴虚内热、阴虚风动证 本品为血肉有情之品,性味甘、咸、寒,入肝、肾经,有很强的滋补阴液之功,且由于甘寒质重,故又能重镇潜纳,滋阴息风,故可治疗上述诸证。治阴虚发热之骨蒸劳热,常配伍熟地黄、知母、黄柏,如大补阴丸;治阴虚阳亢之头目眩晕,常配伍生地黄、鳖甲、牡蛎等,如镇肝息风汤;治阴虚动风之手足蠕动,常配伍鳖甲、阿胶、鸡子黄等,如大定风珠。

2. 肾虚筋骨痿弱 本品长于滋肾养肝,又能强筋健骨,故可用于肾虚之筋骨不健,腰膝酸软,步履乏力及小儿鸡胸、龟背、囟门不合诸证,常配伍熟地黄、知母、黄柏等,如虎潜丸。

3. 阴血亏虚之惊悸、失眠、健忘 本品入于心肾,既能滋补肝肾,又能养血补心,安神定志,适用于阴血不足,心肾失养之惊悸、失眠、健忘,常配伍石菖蒲、远志、龙骨等品,如枕中丹。

此外,本品还能止血,因其长于滋养肝肾,性偏寒凉,故尤宜于阴虚血热,冲任不固之崩漏、月经过多,常配伍白芍、黄芩、黄柏等,如固经丸。

【用法用量】煎服,9～24 g,宜先煎。

鳖 甲

biējiǎ/TRIONYCIS CARAPAX

《神农本草经》

为鳖科动物鳖 *Trionyx sinensis* Wiegmann 的背甲。主产于湖北、湖南、安徽等地。

【药性】咸,微寒。归肝、肾经。

【功效】滋阴潜阳,退热除蒸,软坚散结。

【应用】

1. 阴虚阳亢、阴虚内热、阴虚风动证 本品专入肝肾经,善滋阴退虚热,且味咸质重,为血肉有

177

情之品,故又善于滋阴潜阳息风,可用于多种阴虚病证。治阴虚骨蒸劳热、盗汗,常配伍秦艽、地骨皮、知母等,如清骨散;治热病后期,阴伤邪伏之夜热早凉、热退无汗,常配伍青蒿、丹皮、生地黄等,如青蒿鳖甲汤;治阴虚阳亢之头目眩晕,常配伍生地黄、磁石、龟甲等,如摄阴煎;治阴虚动风之手足蠕动,常配伍白芍、生地黄、阿胶等,如三甲复脉汤。

2. 癥瘕积聚 本品味咸入肝经,长于软坚散结,善治癥瘕积聚、疟母,常与丹皮、桃仁、䗪虫等,如鳖甲煎丸。

【用法用量】煎服,9～24 g,宜先煎。

其他常用补阴药

南沙参、百合、天冬、玉竹、黄精、墨旱莲、女贞子的药性、功效、主治、用法用量等见表18-4。

表18-4 其他常用补阴药

药名	药性	功效	主治	用法用量	备注
南沙参	甘,微寒。归肺、胃经	养阴清肺,清胃生津,补气化痰	肺阴虚证,胃阴虚证	煎服,9～15 g	反藜芦
百合	甘,寒。归心、肺经	养阴润肺,清心安神	肺阴虚证,阴虚有热之失眠心悸及百合病心肺阴虚内热证	煎服,6～12 g	
墨旱莲	甘、酸,寒。归肝、肾经	滋补肝肾,凉血止血	肝肾阴虚证,阴虚血热之失血证	煎服,6～12 g	
女贞子	甘、苦,凉。归肝、肾经	补肝肾,乌须明目	肝肾阴虚证	煎服,6～12 g	
黄精	甘,平。归脾、肺、肾经	补气养阴,健脾、润肺,益肾	阴虚肺燥,干咳少痰及肺肾阴虚的劳咳久咳,脾虚阴伤证,肾精亏虚	煎服,9～15 g	
玉竹	甘,微寒。归肺、胃经	养阴润燥,生津止渴	肺阴虚证,胃阴虚证	煎服,6～12 g	治阴虚外感。又名葳蕤
枸杞子	甘,平。归肝、肾经	滋补肝肾,益精明目	肝肾阴虚及早衰证	煎服,6～12 g	
天冬	甘、苦,寒。归肺、肾经	养阴润燥,清肺生津	肺阴虚证,肾阴虚证,热病伤津之食欲不振、口渴及肠燥便秘等证	煎服,6～12 g	脾虚泄泻、痰湿内盛者忌用

第二节 补 虚 剂

凡以补益药为主组成,具有补养人体气、血、阴、阳等作用,主治各种虚证的方剂,统称补虚剂。本类方剂属于"八法"中的"补法"。虚证主要有气虚、血虚、气血两虚、阴虚、阳虚与阴阳俱虚等,因此补虚方剂相应分为补气、补血、气血双补、补阴、补阴和阴阳并补等。

四 君 子 汤
《圣济总录》

【组成】人参去芦　白术　茯苓去皮(各9g)　甘草炙,(6g)各等分

【功效】益气健脾。

【主治】脾胃气虚证。面色萎白,气短乏力,饮食减少,舌淡苔白,脉虚弱。

【方解】本方为治脾胃气虚证之基础方。脾胃气虚,健运失职,则饮食减少,大便溏薄;气血生化不足,脏腑失却濡养,则面色萎白,语声低微;脾主四肢,脾虚肢体失养,则四肢倦怠;舌淡,苔薄白,脉虚弱,均为脾胃气虚之征。证属脾胃气虚,运化失权,气血乏源,治当益气健脾。

方中人参健脾养胃,为君药。白术健脾燥湿为臣药,二药相配,益气健脾之力大增。茯苓健脾渗湿为佐药,与白术相配,则健脾渗湿之功更著。炙甘草助人参甘温益气,且调和诸药,为使药。四药配合,使中气复而脾运健,共奏益气健脾之功。本方既是治疗脾胃气虚证的代表方,也是补气剂的基础方,后世诸多补气之方皆从本方衍化而来。

本方的配伍特点为:方中四药甘温平和,组合成方,补而不滞,平补平泻,其功用冲和平淡,"常服温和脾胃,进益饮食,辟寒邪瘴雾气"(《太平惠民和剂局方》),合乎谦正平和的君子之风,故称"四君子汤"。

【应用】

1. 现代应用　常用于慢性胃炎、消化性溃疡、胃肠道功能紊乱、慢性肠炎、慢性肝炎、冠心病、慢性肾炎、妊娠胎动不安、小儿反复呼吸道感染等属脾胃气虚证者。

2. 使用注意　本方药性偏温,阴虚血热者需慎用。

参 苓 白 术 散
《太平惠民和剂局方》

【组成】人参　茯苓　白术　山药　甘草炒,各二斤(1 000 g)　白扁豆姜汁浸,去皮,微炒,一斤半(750 g)　莲子肉去皮　薏苡仁　桔梗炒令深黄色　砂仁各一斤(500 g)

【功效】益气健脾,渗湿止泻。

【主治】脾虚夹湿证。饮食不化,肠鸣泄泻,胸脘痞闷,四肢乏力,形体消瘦,面色萎黄,舌淡苔白腻,脉虚缓。亦治肺脾气虚痰湿证,咳嗽痰多色白,胸脘痞闷。

【方解】本方为治脾虚夹湿证之常用方。脾虚失运,故饮食不化,水谷不化,清浊相混,故肠鸣泄泻;脾失健运,加之湿阻气机,故胸脘痞闷不舒;气血不足,肢体失于濡养,故四肢无力,形体消瘦,面色萎黄;舌淡,苔白腻,脉虚缓等皆为脾虚有湿之象。证属脾胃气虚,湿浊内盛,治当补益脾胃,兼以渗湿止泻。

方取四君子汤益气健脾之力;再加药食两用之山药、莲子肉、白扁豆、薏苡仁加强健脾化湿之功以止泻;佐砂仁芳香醒脾,化湿行滞以促运化;方中桔梗为手太阴肺经的引经药,能载药上行以宣肺利气,通调水道,故本方亦可用治肺劳损虚之久咳痰多症,为"培土生金"法的具体体现。诸药相配,补中气,渗湿浊,行气滞,使脾胃受纳与健运之职得以恢复,且兼有保肺之效。

本方的配伍特点为:以益气补脾药配伍渗湿止泻药为主组方,虚实并治,且用药上承四君之中和,故具药性平和,补而不滞,温而不燥,利而不峻之特点。

【应用】

1. 现代应用　常用于胃肠功能紊乱、慢性结肠炎、慢性胃炎、慢性肝炎、贫血、慢性支气管炎、肺结核、慢性肾炎、妇女带下病等属脾虚夹湿证或肺脾气虚痰湿证者。

2. 使用注意　本方稍偏于温燥，对阴虚火旺者需慎用；孕妇慎用；感冒发热及高血压、心脏病等患者忌用。

补 中 益 气 汤
《内外伤辨惑论》

【组成】黄芪病甚、劳役热甚者一钱(18 g)　甘草炙，各五分(9 g)　白术三分(9 g)　人参去芦，三分　升麻　柴胡　橘皮不去白，二分或三分(各6 g)　当归酒焙干或晒干，二分(3 g)

【功效】补中益气，升阳举陷。

【主治】①脾胃气虚证。饮食减少，体倦肢软，少气懒言，面色白，脉虚无力。②气虚下陷证。久泻，久痢，崩漏，脱肛，子宫脱垂等。③气虚发热证。发热，自汗，气短乏力，舌淡，脉虚大无力。

【方解】本方乃治疗中气不足以及气虚所致之发热、下陷诸证的代表方。中气不足，乃现少气懒言，语声低微，肢倦体软，纳少便溏；脾宜升则健，若中虚清气不升，或水谷精微不能上输头面，清窍失养，则头晕目眩。中气虚馁，则阴火亢盛而为发热；因非实火之发热，故以伴自汗、渴喜温饮和体倦等为特点；中气虚甚，则失其升举之职，乃现脱肛、子宫脱垂、胃下垂、久泻、久痢、崩漏下血诸下陷病症。证属脾胃气虚，清阳下陷，治当益气补脾，升阳举陷。

方中重用黄芪补中益气，升阳举陷，实卫固表，为君药。人参、炙甘草、白术补气健脾为臣药，与黄芪配合同用，补中益气之力甚强。当归养血和营，协助人参、黄芪以补气养血；陈皮理气和胃，使诸药补而不滞，均为佐药。升麻、柴胡升阳举陷，协同黄芪升举下陷之清阳，共为佐使。炙甘草调和诸药，亦为使药。

本方配伍特点为：补气药物和升阳药物的结合，开补气升阳法之先河；其次是方中药物用量皆较轻，取轻而上行之意。

【应用】

1. 现代应用　常用于慢性胃炎、慢性肠炎、消化性溃疡、慢性肝炎、反复呼吸道感染、低血压、心律失常、贫血、慢性白血病、功能性低热、胃下垂、肾下垂、子宫脱垂、脱肛、重症肌无力、乳糜尿、尿失禁、功能性子宫出血、过敏性鼻炎等属中气不足证者。

2. 使用注意　阴虚发热则非所宜，实火发热尤当忌用。

玉 屏 风 散
《医方类聚》

【组成】黄芪蜜炙　白术各二两(60 g)　防风一两(30 g)

【功效】益气固表止汗。

【主治】表虚自汗证。汗出恶风，面色白，舌淡，脉虚；亦用于素体虚弱，腠理不固，易于外感者。

【方解】本方为治表虚自汗证的代表方。肺卫气虚，不能固摄营阴，则津液外泄，身自汗出；卫气既虚，肌腠失于温煦，而见恶风；卫外御邪能力减弱，风寒外邪乘虚而入，则易患感冒。至于面色㿠白，舌淡苔薄白，脉浮虚软诸症，皆为卫虚表弱之象。证属肺卫气虚，肌表不固，治当补益卫气，固表止汗。

方中黄芪既可大补脾肺之气,又可固表止汗,为君药。白术益气健脾,助君药以加强益气固表之功,为臣药。两药相配,使气旺表实,汗不外泄,外邪亦不易入侵。佐以防风发散走表而祛风邪,助黄芪抵御风邪,二药相配,则黄芪得防风,固表而不留邪;防风得黄芪,祛邪而不伤正。因服用本方后,可使体弱易感外邪者,能犹如得珍贵如玉之屏风的保护而不被外邪侵入,故名为"玉屏风散"。

本方配伍特点是:以益气固表药为主,配伍少量疏散风邪药,使补中兼散,散中有收,补虚又祛邪,相反而相成。

【应用】

1. 现代应用　常用于反复呼吸道感染、肾小球肾炎、支气管哮喘、过敏性鼻炎、慢性荨麻疹等属卫表虚证者,以及术后、产后、小儿等因表虚腠理不固所致之自汗。

2. 使用注意　①原方为散剂(现有冲剂、胶囊、口服液),作汤剂则剂量宜酌定。②若属于外感自汗,阴虚盗汗者,则不宜服用本方。

生 脉 散
《医学启源》

【组成】人参　麦门冬各五分(9 g)　五味子七粒(6 g)

【功效】益气生津,敛阴止汗。

【主治】①温热、暑热,耗气伤阴证。体倦,气短,咽干,舌红,脉虚。②久咳肺虚,气阴两虚证。干咳少痰,短气自汗,脉虚细。

【方解】本方为治气阴两虚证之代表方。肺气虚则肢体倦怠,语声低微,气短懒言;阴津亏虚,则口干舌燥;舌干红少苔,则系阴津亏损之象;气虚则脉道失充,故脉来微细,或虚大而数;若肺失阴津濡养,肺气上逆,则干咳少痰;或心气不足,且心失阴液滋养,则心悸怔忡;或心气心阴不足,心脉失却充养,则一时邪气阻痹,而为胸闷胸痛;若元气大伤,气脱津泄,则可能出现"气促上喘,汗出而息不续,命在须臾"(《赤水玄珠全集》)。证属元气虚馁,阴津耗散引起,治当益气养阴,敛汗生脉。

方中人参补气生津,为君药。麦冬养阴润肺,清热生津,为臣药。五味子益气生津,敛肺止汗,与人参、麦冬相配酸甘化阴,加强滋阴力量,为佐药。三药合用,一补一清一敛,使气复津生,汗止阴存,气充脉复,故以"生脉散"名之。《医方集解》称此方:"人有将死脉绝者,服此能复生之,其功甚大。"

【应用】

1. 现代应用　常用于心肌病、心律失常、病态窦房结综合征、冠心病心绞痛、心肌梗死、心力衰竭、肺源性心脏病、休克、低血压、中暑、肺结核、慢性支气管炎、糖尿病、克山病等属于气阴两虚证者。

2. 使用注意　治疗急性心肌梗死、休克等危重疾病,可使用"生脉注射液"静脉给药。

痛 泻 要 方
《景岳全书》引刘草窗方

【组成】白术炒,三两(90 g)　白芍炒,二两(60 g)　陈皮炒,一两五钱(45 g)　防风一两(30 g)

【功效】补脾柔肝,祛湿止泻。

【**主治**】脾虚肝旺之痛泻。肠鸣腹痛,大便泄泻,泻必腹痛,舌苔薄白,脉两关不调,左弦而右缓。

【**方解**】本方为治疗脾虚肝旺之痛泻的代表方。痛泻之证,系由土虚木乘,肝脾不和,脾运失常所致。《医方考》说:"泻责之脾,痛责之肝;肝责之实,脾责之虚,脾虚肝实,故令痛泻。"证属肝旺脾虚,治当补脾抑肝,祛湿止泻。

方中白术善于健脾益气以治土虚,为君药。白芍柔肝缓急以止痛,与白术相伍,于土中泻木,是为臣药。陈皮理气燥湿,醒脾和胃,为佐药。配伍少量防风,既能散肝郁,又能舒脾气,还能燥湿以助止泻之功,并可作为脾经之引经药,一药兼佐使之用。

【**应用**】

1. 现代应用　常用于治疗急慢性肠炎、慢性结肠炎、肠易激综合征、神经性腹泻等属脾虚肝旺者。

2. 使用注意:①原方为散剂,作汤剂则剂量宜酌定。②伤食所致的腹痛泄泻者,则不宜服用本方。③忌食生冷、油腻及刺激性食物。

逍 遥 散
《太平惠民和剂局方》

【**组成**】柴胡去苗　当归去苗,微炒　白芍　白术　茯苓去皮白者,各一两(各30 g)　甘草微炙、赤,五钱(15 g)

【**功效**】疏肝解郁,养血健脾。

【**主治**】肝郁血虚脾弱证。两胁作痛,头痛目眩,口燥咽干,神疲食少,寒热往来,月经不调,乳房作胀,舌淡,脉弦而虚者。

【**方解**】本方是主治血虚肝郁证的代表方。肝郁血虚,肝气不疏,则两胁作痛,头痛目眩,乳房胀痛;郁而化火,故口燥咽干。肝木为病易于传脾,脾胃虚弱故神疲食少。脾为营之本,胃为卫之源,脾胃虚弱则营卫受损,不能调和而致往来寒热。肝藏血,主疏泄,肝郁血虚脾弱,在妇女多见月经不调,乳房胀痛。证属血虚肝郁,脾失健运,治当疏肝解郁,养血健脾之法。

方中柴胡疏肝解郁,条达肝气,为君药。当归、白芍养血柔肝,与柴胡相配,补肝体而助肝用,共为臣药。"见肝之病,知肝传脾"(《金匮要略》),故以白术、茯苓、甘草健脾益气,既能实土以御木乘,且能使运化有权,气血生化有源。用法中又加入薄荷少许,疏散郁遏之气,透泄肝经郁热;生姜烧过,温胃和中之力益专,同为佐药。炙甘草又可调和诸药,兼为使药。诸药相配,补肝体,助肝用,气血兼顾,肝脾同调。

本方配伍特点为:气血兼顾,肝脾同调,体用并治。

【**应用**】

1. 现代应用　常用于慢性肝炎、肝硬化、胆石症、胃及十二指肠溃疡、慢性胃炎、胃肠神经官能症、经前期紧张症、乳腺小叶增生、更年期综合征、盆腔炎、不孕症、子宫肌瘤等属肝郁血虚脾弱者。

2. 使用注意　原方为散剂,作汤剂则剂量宜酌定。

四 物 汤
《仙授理伤续断秘方》

【**组成**】熟干地黄酒蒸(12 g)　当归去芦,酒浸　炒白芍(各9 g)　川芎(6 g)各等分

【功效】补血和血。

【主治】营血虚滞证。心悸失眠,面色无华,唇甲色淡;或妇人月经量少或经闭,舌淡,脉细。

【方解】本方为治血虚证和妇人月经不调之基础方。血虚不能上荣,头面清窍失养,故头晕目眩,面色无华,唇甲色淡,舌淡;血虚心失所养,心神不宁,故心悸怔忡,失眠多梦;冲为血海,阴血不足,血海空虚,脉道虚涩,故可见妇女月经量少色淡,周期紊乱,或前或后,甚至经闭,脐腹作痛;血虚脉道失充,故见细脉,兼弦者主病在肝,兼涩者主血行不畅。证属营血虚滞,治当补血和血。

方中熟地黄长于补血滋阴,为君药。当归补血活血,调经止痛,是为臣药。白芍养血柔肝,缓急止痛;川芎活血行气,调畅气血,共为佐药。

本方的配伍特点是:动静结合,使补血而不滞血,行血而不伤血。

【应用】

1. 现代应用　常用于贫血、眩晕、偏头痛、失眠,妇女月经不调、痛经、闭经、流产、胎位不正、不孕症、附件炎、盆腔炎、荨麻疹、皮肤瘙痒症等属营血虚滞证者。

2. 使用注意　如属湿盛中满,脾虚便溏及血崩气脱之证,则不宜使用本方。

当归补血汤
《内外伤辨惑论》

【组成】黄芪一两(30 g)　当归酒洗,二钱(6 g)

【功效】补气生血。

【主治】血虚发热证。肌热面赤,烦渴欲饮,脉洪大而虚,重按无力;亦治妇人经期、产后血虚发热头痛;或疮疡溃后,久不愈合者。

【方解】本方为治血虚发热证之代表方。血属阴,气属阳,劳倦内伤,耗伤阴血,阴不维阳,阳气外浮,则肌热面赤;血虚气弱,气不化津,故烦渴欲饮,此种烦渴,常时烦时止,渴喜热饮;脉虽洪大,但重按虚软无力,是血虚气弱、阳气浮越之象,也是血虚发热的辨证关键。证属气虚血少,阳气浮越,补气生血,使气旺血生,阴能涵阳,则虚热自止。

方中重用五倍于当归的补气药黄芪为君药,大补脾肺之气,以资气血生化之源,使气旺血生;合当归养血和血,为臣药。二药相配,阳生阴长,气旺血生,虚热自退,诸证自除。

至于治疗妇人经期、产后血虚发热头痛之证,是取本方益气养血而退热之意;应用本方治疗疮疡溃后,久不愈合,则取本方有补气养血、扶正托毒、生肌收口之功。

本方配伍特点是:重用补气药,轻用养血药,意在补气以生血。

【应用】

1. 现代应用　常用于贫血、白细胞减少症、血小板减少症、肿瘤化疗和放疗后骨髓抑制、肾病综合征、慢性肝炎肝硬化、闭经、功能性子宫出血等属血虚气弱证者。

2. 使用注意　气分热盛证忌用本方。

归　脾　汤
《正体类要》

【组成】人参一钱(6 g)　白术　当归　白茯苓　黄芪　炒龙眼　肉远志　酸枣仁炒,各一钱(各3 g)　木香五分(1.5 g)　甘草炙,三分(1 g)

【功效】益气补血,健脾养心。

【主治】①心脾气血两虚证。心悸怔忡,健忘失眠,体倦食少,面色萎黄,舌淡,脉细弱。②脾不统血证。妇女崩漏,月经超前,量多色淡,或淋漓不止,或便血,皮下紫斑,舌淡,脉细者。

【方解】本方为治心脾气血两虚证及脾不统血证之常用方。本方证由思虑过度,劳伤心脾,气血虚弱引起。脾气亏虚则体倦食少;心血虚弱,心神失养,则心悸怔忡,失眠健忘;阴血亏虚,阳气内扰,则为盗汗;脾虚则生化阴血机能衰退,加之心血虚亏,故呈面色萎黄,舌淡苔薄,脉来细弱之象;脾虚则血失统摄,营血散逸,则为便血、崩漏、皮下紫癜诸失血。治证虽多,总有脾气心血两虚所致,故治当益气养血,健脾宁心。

方中四君子汤(人参、白术、茯苓、甘草)加黄芪加强健脾益气之力;当归、龙眼肉、远志、酸枣仁、(茯神)助补益心脾,养血安神;木香理气醒脾,使诸药补而勿滞;大枣、生姜调和脾胃,以资生化。全方配伍特点有二:一是气血双补,重在益气。二是心脾同治,重在健脾。脾气旺而血有所生、血有所摄,血脉充则神有所舍,血有所归,故方名为"归脾汤"。

【应用】

1. 现代应用　常用于神经衰弱、抑郁症、心律失常、贫血、冠心病、慢性疲劳综合征、血小板减少性紫癜、消化性溃疡出血、内痔出血、功能性子宫出血等属心脾气血两虚及脾不统血证者。

2. 使用注意　①原方应用剂量偏小,临诊时可作适当调整。②出血属于阴虚火旺者,不宜使用。

八 珍 汤
《瑞竹堂经验方》

【组成】人参　白术　茯苓　当归　川芎　白芍　熟地黄　甘草炙,各一两(各30 g)

【功效】益气补血。

【主治】气血两虚证。心悸眩晕,气短乏力,食少,舌淡,脉细无力。

【方解】本方为治气血两虚证之代表方。脾气虚则纳呆食少,肢体倦怠,气短懒言;阴血亏虚,心神失养,头目失濡,则心悸怔忡,头晕目眩;气血两虚,不能上荣,则面色苍白或萎黄;舌淡苔薄,脉细弱等亦为气血两虚之象。治宜益气与养血并施。

方用人参、熟地黄为君,两药均味甘性温,合用以益气补血。白术、当归为臣,白术助人参补气之功,当归增熟地黄养血之效。白芍养血敛阴,川芎活血行气,茯苓渗湿健脾,且芎、苓可使气血双补而不呆滞,俱为佐药。炙甘草益气补中,调和药性,为佐使药。煎加生姜、大枣,调养脾胃,以助生化气血。

本方配伍特点是:气血双补,温润平和,故名"八珍"。

【应用】

1. 现代应用　常用于病后虚弱、贫血、白细胞减少、冠心病、心律失常、低血压、神经衰弱、慢性疲劳综合征,以及妇女功能性子宫出血、月经不调等属气血两虚证者。

2. 使用注意　原方为散剂,作汤剂则剂量宜酌定。

炙 甘 草 汤
《伤寒论》

【组成】生地黄一斤(50 g)　甘草炙,四两(12 g)　麦门冬去心　麻仁各半升(各10 g)　生姜切　桂枝去皮,各三两(各9 g)　人参　阿胶各二两(各6 g)　大枣擘,三十枚(10枚)

【功效】 益气养血,通阳复脉。

【主治】 ①阴血不足,阳气虚弱证。脉结代,心动悸,虚羸少气,舌淡少苔。②虚劳肺痿。干咳无痰,短气,虚烦不眠,自汗盗汗,脉虚数。

【方解】 本方为治阴血阳气虚弱,心脉失养证之常用方,后世还常用以主治虚劳肺痿。心主血脉而藏神,若心气虚弱,无力鼓动,则脉气不相接续,而脉来结代;阴血不足,则心神失养,而动悸不宁;气血两虚,形体失于温养,则虚羸少气;气血虚少而无以养舌,故舌光少苔或质干瘦小。后世又用本方治疗虚劳肺痿,乃久咳伤肺,气阴耗损而成。肺气虚弱,气逆于上,故自汗、咳嗽气短;津液失布,故多唾涎沫;阴血不足,燥热内扰,故形瘦盗汗,虚烦不眠,咽干舌燥,大便干结,脉来虚数。以上诸症虽较复杂,但以阳气及阴血不足为基本病机变化,故治当益气养血,滋阴通阳。

方以炙甘草命名,但生地黄剂量四倍于甘草以滋阴养血,故为君药;甘草炙用,配人参、大枣甘温益气,补养心脾,以资气血生化之源;合麦冬、阿胶、麻仁滋心阴,养心血,充血脉,共为臣药。桂枝、生姜温心阳,通血脉,是为佐药。原方以清酒七升,水八升煎服,其意在取清酒辛热,可温通血脉,以行药势。诸药相配,滋心阴、养心血、益心气、补心阳四者兼备,实乃气血阴阳并补之剂。本方以炙甘草命名,且剂量高达四两,远远超出仲景常规用量,故在方中亦不同于其通常调和之用。本方有复脉定悸之功,故又名"复脉汤"。

本方配伍特点是:气血阴阳并补,而以益气滋阴养血为著;滋补之中寓温通,则滋而不腻,温而不燥,刚柔相济,相得益彰。

【应用】

1. 现代应用 常用于心律失常、冠心病、病毒性心肌炎、房室传导阻滞、病态窦房结综合征、肺结核、肺纤维化等属阴血阳气俱虚证者。

2. 使用注意 ①原方煎煮用水八升,清酒七升,现清酒用量宜适当减少或不用。②复脉定悸,甘草宜炙用、重用。③对阴伤肺燥较甚者,宜减去桂枝、生姜。

六 味 地 黄 丸
《小儿药证直诀》

【组成】 熟地黄八钱(24 g)　山萸肉　干山药各四钱(各12 g)　泽泻　丹皮　茯苓去皮,各三钱(各9 g)

【功效】 滋补肝肾。

【主治】 肝肾阴虚证。腰膝酸软,头晕目眩,舌燥咽干,或小儿囟门不合,舌红少苔,脉沉细数。

【方解】 本方为治肾阴虚证的基础方和常用方。腰为肾之府,肾主骨生髓通于脑,齿为骨之余,肾阴不足,精亏髓少,髓海空虚,骨失所养,则腰膝酸软无力,头晕目眩,牙齿动摇;肾开窍于耳,肾阴不足,耳窍失养,则耳鸣耳聋;肾藏精主生殖,肾阴虚损,水不制火,相火内扰精室,则遗精;阴虚则内热,虚火内扰,则骨蒸潮热,消渴,盗汗,舌红少苔,脉沉细数等。小儿囟门久不闭合,亦为肾虚生骨迟缓所致。以上诸症虽表现多端,但均为肾阴亏虚,虚火内扰所致。治当滋阴补肾为主,"壮水之主,以制阳光"。

方中熟地黄入肾经,味厚纯阴,重用以滋阴补肾,填精益髓,为君药。山茱萸入肝肾经,滋补肝肾,固涩精气;山药入脾肾经,双补脾肾,养阴固精,同为臣药。君臣相配,肾肝脾三阴并补,是为"三补",但熟地黄用量是山茱萸与山药之和,故以补肾为主;不仅滋阴益肾之力相得益彰,而且兼可养肝补脾。泽泻利水湿而泄肾浊,可制熟地黄滋腻之弊;丹皮清泄虚火,并制山茱萸之温涩;茯苓渗湿健脾,配山药补脾而助健运,配泽泻共泻肾浊,引虚热下行,则真阴得复其位。以上三药,是为"三泻",均属佐药。六药合用,补泻兼施,泻浊以利生精,降火以利滋阴,为平补肾阴良方。

本方配伍特点是:三补三泻,以补为主,以泻利补;三阴并补,补肾为主。

【应用】

1. 现代应用 常用于慢性肾炎、高血压、糖尿病、肺结核、肾结核、甲状腺机能亢进、骨质疏松症、无排卵性功能性子宫出血、围绝经期综合征、不孕不育症、前列腺炎、黄褐斑、复发性口疮、牙周炎、视神经炎、白内障、中心性视网膜炎等属肾阴不足证者。

2. 使用注意:①原方为丸剂,作汤剂则剂量宜酌定。②脾虚便溏者慎用。

左 归 丸
《景岳全书》

【组成】大怀熟地八两(240 g) 山药炒 枸杞子 山茱萸 菟丝子制 鹿胶敲碎,炒珠 龟胶切碎,炒珠,各四两(各120 g) 川牛膝酒洗蒸熟,三两(90 g)

【功效】滋阴补肾,填精益髓。

【主治】真阴不足证。头目眩晕,腰酸膝软,舌红少苔,脉细。

【方解】本方为治疗真阴不足证之代表方。肾藏真阴真阳,主骨生髓充脑。真阴不足,骨髓失养,脑髓不充,腰府不强,封藏失职,则头目眩晕,腰膝酸软,遗精滑泄;阴虚阳旺,虚热内扰,阴津外泄,则自汗盗汗,口燥舌干;舌红少苔,脉细等亦为阴虚有热之象,治滋补肾阴,填精益髓。

方中重用熟地黄滋阴补肾,填精益髓,为君药。龟甲胶、鹿角胶为血肉有情之品,峻补精髓,龟甲胶偏于补阴,鹿角胶偏于补阳,在大队补阴之中配伍少量补阳之品,寓"阳中求阴"之义;枸杞子补肾益精,养肝明目;山药补脾益阴,滋肾固精;山茱萸补益肝肾,涩精敛汗,五药共为臣药。菟丝子、川牛膝补肝肾,强腰膝,健筋骨,均为佐药。诸药配伍,共奏滋阴补肾,填精益髓之功。

本方配伍特点是:纯甘补阴,纯补无泻;滋阴药物配伍少量补阳药,"阳中求阴"。

【应用】

1. 现代应用 常用于慢性肾炎、高血压、神经衰弱、骨质疏松症、功能性子宫出血、围绝经期综合征、不育不孕症等属真阴不足者。

2. 使用注意:①原方为丸剂,作汤剂则剂量宜酌定。②本方多阴柔滋腻之品,脾虚食少便溏者慎用。③如长期服用,宜配合理气健脾之品同用。

一 贯 煎
《续名医类案》

【组成】生地黄六钱至一两五钱(18~30 g) 枸杞子三钱至六钱(9~18 g) 北沙参 麦冬 当归身各三钱(各9 g) 川楝子一钱半(4.5 g)

【功效】滋阴疏肝。

【主治】肝肾阴虚,肝气郁滞证。胸脘胁痛,吞酸吐苦,舌红少津,脉虚弦。亦治疝气瘕聚。

【方解】本方是治疗肝阴不足,肝气郁滞证的代表方。肝阴亏虚,肝络失养,则胸胁作痛;肝失条达,气郁而滞,日久可结为疝气、瘕聚;横逆犯胃,胃气上逆,则胃脘疼痛,吞酸吐苦;阴虚津液不能上承,则咽干口燥,舌红少津;阴血不足,血脉不充,则脉来细弱或虚弦。阴虚肝郁,若仅滋补阴津,则滞气;一派香燥疏肝,则伤阴。治宜补养肝阴为主,兼以疏肝行气,方为两全之策。

方中重用生地黄滋阴养血,益肾养肝,寓"滋水涵木"之意,为君药。当归补血养肝,枸杞子补养肝肾,北沙参、麦冬滋养肺胃之阴,寓佐金平木、扶土制木之意,共为臣药。佐以少量的川楝子疏肝泄热,行气止痛。诸药配合,使阴血得补,肝气得疏。

本方配伍特点为:在大队甘凉柔润、滋阴养血药中,少佐一味川楝子以疏肝理气,使滋阴养血而不遏滞气机,疏肝理气而不耗伤阴血。

【应用】

1. 现代应用 常用于慢性肝炎、脂肪肝、慢性胆囊炎及胆石症、慢性胃炎、消化性溃疡、肋间神经痛、神经官能症属阴虚肝郁证者。

2. 使用注意 方中之药偏甘腻,故有脾虚湿停而舌苔白腻者,不宜使用。

百合固金汤
《慎斋遗书》

【组成】 百合一钱半(12 g) 熟地 生地 当归身各三钱(各9 g) 麦冬一钱半(9 g) 贝母一钱半 白芍一钱 桔梗八分(各6 g) 甘草一钱 玄参八分(各3 g)

【功效】 滋养肺肾,止咳化痰。

【主治】 肺肾阴虚,虚火上炎证。咳嗽气喘,咽喉燥痛,舌红少苔,脉细数。

【方解】 本方为治疗肺肾阴亏,虚火上炎证的常用方。肺阴不足,肾水无源,则肾阴渐亏;肾水不足,不能上滋肺金,则肺阴亦虚,终则肺肾之阴皆损。肺阴不足,肺失清肃,其气上逆,则咳嗽气喘;阴不制阳,虚火内生,炼液成痰,则咳痰量少而黏稠;虚火灼伤肺络,络损血溢,则痰中带血;津液失润,则咽喉燥痛;肾阴不足,虚热内蒸,营阴外泄,则骨蒸盗汗;阴液不足,虚火扰心,则心烦不寐;舌红少苔,脉细数,均阴虚内热之象。证属肺肾阴虚,虚火灼津为痰,肺失清肃所致,故治当滋养肺肾阴液,兼以化痰止咳。

方中百合,滋阴清热,润肺止咳;生地黄、熟地黄并用,滋肾壮水,三药合用,润肺滋肾,金水并补,为君药。麦冬性味甘寒,助百合以滋阴清热,润肺止咳;玄参性味咸寒,助二地滋阴壮水,且能清虚火,利咽喉,共为臣药。当归《神农本草经》谓其"主治咳逆上气也",伍白芍以养血活血;贝母清热润肺,化痰止咳;桔梗宣肺利咽,化痰散结,并能载药上行,四药俱为佐药。生甘草清热泻火,调和诸药,是为使药。诸药合用,滋肾保肺,金水并调。

本方配伍特点有二:其一是滋肾保肺,金水并补,但以固金保肺为主。其二是标本兼顾,滋养肺肾之中兼清热凉血、化痰止咳,然以固本为主。

【应用】

1. 现代应用 常用于肺结核、支气管扩张、慢性支气管炎、支气管哮喘、慢性咽喉炎和自发性气胸等属肺肾阴亏,虚火上炎证者。

2. 使用注意 方中用药大多偏甘寒滋润,脾虚便溏食少者,不宜使用。

肾 气 丸
《金匮要略》

【组成】 干地黄八两(240 g) 山药 山茱萸各四两(120 g) 泽泻 茯苓 牡丹皮各三两(90 g) 桂枝 附子炮,各一两(各30 g)

【功效】 补肾助阳。

【主治】肾阳不足证。腰痛脚软,小便不利,或小便反多,入夜尤甚,阳痿早泄,舌淡而胖,脉虚弱,尺部沉细以及痰饮、水肿、消渴、脚气、转胞等。

【方解】本方是治疗肾阳虚证的代表方。腰为肾府,肾主骨,肾阳虚衰,则腰痛脚软;肾阳不足,不能温煦,则身半以下常有冷感;肾主水,肾阳虚不能化气行水,水湿内停,则小便不利,少腹拘急孕妇则为转胞,或发为水肿、脚气、痰饮等水液代谢失常病患;肾阳虚弱,膀胱失约,加之夜间阳气衰弱,则小便反多,夜尿尤频;肾阳不足,不能蒸腾阴津上承,则为口渴,若小便反多者,则病消渴;舌质淡而胖,脉虚弱尺部沉细,皆为肾阳虚弱之象。证属肾阳亏虚,故治当补肾助阳。

方中以少量的附子、桂枝相配,既补肾阳之虚,又助气化之复,意在微微生火,少火以生肾气,为君药。重用干地黄滋阴补肾,填精益髓;配伍山茱萸、山药补肝脾而益精血,共为臣药。茯苓、泽泻利水渗湿;丹皮清泄肝火,三药于补中寓泻,防补阴药腻滞碍邪之虞,俱为佐药。诸药合用,共奏补肾助阳之功。

本方配伍特点有三:一是补阳方配伍滋阴药,阴中求阳,以增补阳之功。二是轻用补阳药而重用滋阴药,意在微微生火,少火生气。三是寓泻于补,既能以泻利补,又使补而不滞。

【应用】

1. 现代应用　常用于慢性肾炎、糖尿病、高血压、慢性阻塞性肺病、肺心病、醛固酮增多症、甲状腺功能低下、肾上腺皮质功能减退、性神经衰弱、慢性前列腺炎、前列腺增生、不育不孕症、围绝经期综合征等属肾阳不足证者。

2. 使用注意　①原方为丸剂,作汤剂则剂量宜酌定。②阴虚火旺者,不宜使用本方。

右 归 丸
《景岳全书》

【组成】熟地黄八两(240 g)　山药　鹿角胶炒珠　杜仲　姜汁炒菟丝子制,各四两(各120 g)当归　山茱萸微炒　枸杞子微炒,各三两(各90 g)　制附子二两,渐可加至五六两(各60～180 g)　肉桂二两(60 g)

【功效】温补肾阳,填精益髓。

【主治】肾阳不足,命门火衰证。年老或久病气衰神疲,畏寒肢冷,腰膝酸软,脉沉迟。

【方解】本方是治疗肾阳不足,命门火衰证的代表方。肾阳为一身阳气之本,故又称"命门之火"。肾阳亏虚,脏腑失于温煦,火不生土,故见气衰神疲,畏寒肢冷,饮食减少,大便不实;命门火衰,精气虚冷,封藏失职,则腰膝软弱,阳痿遗精,或阳衰无子;肾与膀胱相表里,肾阳虚弱则膀胱失约,故小便自遗;舌淡苔白,脉沉而迟,为肾阳虚衰常见之征。治宜"益火之源,以培右肾之元阳"(《景岳全书》)。

方中鹿角胶补肾助阳,益精养血;附子、肉桂温壮元阳,温里祛寒,三药共为君药。熟地黄、枸杞子、山药滋阴补肾,养肝补脾,填精益髓,与君药配伍,有"阴中求阳"之义,同为臣药。杜仲、菟丝子甘温,山茱萸微温,补益肝肾,强壮腰膝;当归养血和血,共达补肝肾益精血之效,是为佐药。诸药配伍,共奏温补肾阳,填精益髓之功。

本方配伍特点是:补阳之中配伍补阴药,意在"阴中求阳";全方纯补无泻,峻补肾阳,填精益髓。

【应用】

1. 现代应用　常用于肾病综合征、乳糜尿、骨质疏松症、腰椎增生、贫血、白细胞减少症、性功能减退症、不育不孕症、围绝经期综合征等辨证属肾阳不足证者。

2. 使用注意　①原方为丸剂,作汤剂则剂量宜酌定。②本方为纯补之剂,有湿停痰滞者,不宜使用。

地 黄 饮 子
《圣济总录》

【组成】巴戟天去心　山茱萸　炒石斛去根　肉苁蓉酒浸,切,焙附子炮裂,去皮脐　五味子　炒官桂去粗皮　茯苓去黑皮　麦门冬去心,焙　菖蒲　远志去心,各半两(各15 g)　熟干地黄焙(12 g)

【功效】滋肾阴,补肾阳,开窍化痰。

【主治】下元虚衰,痰浊上泛之喑痱证。舌强不能言,足废不能用,足冷面赤,脉沉细弱。

【方解】本方为治疗下元虚衰,痰浊上泛之瘖痱的代表方。瘖指舌强不能言;痱谓足废不能行。瘖痱发生乃由下元虚衰,阴阳两亏,虚阳上浮,痰浊随之上泛,堵塞窍道所致。肾主骨,下元虚衰,则筋骨痿软无力,甚至两足痿废,不能行走;足少阴肾经挟舌本,肾虚则舌本失荣,加之虚阳上浮,痰浊随之上泛,堵塞机窍,故舌强不能言;阴虚则内热,故口干、面赤,阳虚则无力化所饮之水为津液,亦温煦无力,故不欲饮、足冷;脉沉细弱亦主阴阳两虚。证属下元虚衰为主,痰浊阻窍,治当补养肾阴肾阳为主,佐以化痰开窍。

方中熟地黄配山茱萸、肉苁蓉、巴戟天共达补肾阴、壮肾阳以治下元虚衰之本,为君药。附子、肉桂助阳益火,以温补下元,引火归原,具有摄纳浮阳之功;石斛、麦冬、五味子滋养肺肾,壮水以济火,五药为臣药。石菖蒲、远志、茯苓合用,化痰开窍,为佐药。生姜、大枣益胃和中,调和药性,功兼佐使。诸药相配,可使下元得以滋养,浮阳得以摄纳,水火既济,痰化窍开,喑痱得愈。

本方配伍特点有二:一是阴阳并补,上下同治,标本兼顾,以治下治本为主。二是补中寓敛,开中含合,以成补养下元,开宣上窍之功。

【应用】

1. 现代应用　用于治疗晚期高血压病、脑血管疾病、冠心病、慢性肾炎、震颤麻痹、痴呆症、脊髓疾病、骨关节炎等属肾阴阳两虚证者。

2. 使用注意　①原方为散剂,作汤剂剂量宜酌定。②本方偏于温补,故肝阳上亢、气火上升者,不宜服用。

七 宝 美 髯 丹
《本草纲目》

【组成】赤白何首乌米泔水浸三四日,瓷片刮去皮,用淘净黑豆二升,以砂锅木甑,铺豆及首乌,重重铺盖,蒸之,豆熟取出,去豆晒干,换豆再蒸,如此九次,晒干,为末赤白　茯苓去皮,研末,以水淘去筋膜及浮者,取沉者捻块,以人乳十碗浸匀,晒干,研末,各一斤(各500 g)　牛膝去苗,酒浸一日,同何首乌第七次蒸之,至第九次止,晒干当归酒浸,晒　枸杞子酒浸,晒　菟丝子酒浸生芽,研烂,晒,各八两(各250 g)　补骨脂以黑脂麻炒香,四两(120 g)

【功效】补益肝肾,乌发壮骨。

【主治】肝肾不足证。须发早白,齿牙动摇,腰膝酸软,梦遗滑精,肾虚不育等。

【方解】本方是主治肝肾精血亏虚,须发早白的代表方。肝藏血,肾藏精,精血互化。发为血之余,若肝血不足,上不荣发,则须发早白;齿为骨之余,若肾精不足,骨髓不充,则齿牙动摇;肾精不足,不能温养,则腰膝酸软;肾精不足,肾精不固、不能主生殖则梦遗滑精,肾虚不育。证属肝肾精血亏虚,治当补益肝肾,乌发壮骨。

方中重用何首乌补肝肾,益精血,乌须发,壮筋骨,为君药。枸杞子补肝肾,益精血;菟丝子补肾阳,固肾精,是为臣药。当归养肝补血;补骨脂补肾固精;牛膝补肝肾,强筋骨;赤白茯苓健脾渗湿,且制诸药之滋腻,共为佐药。诸药相配,大滋肝肾精血,乌发固齿。

本方配伍特点是:阴阳并补,精血互生;平补不峻,温润平和。

【应用】

1. 现代应用　用于治疗中年早衰之白发、脱发、男子不育、神经衰弱等属肝肾不足者。

2. 使用注意　①原方为丸剂,盐汤送下,作汤剂则剂量宜酌定。②本方在制备过程中忌用铁器。③何首乌对部分人群有肝毒性,所以对于肝功能不良。

第十九章

收 涩 方 药

 导学

【学习目标】掌握收涩方药的含义、分类、功效主治。掌握或熟悉具体药物的主要药性、基本功效及临床应用；掌握或熟悉收涩剂的组成、功效、主治，熟悉方药分析。了解收涩方药的配伍原则及使用注意。

【教学内容】

1. 掌握：五味子、乌梅、山茱萸；四神丸。

2. 熟悉：肉豆蔻、莲子、海螵蛸；乌梅丸、金锁固精丸。

3. 了解：五倍子、诃子、桑螵蛸、覆盆子、芡实、麻黄根、浮小麦；牡蛎散、九仙散、真人养脏汤、桑螵蛸散。

凡以收敛固涩为主要功效，用以治疗滑脱不禁证的方药，称为收敛固涩方药，也称收涩方药或固涩方药。

收涩方药的收敛固涩功效，根据所治病证的不同，而分别具有止汗、止泻、涩精、缩尿、止带、止咳、止血等作用，可分别用于治疗自汗、盗汗、久泻、久痢、遗精、滑精、遗尿、尿频、崩漏、带下、久咳、出血等病证。

滑脱病证的根本原因在于正气虚弱，因此在应用本类方药时必须配合补益药，以标本兼顾。如气虚自汗、阴虚盗汗，当分别配伍补气药、补阴药；脾肾阳虚之久泻久痢当配伍温补脾肾药；肺肾两虚之咳喘当配伍补益肺肾药。

在应用本类方药时，如表邪未解或湿热所致泻痢、带下，不宜单独使用；血热、余热未清等有实邪者应慎用或禁用，以免"闭门留寇"。

第一节 收 涩 药

以收敛固涩为主要功效，用以治疗各种滑脱病证的药物称为收涩药，又称固涩药。

本类药物药味多酸涩，具有固表止汗、敛肺止咳、涩肠止泻、固精缩尿、止血止带等作用。主治自汗、盗汗、久咳久喘、久泻、久痢、遗精、滑精、遗尿、尿频、出血及带下清稀等。

五味子

wǔwèizǐ/SCHISANDRAE CHINENSIS FRUCTUS

《神农本草经》

为木兰科植物五味子 *Schisandra chinensis*（Turcz.）Baill. 的成熟果实。习称"北五味子"。主产于东北。

【**药性**】酸、甘,温。归肺、心、肾经。

【**功效**】收敛固涩,益气滋肾,生津止渴,宁心安神。

【**应用**】

1. 久咳虚喘　本品能敛肺、止咳平喘,又补肺气、滋肾阴,为治疗肺肾两虚、久咳虚喘之要药。治疗肺虚久咳,可单用熬膏或制片;或配伍罂粟壳,如五味子丸;用于肺肾两虚喘咳,常配伍山茱萸、熟地黄、山药等,如都气丸;用于寒饮咳喘,常配伍细辛、干姜等,如小青龙汤。

2. 自汗,盗汗　本品既能益气固表止汗,又能滋阴生津敛汗,为治疗虚汗证之常用药物。治阴虚自汗,常配伍柏子仁、牡蛎、麻黄根等,如柏子仁丸。

3. 遗精,滑精　本品入肾经,能补肾涩精,为治肾虚精关不固之遗精、滑精的常用药。治滑精者,常配伍桑螵蛸、附子、龙骨等,如桑螵蛸丸;治梦遗者,常配伍麦冬、山茱萸、熟地黄等,如麦味地黄丸。

4. 久泻不止　本品味酸收敛,有涩肠止泻之功,治脾肾虚寒久泻不止者,配伍吴茱萸即效,如五味子散;用于脾肾阳虚之五更泻,常与补骨脂、肉豆蔻、吴茱萸同用,如四神丸。

5. 津伤口渴,消渴　本品甘能益气,酸能生津止渴。用于热伤气阴、汗多口渴者,常配伍人参、麦冬同用,如生脉散;用于阴虚内热、口渴多饮之消渴证,常配伍山药、知母、天花粉等,如玉液汤。

6. 心悸,失眠,多梦　本品既能补益心肾,又能宁心安神。用于阴血虚损,心神失养,或心肾不交之虚烦心悸、失眠多梦,常配伍麦冬、丹参、酸枣仁等,如天王补心丹。

【**用法用量**】煎服,2～6 g;研末服,1～3 g。

【**使用注意**】凡表邪未解,内有实热,咳嗽初起,麻疹初期,均不宜用。

乌 梅

wūméi/MUME FRUCTUS

《神农本草经》

为蔷薇科植物梅 *Prunus mume*（Sieb.）Sieb. et Zucc. 的近成熟果实。主产于浙江、福建、云南等地。

【**药性**】酸、涩,平。归肝、脾、肺、大肠经。

【**功效**】敛肺止咳,涩肠止泻,安蛔止痛,生津止渴。

【**应用**】

1. 肺虚久咳　本品味酸而涩,能敛肺止咳,适用于肺虚久咳少痰或干咳无痰之证,如乌梅膏。

2. 久泻,久痢　本品酸涩,入大肠经,有良好的涩肠止泻痢作用,主治久泻、久痢者,常配伍罂粟壳、诃子等,如固肠丸。

3. 蛔厥腹痛,呕吐　蛔虫得酸则静,本品味酸,能够安蛔止痛,和胃止呕,为治疗蛔厥之良药,常配伍细辛、川椒、黄连等,如乌梅丸。

4. 虚热消渴，暑热伤津口渴 本品味酸，能生津止渴，善治口渴。治虚热消渴，可单用煎服；或与天花粉、麦冬、人参等配伍，如玉泉丸。用于暑热伤津口渴，可配伍葛根、薄荷、紫苏等。

此外，本品炒炭后，能收敛止血，可用于崩漏不止，便血、尿血等；外敷用于胬肉外突、头疮等。

【用法用量】煎服，6～12 g，大剂量可用至 30 g。外用适量，捣烂或炒炭研末外敷。止泻止血宜炒炭用。

【使用注意】外有表邪或内有实热积滞者均不宜服。

肉 豆 蔻

ròudòukòu/MYRISTICAE SEMEN

《药性论》

为肉豆蔻科植物肉豆蔻 *Myristica fragrans* Houtt. 的种仁。主产于马来西亚、印度尼西亚，我国广东、广西、云南亦有栽培。

【药性】辛，温。归脾、胃、大肠经。

【功效】温中止泻，行气止痛。

【应用】

1. 虚泻，冷痢 本品煨用性温而涩，能暖脾胃，固大肠，止泻痢，为治疗虚寒性泻痢之要药。用于脾胃虚寒之久泻、久痢者，常配伍肉桂、白术等，如真人养脏汤；治疗脾肾阳虚、五更泄泻者，常配伍补骨脂、五味子、吴茱萸，如四神丸。

2. 胃寒胀痛，食少呕吐 本品辛香温燥，能温中行气止痛。治胃寒气滞、脘腹胀痛、食少呕吐等证常配伍陈皮、藿香等，如肉豆蔻散。

【用法用量】煎服，3～10 g；入丸散服，每次 0.5～1 g。内服须煨熟去油用。

【使用注意】湿热泻痢者忌用。

山 茱 萸

shānzhūyú/CORNI FRUCTUS

《神农本草经》

为山茱萸科植物山茱萸 *Cornus officinalis* Sieb. et Zucc. 的成熟果肉。主产于浙江、安徽、河南、陕西、山西等地。

【药性】酸、涩，微温。归肝、肾经。

【功效】补益肝肾，收敛固涩。

【应用】

1. 肝肾亏虚证 本品酸温质润，温而不燥，补而不峻。补益肝肾，长于益精，为平补阴阳之要药。用于肝肾阴虚，头晕目眩、腰酸耳鸣者，常配伍熟地黄、山药等，如六味地黄丸；用于肾阳不足，腰酸畏冷，小便不利或频数者，常配伍肉桂、附子等，如肾气丸。

2. 遗精滑精，遗尿尿频 本品味酸涩，既能补肾益精，又能固精缩尿，标本兼顾，为固精止遗之要药。用于肾虚精关不固之遗精、滑精，常配伍滋阴固肾之品，如熟地黄、枸杞子、山药等，如右归丸；用于肾虚膀胱失约之遗尿、尿频者，常配伍沙苑子、覆盆子、桑螵蛸等。

3. 崩漏，月经过多 本品能补肝肾、固冲任、收敛止血。用于肝肾亏损、冲任不固之崩漏及月经过多者，常配伍熟地黄、白芍、当归等，如加味四物汤；用于脾气虚弱，冲任不固而漏下不止者，常配伍黄芪、白术、五味子等,如固冲汤。

4. 大汗不止,体虚欲脱 本品酸涩性温,敛汗力强,大剂量应用能敛汗固脱,为防止元气虚脱之要药。治大汗欲脱或久病虚脱者,常配伍龙骨、牡蛎、甘草等,如来复汤。

此外,本品亦治消渴,常与生地黄、天花粉等配伍。

【用法用量】煎服,6～12 g,急救固脱 20～30 g。

【使用注意】素有湿热而致小便淋涩者,不宜应用。

莲 子
liánzǐ/NELUMBINIS SEMEN
《神农本草经》

为睡莲科植物莲 Nelumbo nucifera Gaertn. 的成熟种子。主产于湖南、福建、江苏、等地。

【药性】甘、涩,平。归脾、肾、心经。

【功效】补脾止泻,益肾固精,养心安神。

【应用】

1. 脾虚泄泻 本品甘可补脾,涩能止泻,既可补益脾气,又能涩肠止泻。治疗脾虚久泻,食欲不振者,常配伍党参、茯苓、白术等,如参苓白术散。

2. 遗精滑精 本品味甘能补,性平而涩,能益肾固精。用于肾虚精关不固之遗精、滑精,常配伍芡实、龙骨等,如金锁固精丸。

3. 带下 本品既补脾益肾,又固涩止带,补涩兼施,为治疗脾虚、肾虚带下常用之品。治脾虚失运,带下量多,常配伍茯苓、白术、山药等;治脾肾两虚,带下清稀,常配伍山茱萸、山药、芡实等。

4. 心悸,失眠 本品甘平,入心脾肾,能补脾养心益肾,宁心安神,治心肾不交之虚烦、心悸、失眠者,可配伍酸枣仁、茯神、远志等。

【用法用量】煎服,6～15 g。去心打碎用。

海 螵 蛸
hǎipiāoxiāo/SEPIAE ENDOCONCHA
《神农本草经》

为乌贼科动物无针乌贼 Sepiella maindroni de Rochebrune 或金乌贼 Sepia esculenta Hoyle 的内壳。产于辽宁、江苏、浙江等地。

【药性】咸、涩,温。归脾、肾经。

【功效】收敛止血,固精止带,制酸止痛,外用收湿敛疮。

【应用】

1. 出血证 本品收敛止血,可用于多种出血证。单用外敷可治疗外伤出血。治崩漏,常配伍茜草、棕榈炭、五倍子,如固冲汤;治肺胃出血者,常配伍白及等份为末服,如乌及散。

2. 遗精,带下 本品温涩收敛,有固精止带之功,用于遗精、带下等。治肾虚精关不固之遗精,常配伍桑螵蛸、菟丝子、山茱萸等;治脾虚带下清稀量多,常配伍山药、龙骨、牡蛎等,如清带汤;治肾虚带脉不固之带下清稀量多,常配伍山药、芡实等。

3. 胃痛吐酸 本品能制酸止痛,为治疗胃痛吞酸之佳品。常配伍贝母,如乌贝散。

4. 湿疮,湿疹,溃疡不敛 本品外用能收湿敛疮。治湿疮、湿疹,常配伍黄柏、青黛、煅石膏等药研末外敷,如青黛散;治溃疡多脓,久不愈合者,可单用研末外敷,或配伍煅石膏、枯矾、冰片等。

【用法用量】煎服,5～10 g;散剂酌减。外用适量。

其他常用收涩药

五倍子、诃子、覆盆子、桑螵蛸、芡实、麻黄根、浮小麦的药性、功效、主治、用法用量等见表19-1。

表19-1 其他常用收涩药

药名	药性	功效	主治	用法用量	备注
五倍子	酸、涩,寒。归肺、大肠、肾经	敛肺降火,止咳止汗,涩肠止泻,固精止遗,收敛止血,收湿敛疮	咳嗽,咯血,自汗,盗汗,久泻,久痢,遗精,滑精,崩漏,便血痔血,湿疮,肿毒	煎服,3～6 g;入丸散服,每次1～1.5 g。外用适量,研末外敷或煎汤熏洗	湿热泻痢者忌用
诃子	苦、酸、涩、平。归肺、大肠经	涩肠止泻,敛肺止咳,利咽开音	久泻,久痢,久咳,失音	煎服,3～10 g。涩肠止泻宜煨用,敛肺清热利咽开音宜生用	凡外有表邪、内有湿热积滞者忌用
覆盆子	甘、酸、温。入肝、肾经	固精缩尿,益肝肾明目	遗精滑精,遗尿,尿频,肝肾不足,目暗不明	煎服,5～10 g	
桑螵蛸	甘、咸,平。归肝、肾、膀胱经	固精缩尿,补肾助阳	遗精滑精,遗尿,尿频,白浊,肾虚阳痿	煎服,6～12 g	本品助阳固涩,故阴虚多火,膀胱有热而小便频数者忌用
芡实	甘、涩,平。归脾、肾经	益肾固精,健脾止泻,除湿止带	遗精滑精,脾虚久泻,带下	煎服,9～15 g	
麻黄根	甘、涩,平。归心、肺经	固表止汗	自汗,盗汗	煎服,3～9 g。外用适量	有表邪者忌用
浮小麦	甘,凉。归心经	固表止汗,益气,除热	自汗,盗汗,骨蒸劳热	煎服,15～30 g;研末服,3～5 g	表邪汗出者忌用

第二节 固 涩 剂

凡以固涩药为主组成,具有收敛固涩的作用,治疗各种气、血、精、津滑脱散失病证的方剂,统称为固涩剂。可分为固表止汗、敛肺止咳、涩肠固脱、涩精止遗、固崩止带五类。

牡 蛎 散
《太平惠民和剂局方》

【组成】牡蛎米泔浸,刷去土,火烧通赤　麻黄根洗　黄芪去苗土,各一两(30 g)　小麦百余粒(30 g)

【功效】敛阴止汗,益气固表。

【主治】体虚自汗、盗汗证。汗出,心悸,短气,舌淡红,脉细弱。

【方解】本方是治疗气虚阴伤所致自汗、盗汗的常用方剂。其证因卫虚肌表失固,阴亏心阳不潜所致。表卫气虚,阴失固护而外泄,故自汗;入夜卫气人里面难以固表,加之汗出过多,耗伤心阴,阴虚而阳不潜藏,故汗出夜卧更甚,此即盗汗也;汗出过多,耗伤心之气阴,心神失养,故心悸短气;舌淡红,脉细弱为气阴耗伤之象。治当敛阴止汗,益气固表。

方中煅牡蛎、麻黄根收涩止汗;生黄芪益气固表以止汗;小麦养气阴、退虚热。四药组成敛补并用、以敛为主的止汗方剂。

本方配伍特点为:敛补并用,以敛为主。

【应用】

1. 现代应用 本方现常用于治疗病后、术后或产后身体虚弱、自主神经功能失调以及肺结核等所致自汗、盗汗等证属卫外不固,心阳不潜者。

2. 使用注意 ①原方为散剂,作汤剂则剂量宜酌定。②盗汗证属阴虚火旺者,不宜使用本方。

九 仙 散
王子昭方录自《卫生宝鉴》

【组成】御米壳去顶,蜜炒黄,八两(240 g) 人参 款冬花 桑白皮 桔梗 五味子 阿胶 乌梅各一两(30 g) 贝母半两(15 g)

【功效】敛肺止咳,益气养阴。

【主治】久咳肺虚证。久咳不已,气喘自汗,脉虚数。

【方解】本方是治疗久咳伤肺、气阴两虚者的常用方。其证因久咳不愈,肺气耗散,肺阴亏损所致。久咳伤肺,肺气虚损,肺失肃降,故咳嗽不已,甚则气喘;肺阴亏损,虚热内生,灼津为痰,故咳痰量少而黏稠;肺气不足,腠理失固,故汗自出;舌红少苔,脉虚数为气阴两伤之象。治当敛肺止咳,益气养阴。

方中御米壳即罂粟壳,善能敛肺止咳,故重用为君药。五味子、乌梅助敛肺止咳之力,同用为臣药。人参、阿胶补养久咳所伤气阴;款冬花、桑白皮与桔梗升降有序,宣降肺气而平喘咳;贝母清润止咳,共为佐药。全方以敛为主,辅以降气、补养气阴诸药,标本兼治。

本方配伍特点为:敛中有补,标本同治,重在敛肺治标。宣降结合,气阴双补。

【应用】

1. 现代应用 本方现常用于治疗气阴两虚型慢性支气管炎、肺气肿、肺结核、支气管哮喘、百日咳等疾病。

2. 使用注意 ①原方为散剂,作汤剂则剂量宜酌定。②本方中罂粟壳有毒,久服会有依赖性,故不宜多服、久服。

四 神 丸
《内科摘要》

【组成】补骨脂四两(120 g) 肉豆蔻 五味子各二两(60 g) 吴茱萸浸炒,一两(30 g)

【功效】温肾暖脾,固肠止泻。

【主治】脾肾阳虚之肾泄证。五更泄泻,不思饮食,舌淡苔白,脉沉迟无力。

【方解】本方所治肾泄,又称五更泄、鸡鸣泻。其证为命门火衰,火不暖土所致。《素问·金既真言论篇》说:"鸡鸣至平旦,天之明,阴中之阳也,故人亦应之。"五更正是阴气极盛,阳气萌发之际,命门火衰者应于此时,因阳气当至而不至,命门之火不能上温脾土,脾不升清而水谷下趋,故令五更泄泻;脾肾阳虚,阴寒内盛,故腹痛喜温、腰酸肢冷;脾失健运,故不思饮食、食不消化、神疲乏力。治当温肾暖脾,固肠止泻。

方中四味药物均具有收涩之性,共同发挥涩肠止泻作用;重用补骨脂又能重点补养命门之火,为君药。肉豆蔻、吴茱萸温暖脾胃,共成温涩之方,原书用法与姜、枣同煮,枣肉为丸,能温养脾胃、鼓舞运化。

本方配伍特点为:固涩与温补并施,标本兼治,以治标为主。

【应用】

1. 现代应用 本方常用于治疗脾肾虚寒型慢性结肠炎、肠结核、肠道易激综合征、慢性肠炎、痢疾、夜尿频繁等疾病。

2. 使用注意 ①原方为丸剂,作汤剂则剂量宜酌定。②服药期间禁食生冷油腻食物。

乌梅丸
《伤寒论》

【组成】 乌梅三百枚(480 g) 黄连十六两(480 g) 干姜十两(300 g) 细辛 桂枝去皮 人参 黄柏 附子炮,去皮,各六两(180 g) 当归 蜀椒出汗,各四两(120 g)

【功效】 温脏安蛔。

【主治】 脏寒蛔厥证。腹痛时作,烦闷呕吐,常自吐蛔,手足厥冷;或久泻久痢。

【方解】 本方为治疗脏寒蛔厥证的主方;也是治疗寒热错杂久泻久痢的常用方。本方所治其一脏寒蛔厥证,因循柯琴所说"蛔得酸则静,得辛则伏,得苦则下"的原则。蛔虫喜温而恶寒,故有"遇寒则动,得温则安"之说,其性喜钻窜,寄生于肠中。若因饮食不洁,或驱虫用药不当,致胃肠功能紊乱,肠道虚寒,失于温煦,胆胃蕴热,则蛔虫不安于室而上窜,进入胆胃,扰动不安,故腹痛时作,烦闷呕吐,甚则吐蛔;蛔闻食臭而上扰,胃气上逆,故得食即吐;蛔虫起伏无时,虫动则发,虫伏则止,故腹痛呕吐时发时止;痛剧时阴阳之气不相顺接,故见手足厥冷。治当温脏安蛔。

方中重用乌梅之酸安蛔;配伍蜀椒、细辛、附子、干姜、桂枝味辛伏蛔并温散肠寒;黄连、黄柏味苦下蛔并能清解胃热,可使蛔虫复归于肠中;人参、当归补养气血,合桂枝以养血通脉,能解除四肢厥冷症状;以蜜为丸,还能甘缓和中止痛。诸药合用是治疗蛔虫扰动所致腹痛、肢厥等的有效方剂。本方所治之二是一种胃热肠寒型久泻久痢病证,方中乌梅酸涩止泻力强;黄连、黄芩清降胃火并能厚肠止泻;蜀椒、细辛、附子、干姜、桂枝暖脾胃、散肠寒而止久泻久痢;人参、当归补养久泻久痢所伤气血。组成寒热并用、邪正兼顾方剂,对治疗寒热错杂型久泻久痢确有疗效。

本方配伍特点为:酸辛苦同用,安蛔配伍之要法;寒热并用,消补兼施。

【应用】

1. 现代应用 本方现常用于治疗寒热错杂、气血虚弱型胆道蛔虫症、慢性菌痢、慢性胃肠炎、结肠炎、口疮与虚寒泻痢反复交替发作等疾病。

2. 使用注意 ①原方为丸剂,作汤剂剂量宜酌定。②驱虫治疗宜早晨空腹服用。③痢疾治疗则禁用或慎用生冷、油腻等物。

真 人 养 脏 汤
《太平惠民和剂局方》

【组成】罂粟壳去蒂萼,蜜炙,三两六钱(108 g) 白芍药一两六钱(48 g) 木香不见火,一两四钱(42 g) 诃子去核,一两二钱(36 g) 肉桂去粗皮 甘草炙,各八钱(24 g) 人参 当归去芦 白术焙,各六钱(18 g) 肉豆蔻面裹,煨,半两(15 g)

【功效】涩肠固脱,温补脾肾。

【主治】久泻久痢,脾肾虚寒证。大便滑脱不禁,腹痛喜温喜按,食少神疲,舌淡苔白,脉迟细。

【方解】本方为治泻痢日久、脾肾虚寒的常用方。脾主运化,须赖肾中阳气之温煦,若泻痢日久,损伤脾肾,脾虚中气下陷,肾虚关门不固,故见泻下无度,甚则滑脱不禁,脱肛坠下;脾肾阳虚,阴寒内生,气血不和,则下痢赤白,或便下脓血,腹痛喜温喜按;舌淡苔白,脉迟细,皆为脾肾虚寒之象。本方证虽属脾肾虚寒为本,固摄无权为标,但标重于本,治当涩肠固脱为主,温补脾肾为辅。

方中罂粟壳、肉豆蔻、诃子涩肠止泻以治标;肉桂、人参、白术温补脾肾以治本;当归、白芍、木香调气和血解腹痛后重;甘草和中缓急止痛并调和诸药。

本方配伍特点有三:一为标本兼治,重在治标。二为脾肾兼顾,补脾为主。三为涩中寓通,补而不滞。

【应用】

1. 现代应用 本方常用于治疗脾肾虚寒型慢性肠炎、慢性结肠炎、肠结核、慢性痢疾、痢疾综合征等日久不愈的疾病。

2. 使用注意 ①原方为散剂,作汤剂则剂量宜酌定。②慢性菌痢见脓血便者,慎用本方。③服药期间应忌酒,禁食生冷、鱼腥、油腻食物。④方中罂粟壳有毒,久服会有依赖性,故不宜多服、久服。

金 锁 固 精 丸
《医方集解》

【组成】沙苑蒺藜炒 芡实蒸 莲须各二两(12 g) 龙骨酥炙 牡蛎盐水煮一日一夜,煅粉,各一两(10 g)

【功效】涩精补肾。

【主治】肾虚精关不固之遗精证。遗精滑泄,腰痛耳鸣,舌淡苔白,脉细弱。亦可用治女子肾虚带下见质稀、色白、量多者。

【方解】本方主治肾亏精关不固之遗精滑泄证。肾阳不足,肾虚封藏失职,精关不固,故遗精滑泄;腰为肾之府,耳为肾之窍,肾虚精亏,故腰痛耳鸣;治当涩精补肾。

方中沙苑蒺藜、芡实、莲子固精补肾;龙骨、牡蛎、莲须固涩止遗;原方用法中有"莲子粉糊为丸,盐汤送下",前者养心清心,后者和诸药补肾固精,达交通心肾之用。全方秘肾气、固精关,故名之"金锁固精"。

本方配伍特点为:补肾阳不足以治本,涩精之外泄以治标,标本兼顾,治标为主。

【应用】

1. 现代应用 本方现常用于治疗肾虚所致遗精、早泄、乳糜尿、重症肌无力、慢性前列腺炎及妇女带下、崩漏等疾病。

2. 使用注意 ①原方为丸剂,盐汤送下,作汤剂则剂量宜酌定。②本方偏于固涩,故相火内炽或下焦湿热所致遗精、带下者禁用。

桑 螵 蛸 散

《本草衍义》

【组成】 桑螵蛸 远志 菖蒲 龙骨 人参 茯神 当归 龟甲酥炙,以上各一两(30 g)

【功效】 调补心肾,涩精止遗。

【主治】 心肾两虚证。尿频或遗尿,心神恍惚,舌淡苔白,脉细弱。

【方解】 本方为治心肾两虚,水火不交证的常用方,临床以尿频、遗尿伴见心神恍惚为指征。其证由心肾两虚,水火不交所致。肾藏精,与膀胱相表里,肾气不足,固摄无权,以致膀胱失约,故尿频或遗尿;心藏神,心气不足,神失所养,且肾精不足,不能上交于心,故心神恍惚;舌淡苔白,脉细弱为心肾不足之象。治当调补心肾,涩精止遗。

方中桑螵蛸涩而能补,固精止遗补肾,尤以缩尿见长,为君。龙骨收敛固涩,且镇心安神,增强桑螵蛸固涩止遗之力;龟甲滋养肾阴,补心安神,增强桑螵蛸补肾益精之功;人参、茯神补气宁心;当归补心血;石菖蒲、远志安神定志,并能交通心肾以促进心肾相交。

本方配伍特点为:涩补同用,标本兼顾;心脾肾并治,补肾为主。

【应用】

1. 现代应用 本方常用于治疗心肾两虚型小儿尿频、遗尿以及糖尿病、神经衰弱等疾病。

2. 使用注意 原方为散剂,睡前以人参煎汤调服,作汤剂则剂量宜酌定。

附 篇

常用中成药

附一 内科常用中成药

附表 1-1 解表类中成药

类别	中成药名	药物组成	功效	主治	禁忌
辛温解表	感冒清热颗粒	荆芥穗,苦地丁,防风,柴胡,葛根,紫苏叶,桔梗,薄荷,白芷,芦根,苦杏仁	疏风散寒,解表清热	风寒感冒,症见头痛发热、恶寒身痛、鼻流清涕、咳嗽咽干	
	正柴胡饮颗粒	柴胡,陈皮,防风,芍药,甘草,生姜	发散风寒,解热止痛	外感风寒初起所致的恶寒发热、无汗、头痛、鼻塞、喷嚏、咽痒咳嗽、四肢酸痛等症	对本品过敏者禁用,孕妇禁用
辛凉解表	维C银翘片	金银花,连翘,荆芥,淡豆豉,牛蒡子,桔梗,薄荷素油,芦根,淡竹叶,甘草,维生素C,马来酸氯苯那敏,对乙酰氨基酚	辛凉解表,清热解毒	流行性感冒引起的发热头痛、咳嗽、口干、咽喉疼痛	肝肾功能不全者禁用
	双黄连颗粒	金银花,黄芩,连翘	疏风解表,清热解毒	外感风热所致的感冒,症见发热、咳嗽、咽痛	
	芎菊上清丸	川芎,菊花,黄芩,栀子,蔓荆子(炒),黄连,薄荷,连翘,荆芥穗,羌活,藁本,桔梗,防风,甘草,白芷	清热解毒,散风止痛	外感风邪引起的恶风发热、偏正头痛、鼻塞、牙疼	
祛暑解表	保济丸	钩藤,菊花,蒺藜,厚朴,木香,苍术,天花粉,广藿香,葛根,化橘红,白芷,薏苡仁,稻芽,薄荷,茯苓,广东神曲	解表,祛湿,和中	暑湿感冒,症见发热头痛、腹痛腹泻、恶心呕吐、肠胃不适;亦可用于晕车晕船	
	藿香正气口服液	苍术,陈皮,厚朴(姜制),白芷,茯苓,大腹皮,生半夏,甘草浸膏,广藿香油,紫苏叶油	解表祛暑,化湿和中	外感风寒,内伤湿滞,或夏伤暑湿,症见头痛昏重、脘腹胀痛、呕吐泄泻	

（续表）

类别	中成药名	药物组成	功效	主治	禁忌
表里双解	防风通圣丸	防风,连翘,薄荷,川芎,当归,白芍,麻黄,大黄,芒硝,桔梗,石膏,黄芩,滑石,甘草,荆芥穗,栀子,白术(炒)	解表通里,清热解毒	外寒内热,表里俱实证,症见恶寒壮热、头痛咽干、小便短赤、大便秘结;或瘰疬初起、风疹湿疮	
	小柴胡颗粒	柴胡,半夏(姜制),黄芩,党参,甘草,生姜,大枣	解表散热,疏肝和胃	外感病,邪犯少阳证,症见寒热往来、胸胁苦满、食欲不振、心烦喜呕、口苦咽干	
	葛根芩连片	葛根,黄芩,黄连,炙甘草	解肌清热,止泻止痢	湿热蕴结所致的泄泻、痢疾,症见身热烦渴、下痢臭秽、腹痛不适	
扶正解表	参苏丸	党参,紫苏叶,葛根,前胡,茯苓,半夏(制),陈皮,枳壳(炒),桔梗,甘草,木香	益气解表,疏风散寒,祛痰止咳	身体虚弱、感受风寒所致的感冒,症见恶寒发热、头痛鼻塞、咳嗽痰多、胸闷呕逆、乏力气短	

附表 1–2　清热类中成药

类别	中成药名	药物组成	功效	主治	禁忌
清热泻火	一清胶囊	大黄,黄芩,黄连	清热泻火解毒,化瘀凉血止血	火毒血热所致的身热烦躁、目赤口疮、咽喉、牙龈肿痛、大便秘结	
	牛黄解毒片	人工牛黄,大黄,石膏,黄芩,雄黄,冰片,桔梗	清热解毒	火热内盛,咽喉肿痛、牙龈肿痛、口舌生疮、目赤肿痛	孕妇禁用。虚证忌服
清热解毒	新癀片	虎杖,连翘,板蓝根,柴胡,败酱草,马鞭草,芦根,甘草	清热解毒,活血化瘀,消肿止痛	热毒瘀血所致的咽喉肿痛、牙痛、痹痛、胁痛、黄疸、无名肿毒等症	
	蓝芩口服液	板蓝根,黄芩,栀子,黄柏,胖大海	清热解毒,利咽消肿	肺胃实热证所致的咽痛、咽干、咽部灼热	
	抗病毒口服液	板蓝根,石膏,芦根,地黄,郁金,知母,石菖蒲,广藿香,连翘	清热利湿,凉血解毒	风热感冒,温病发热。症见发热、微恶风、有汗、口渴、鼻流浊涕、咽喉肿痛、咳吐黄痰	
清脏腑热	连花清瘟胶囊	连翘,金银花,炙麻黄,炒苦杏仁,石膏,板蓝根,绵马贯众,鱼腥草,广藿香,大黄,红景天,薄荷脑,甘草	清瘟解毒,宣肺泄热	流行性感冒属热毒袭肺证,症见发热或高热、恶寒、肌肉酸痛、鼻塞流涕、咳嗽、头痛、咽干咽痛、舌偏红、苔黄或黄腻等	
	龙胆泻肝丸	龙胆草,柴胡,泽泻,地黄,黄芩,栀子(炒),木通,车前子(盐炒),当归(酒炒),甘草(蜜炙)	清肝胆,利湿热	肝胆湿热,头晕目赤、耳鸣耳聋、耳肿疼痛、胁痛口苦、尿赤涩痛、湿热带下	

201

（续表）

类别	中成药名	药物组成	功效	主治	禁忌
	益肝灵片	水飞蓟素	益肝滋肾，解毒祛湿	肝肾阴虚，湿毒未清引起胁痛、纳差、腹胀、腰酸乏力、尿黄等症	
清热祛湿	茵栀黄口服液	茵陈提取物，栀子提取物，黄芩甙，金银花提取物	清热解毒，利湿退黄	肝胆湿热证黄疸，症见面目悉黄、胸胁胀痛、恶心呕吐、小便黄赤	
	复方黄连素片	盐酸小檗碱，木香，白芍，吴茱萸	清热燥湿，行气止痛，止痢止泻	大肠湿热，赤白下利、里急后重或暴注下泻、肛门灼热	
	香连片	黄连，木香	清热燥湿，行气止痛	湿热痢疾，腹痛、呕吐、泄泻、里急后重、下痢赤白	

附表 1-3　泻下类中成药

类别	中成药名	药物组成	功效	主治	禁忌
润肠通便	麻仁润肠软胶囊	火麻仁，苦杏仁（去皮炒），大黄，木香，陈皮，白芍	润肠通便	肠胃积热，胸腹胀满、大便秘结	
泻火通便	三黄片	大黄，盐酸小檗碱，黄芩浸膏	清热解毒，泻火通便	三焦热盛所致的目赤肿痛、口鼻生疮、咽喉肿痛、牙龈肿痛、心烦口渴、尿黄、便秘	溶血性贫血患者及葡萄糖-6-磷酸脱氢酶缺乏患者禁用。孕妇忌服
攻补兼施	苁蓉通便口服液	何首乌，肉苁蓉，枳实（麸炒），蜂蜜	补肾益精，润肠通便	气伤血亏，阴阳两虚所致的大便干结、心悸、气短、周身倦怠	

附表 1-4　祛湿类中成药

类别	中成药名	药物组成	功效	主治	禁忌
散寒除湿	追风透骨丸	制川乌，制草乌，麻黄，桂枝，细辛，白芷，秦艽，防风，羌活，天麻，当归，川芎，赤芍，香附（制），地龙，乳香（制），没药（制），朱砂，茯苓，白术（炒），制天南星，甘松，赤小豆，甘草	祛风除湿，通经活络，散寒止痛	风寒湿痹，症见肢节疼痛、局部畏寒、肢体麻木	湿热证忌用。孕妇忌用
消肿利水	五苓散	泽泻，茯苓，猪苓，白术（炒），肉桂	温阳化气，利湿行水	阳不化气，水湿内停所致的水肿，症见小便不利，水肿腹胀，呕逆泄泻，渴不思饮	

（续表）

类别	中成药名	药物组成	功效	主治	禁忌
	肾炎康复片	人参,西洋参,山药,地黄,杜仲(炒),土茯苓,白花蛇舌草,黑豆,泽泻,白茅根,丹参,益母草,桔梗	益气养阴,健脾补肾,清解余毒	气阴两虚、脾肾不足、水湿内停所致的水肿,症见神疲乏力、腰膝酸软、面目四肢浮肿、头晕耳鸣	孕妇忌用
益肾通淋	普乐安胶囊	油菜花花粉	补肾固本	肾气不固所致的癃闭,症见腰膝酸软、排尿不畅、尿后余沥	
化瘀通淋	癃闭舒胶囊	补骨脂,益母草,琥珀,金钱草,海金沙,山慈菇	益肾活血,清热通淋	肾气不足、湿热瘀阻所致的癃闭,症见腰膝酸软、尿频、尿急、尿痛、尿细线、伴小腹拘急疼痛	
扶正祛湿	尪痹颗粒	地黄,熟地黄,续断,骨碎补,狗脊(制),羊骨,附子(制),淫羊藿,独活,桂枝,防风,威灵仙,红花,皂刺,伸筋草,知母,白芍	补肝肾,强筋骨,祛风湿,通经络	肝肾不足、风湿阻络所致的尪痹,症见肌肉、关节疼痛,局部肿大、僵硬畸形,屈伸不利,腰膝酸软、畏寒乏力	孕妇禁用
	风湿液	独活,寄生,羌活,防风,秦艽,木瓜,鹿角胶,鳖甲胶,牛膝,当归,白芍,川芎,红花,白术,甘草,红曲	补养肝肾,养血通络,祛风除湿	肝肾血亏,风寒湿痹引起的骨关节疼痛,四肢麻木	
化浊降脂	血脂康胶囊	红曲	化浊降脂,活血化瘀,健脾消食	脾虚痰瘀阻滞所致的气短、乏力、头晕、头痛、胸闷、腹胀、食少纳呆	
祛风除湿	正清风痛宁片	青风藤	祛风除湿,活血通络,消肿止痛	风寒湿痹病,症见肌肉酸痛、关节肿胀、疼痛、屈伸不利、僵硬、肢体麻木	
	虎力散胶囊	制川乌,三七,断节参,白云参	祛风散寒,活血通络	风寒湿闭阻、瘀血阻络所致的痹病,症见关节疼痛、冷痛、刺痛或疼痛夜甚、屈伸不利、局部微恶风寒、肢体麻木	风湿热痹者忌用。孕妇禁用
清热除湿	痛风定胶囊	秦艽,黄柏,川牛膝,延胡索,赤芍,泽泻,车前子,土茯苓	清热祛湿,活血通络定痛	湿热瘀阻所致的痹病,症见关节红肿热痛,伴有发热,汗出不解,口渴心烦,小便黄,舌红苔黄腻,脉滑数	风寒湿痹者忌用
	复方金钱草颗粒	广金钱草,车前草,石韦,玉米须	清热利湿,通淋排石	湿热下注所致的热淋、石淋,症见尿频、尿急、尿痛、腰痛等	结石≥1.5 cm 或嵌顿忌用
	三金片	金樱根,羊开口,金沙藤,积雪草,菝葜	清热解毒,利湿通淋,益肾	湿热下注所致的热淋,症见小便短赤、淋沥涩痛、尿急频数	

203

附表1-5 温里类中成药

类别	中成药名	药物组成	功效	主治	禁忌
温中散寒	小建中合剂	饴糖,桂枝,生姜,大枣,白芍,炙甘草	温中补虚,缓急止痛	脾胃虚寒所致的脘腹疼痛、喜温喜按、嘈杂吞酸、食少	阴虚内热胃痛者忌用
	附子理中丸	附子(制),党参,干姜,白术(炒),甘草	温中健脾	脾胃虚寒,症见脘腹冷痛、呕吐泄泻、手足不温	湿热泄泻者忌用。孕妇忌用

附表1-6 理气类中成药

类别	中成药名	药物组成	功效	主治	禁忌
疏肝解郁	逍遥丸	柴胡,当归,白芍,白术(炒),茯苓,薄荷,炙甘草	疏肝健脾,养血调经	肝郁脾虚的郁闷不舒、胸胁胀痛、头晕目眩、食欲减退、月经不调	孕妇忌服
疏肝和胃	气滞胃痛颗粒	柴胡,香附(炙),白芍,延胡索(炙),枳壳,炙甘草	疏肝理气,和胃止痛	肝郁气滞,胸痞胀满,胃脘疼痛	
理气止痛	三九胃泰颗粒	三叉苦,九里香,两面针,木香,黄芩,茯苓,地黄,白芍	清热燥湿,行气活血,柔肝止痛	湿热内蕴、气滞血瘀所致的胃痛,症见脘腹隐痛、饱胀反酸、恶心呕吐、嘈杂纳减	
理气和中	猴头菌片	猴头菌丝体	益气养血,扶正培本	气血不足引起的胃脘疼痛,腹部隐痛	

附表1-7 消导类中成药

类别	中成药名	药物组成	功效	主治	禁忌
消导	保和丸	焦山楂,六神曲(炒),制半夏,茯苓,莱菔子(炒),陈皮,连翘,麦芽(炒)	消食,导滞,和胃	食积停滞所致的脘腹胀满,嗳腐吞酸,不欲饮食	孕妇忌服

附表1-8 理血类中成药—祛瘀类中成药

类别	中成药名	药物组成	功效	主治	禁忌
活血祛瘀	血塞通胶囊	三七总皂苷	活血祛瘀,通经活络	瘀血阻络肢体活动不利、口眼歪斜、胸痛、胸闷	
益气活血	麝香保心丸	人工麝香,人参提取物,肉桂,苏合香,蟾酥,人工牛黄,冰片	芳香温通,益气强心	气滞血瘀所致的心前区疼痛、固定不移	

（续表）

类别	中成药名	药物组成	功效	主治	禁忌
	诺迪康胶囊	圣地红景天	益气活血，通脉止痛	气虚血瘀所致的胸闷、刺痛或隐痛，心悸气短，神疲乏力，少气懒言，头晕目眩	
	血栓心脉宁胶囊	人参茎叶皂苷，丹参，麝香，牛黄，冰片，蟾酥，川芎，水蛭，毛冬青，槐米	益气活血，开窍止痛	气虚血瘀所致半身不遂、头晕目眩，或胸闷心痛、心悸气短	
	参松养心胶囊	人参，麦冬，山茱萸，丹参，酸枣仁（炒），桑寄生，赤芍，土鳖虫，甘松，黄连，南五味子，龙骨	益气养阴，活血通络，清心安神	气阴两虚，心络瘀阻引起的心悸不安，气短乏力，动则加剧，胸部闷痛，失眠多梦，盗汗，神倦懒言	
理气活血	复方丹参片	丹参，三七，冰片	活血化瘀，行气止痛	气滞血瘀所致的胸闷、心前区刺痛	孕妇禁用
	血府逐瘀口服液	柴胡，当归，地黄，赤芍，红花，炒桃仁，麸炒枳壳，甘草，川芎，牛膝，桔梗	活血祛瘀，行气止痛	气滞血瘀所致的头痛，胸痛日久，痛如针刺而有定处、内热烦闷、心悸失眠、急躁易怒	孕妇忌用
	心可舒胶囊	丹参，葛根，三七，山楂，木香	活血化瘀，行气止痛	气滞血瘀引起的头晕目眩，头痛头晕，心前区憋闷，两胁胀痛，心悸气短	
滋阴活血	扶正化瘀胶囊	丹参，发酵虫草菌粉，桃仁，松花粉，绞股蓝，五味子（制）	活血化瘀，益精养肝	瘀血阻络，肝肾不足所致的胁下痞块，胁肋疼痛，面色晦暗，腰膝酸软，疲倦乏力，头晕目涩	孕妇忌用
化瘀宽胸	冠心苏合丸	苏合香，冰片，乳香（制），檀香，土木香	理气、宽胸、止痛	寒凝气滞、心脉不通所致的胸闷、心前区疼痛	
	地奥心血康胶囊	薯蓣科植物黄山药或穿龙薯蓣的根茎提取物	活血化瘀，行气止痛	瘀血内阻所致的眩晕、气短、心悸、胸闷或胸痛	有出血倾向者禁用
化瘀通脉	通心络胶囊	人参，水蛭，土鳖虫，赤芍，乳香（制），降香，全蝎，蜈蚣，檀香，冰片，蝉蜕，酸枣仁（炒）	益气活血，通络止痛	心气虚乏、血瘀络阻证所致的胸闷、刺痛、绞痛，固定不移、心悸自汗、气短乏力	孕妇、妇女经期禁用
	灯盏花素片	灯盏花素	活血化瘀，通经活络	脑络瘀阻，中风偏瘫，心脉痹阻，胸痹心痛；中风后遗症及冠心病，心绞痛见上述证候者	脑出血急性期禁用
祛瘀解毒	平消片	郁金，五灵脂，干漆（制），枳壳（麸炒），白矾，硝石，马钱子粉，仙鹤草	活血化瘀，止痛散结，清热解毒	热毒壅结所致的胸腹疼痛，痛有定处，或有肿块，面色晦暗	孕妇忌用

附表 1-9 理血类中成药—止血类中成药

类别	中成药名	药物组成	功效	主治	禁忌
凉血止血	十灰丸	大蓟(炒炭),小蓟(炒炭),茜根(炒炭),荷叶(煅炭),侧柏叶(炒炭),茅根(炒炭),棕榈皮(煅炭),山栀(炒炭),大黄(炒炭),牡丹皮(炒炭)	凉血止血	血热妄行所致的呕血、吐血、咯血、咳血、鼻衄,血色鲜红,来势急暴	孕妇禁用
散瘀止血	三七胶囊	三七	散瘀止血,消肿定痛	气虚血瘀的胸痹、胸肋刺痛、出血性病症及跌扑肿痛	

附表 1-10 祛痰止咳平喘类中成药

类别	中成药名	药物组成	功效	主治	禁忌
温化寒痰	小青龙合剂	麻黄,桂枝,干姜,五味子,白芍,甘草(蜜炙),法半夏,细辛	解表化饮,止咳平喘	风寒水饮,恶寒发热,无汗,喘咳痰稀	
	寒喘祖帕颗粒	神香草,铁线蕨,甘草浸膏,小茴香,芹菜子,葫芦巴,芸香草,玫瑰花,荨麻子	镇咳化痰,温肺平喘	急性感冒,寒性乃孜来所致的咳嗽,气急,发热、头痛、喷嚏、全身酸痛	
清热化痰	复方鲜竹沥液	鲜竹沥,鱼腥草,枇杷叶,桔梗,生半夏,生姜,薄荷素油	清热化痰,止咳	痰热壅肺所致的咳嗽,痰黄黏稠色	
	急支糖浆	鱼腥草,金荞麦,四季青,麻黄,前胡,紫菀,枳壳,甘草	清热化痰,宣肺止咳	外感风热发热,恶寒,胸膈满闷,咳嗽咽痛	孕妇禁用
	十味龙胆花颗粒	龙胆花,烈香杜鹃,甘草,矮紫堇,川贝母,小檗皮,鸡蛋参,螃蟹甲,藏木香,马尿泡	清热化痰,止咳平喘	痰热壅肺所致的咳嗽,痰黄,喘息痰鸣,或兼咽痛,口渴,尿黄,便干	孕妇、哺乳期妇女及 3 岁以下婴幼儿禁用
	橘红丸	化橘红,浙贝母,陈皮,制半夏,茯苓,甘草,苦杏仁,紫苏子(炒),桔梗,紫菀,款冬花,瓜蒌皮,石膏,地黄,麦冬	清肺,止咳,化痰	痰热壅肺所致的咳嗽,痰多,色黄黏稠,胸闷口干	
	强力枇杷露	枇杷叶,罂粟壳,百部,桑白皮,白前,桔梗,薄荷脑	清热化痰,敛肺止咳	痰热伤肺,咳嗽经久不愈,胸闷气短,痰少而黄或干咳无痰	孕妇及哺乳期妇女禁用
润肺化痰	利肺片	五味子,白及,枇杷叶,牡蛎,百部,百合,冬虫夏草,蛤蚧,甘草	驱痨补肺,镇咳化痰	肺肾两虚,肺痨咳嗽,咯痰,咯血	

（续表）

类别	中成药名	药物组成	功效	主治	禁忌
止咳化痰	桂龙咳喘宁胶囊	桂枝,白芍,苦杏仁(炒),瓜蒌皮,法半夏,龙骨,牡蛎,生姜,大枣,黄连,甘草(炙)	止咳化痰,降气平喘	外感风寒,痰湿阻肺引起的咳嗽,气喘,痰涎壅盛	
益肺平喘	蛤蚧定喘胶囊	蛤蚧,百合,紫苏子(炒),苦杏仁(炒),紫菀,瓜蒌子,麻黄,黄芩,黄连,石膏(煅),粗鳖甲,麦冬,甘草,石膏	滋阴清肺,止咳平喘	肺肾两虚,阴虚肺热所致的气喘,动则尤甚,干咳少痰或无痰,自汗盗汗,不思饮食	
	固本咳喘片	党参,白术(麸炒),茯苓,盐补骨脂,麦冬,五味子(醋制),甘草(炙)	益气固表,健脾补肾	脾虚痰盛,肾气不固所致的咳嗽,痰多,喘息气促、动则喘剧	

附表 1-11　治风类中成药

类别	中成药名	药物组成	功效	主治	禁忌
疏散外风	川芎茶调颗粒	川芎,荆芥,羌活,白芷,甘草,防风,薄荷,细辛	疏风止痛	外感风邪所致的头痛,或有恶寒、发热、鼻塞	
	正天丸	白芍,白芷,川芎,当归,地黄,独活,防风,附片,钩藤,红花,鸡血藤,麻黄,羌活,桃仁,细辛	疏风活血,养血平肝,通络止痛	外感风邪、瘀血阻络、血虚失养、肝阳上亢引起的头痛、恶风畏寒;或头痛经久不愈,其痛如刺,固定不移;或头痛而晕,遇劳加重,面色苍白	婴幼儿、孕妇、哺乳期妇女禁用。肝肾功能不全者禁用
	强力天麻杜仲胶囊	川牛膝,当归,地黄,独活,杜仲,附子,藁本,槲寄生,羌活,天麻,玄参,制草乌	散风活血,舒筋止痛	肝肾不足所致的肢体麻木,筋脉挛痛,行走不便,腰腿酸痛,痛引两足,关节游痛	孕妇忌用
平肝息风	强力定眩片	川芎,杜仲,杜仲叶,天麻,野菊花	降压,降脂,定眩	肝阳上亢所致的头痛、头晕、目眩、耳鸣、失眠	
	珍菊降压片	芦丁,氢氯噻嗪,盐酸可乐定,野菊花膏粉,珍珠层粉	降压	肝阳上亢引起的头痛、眩晕	氢氯噻嗪、可乐定及磺胺类药物过敏者禁用。哺乳期妇女禁用
	全天麻胶囊	天麻	平肝,息风,止痉	肝风上扰所致的眩晕、头痛、肢体麻木、癫痫抽搐	
	复方罗布麻颗粒	罗布麻叶,菊花,山楂	清热,平肝	肝阳肝热内扰引起的头晕目眩,失眠多梦,心烦口苦	

（续表）

类别	中成药名	药物组成	功效	主治	禁忌
祛风通络	中风回春片	川芎（酒制），丹参，当归（酒制），川牛膝，桃仁，红花，茺蔚子（炒），鸡血藤，土鳖虫（炒），全蝎，蜈蚣，地龙（炒），僵蚕（炒），木瓜，金钱白花蛇，威灵仙（酒制），忍冬藤，络石藤，伸筋草	活血化瘀，舒筋通络	痰瘀阻络所致的半身不遂，肢体麻木，言语謇涩，口眼㖞斜	脑出血急性患者及孕妇忌服
	小活络丸	制川乌，制草乌，胆南星，地龙，乳香（制），没药（制）	祛风散寒，化痰除湿，活血止痛	风寒湿邪痹阻、痰瘀阻络所致的肢体关节疼痛，关节屈伸不利、麻木拘挛	
养血祛风	养血清脑颗粒	当归，川芎，白芍，熟地黄，钩藤，鸡血藤，夏枯草，决明子，珍珠母，延胡索，细辛	养血平肝，活血通络	血虚肝旺所致头痛、眩晕眼花、心烦易怒、失眠多梦	

附表 1-12 安神类中成药

类别	中成药名	药物组成	功效	主治	禁忌
养心安神	天王补心丸	地黄，天冬，麦冬，当归，酸枣仁（炒），五味子，柏子仁，党参，玄参，丹参，茯苓，远志（制），石菖蒲，桔梗，甘草，朱砂	滋阴养血，补心安神	心阴不足，心悸健忘，失眠多梦，大便干燥	
养血安神	珍合灵片	珍珠层粉，灵芝，甘草	养血安神	心肝二经偏于热证之心悸，失眠，症见心慌气短，心神不宁，多梦健忘，头晕乏力，耳鸣，脉弦细数	
清肝安神	百乐眠胶囊	百合，刺五加（生），首乌藤，合欢花，珍珠母，石膏，酸枣仁，茯苓，远志，玄参，地黄（生），麦冬，五味子，灯心草，丹参	滋阴清热、养心安神	肝郁阴虚型失眠症，症见入睡困难、多梦易醒、醒后不眠、头晕乏力、烦躁易怒、心悸不安等	
补肾安神	乌灵胶囊	发酵乌灵菌粉	补肾健脑，养心安神	神经衰弱的心肾不交证。症见失眠、健忘、神疲乏力、腰膝酸软、脉细或沉无力等	
	安神补脑液	鹿茸，制何首乌，淫羊藿，干姜，甘草，大枣，维生素 B1	生精补髓，益气养血，强脑安神	肾精不足、气血两亏所致的头晕、乏力、健忘、失眠；神经衰弱症见上述证候者	

附表 1-13　开窍类中成药

类别	中成药名	药物组成	功效	主治	禁忌
清热化痰	清开灵胶囊	胆酸,珍珠母,猪去氧胆酸,栀子,水牛角,板蓝根,黄芩苷,金银花	清热解毒,镇惊安神	外感风热时毒,火毒内盛所致高热不退、烦躁不安、咽喉肿痛	
	安宫牛黄丸	人工牛黄,黄连,黄芩,栀子,郁金,雄黄,朱砂,水牛角浓缩粉,麝香,冰片,珍珠	清热解毒,镇惊开窍	热病,邪入心包,高热惊厥,神昏谵语	寒闭神昏及脱证禁用。孕妇忌服
	安脑片	人工牛黄,猪胆汁粉,朱砂,冰片,水牛角浓缩粉,珍珠,黄芩,栀子,雄黄,郁金,石膏,赭石,珍珠母,薄荷脑	清热解毒,豁痰开窍,镇惊熄风	高热神昏、烦躁谵语、抽搐惊厥、中风窍闭、头痛眩晕	
	礞石滚痰丸	金礞石(煅),沉香,黄芩,熟大黄	逐痰降火	痰火扰心所致的癫狂惊悸,或喘咳痰稠、大便秘结	孕妇禁用
化痰开窍	苏合香丸	苏合香,冰片,麝香,安息香,檀香,沉香,丁香,香附,木香,乳香(制),朱砂,荜茇,白术,诃子肉,水牛角浓缩粉	芳香开窍,行气止痛	痰迷心窍所致的痰厥昏迷、中风偏瘫、肢体不利,以及中暑、心胃气痛	孕妇禁用

附表 1-14　补虚类中成药

类别	中成药名	药物组成	功效	主治	禁忌
健脾益气	参苓白术颗粒	人参,茯苓,白术(炒),山药,莲子,白扁豆(炒),薏苡仁(炒),砂仁,桔梗,甘草	补脾胃,益肺气	脾胃虚弱,食少便溏、气短咳嗽、肢倦乏力	湿热内蕴者忌服
	补中益气丸	炙黄芪,党参,白术(炒),当归,陈皮,升麻,柴胡,炙甘草	补中益气,升阳举陷	脾胃虚弱,中气下陷所致的体倦乏力,食少腹胀,便溏久泻、脱肛下坠	
	胃复春片	红参,香茶菜,枳壳(炒)	健脾益气,活血解毒	脾胃虚弱所致的纳呆腹胀,脘腹疼痛,喜温喜按,食欲不振,面色萎黄,神疲倦怠等	孕妇忌服
	百令胶囊	发酵虫草菌粉(Cs-C-Q80)	补肺肾,益精气	肺肾两虚引起的咳嗽、气喘、咯血、腰背酸痛	
益气补血	八珍颗粒	党参,白术(炒),茯苓,白芍,熟地黄,当归,川芎,甘草	补气益血	气血两虚所致的面色萎黄、食欲不振、四肢乏力、月经过多	
	归脾丸	炙黄芪,党参,酸枣仁(炒),龙眼肉,白术(炒),当归,茯苓,远志,木香,炙甘草,大枣(去核)	益气健脾,养血安神	心脾两虚,气短心悸、失眠多梦、头昏头晕、肢倦乏力、食欲不振、崩漏便血	

（续表）

类别	中成药名	药物组成	功效	主治	禁忌
	杞菊地黄丸	枸杞子,菊花,熟地黄,山茱萸(制),牡丹皮,山药,茯苓,泽泻	滋肾养肝	肝肾阴亏,眩晕耳鸣、羞明畏光、迎风流泪、视物昏花	
益气养阴	生脉饮	人参,麦冬,五味子	益气,养阴,生津	气阴两亏,心悸气短、自汗	
	益气复脉胶囊	红参,麦冬,北五味子	益气复脉,养阴生津	气阴两亏,心悸气短、脉微自汗	
	参芪降糖颗粒	人参(茎叶)皂甙,五味子,山药,地黄,麦冬,黄芪,覆盆子,茯苓,天花粉,泽泻,枸杞子	益气养阴,滋脾补肾	消渴症	
滋阴补肾	六味地黄丸	熟地黄,山茱萸(制),山药,泽泻,牡丹皮,茯苓	滋阴补肾	肾阴亏虚的头晕耳鸣、腰膝酸软、骨蒸潮热、盗汗遗精、消渴	
	左归丸	熟地黄,菟丝子,牛膝,龟板胶,鹿角胶,山药,山茱萸,枸杞子	滋肾补阴	肾阴不足,腰酸膝软、盗汗、神疲口燥	孕妇忌服,儿童禁用
温补肾阳	金匮肾气丸	地黄,茯苓,山药,山茱萸(酒炙),牡丹皮,泽泻,桂枝,牛膝(去头),车前子(盐炙),附子(炙)	温补肾阳,行气化水	肾虚水肿,腰膝酸软、小便不利、畏寒肢冷	孕妇忌服
	济生肾气丸	熟地黄,山茱萸(制),山药,附子(制),肉桂,泽泻,茯苓,牡丹皮,牛膝,车前子	温肾助阳,利水消肿	肾阳不足,水湿内停所致的水肿、腰膝酸重、小便不利、痰饮咳喘	孕妇禁用
	补肾强身片	淫羊藿,狗脊(制),女贞子(制),菟丝子,金樱子	补肾强身	腰酸足软、头晕耳鸣、眼花心悸	儿童、孕妇禁用

附表 1-15 固涩类中成药

类别	中成药名	药物组成	功效	主治	禁忌
固表止汗	玉屏风颗粒	黄芪,白术(炒),防风	益气,固表,止汗	表虚不固,自汗恶风、面色㿠白、或体虚易感风邪者	
补肾缩尿	缩泉丸	益智仁(盐炒),山药,乌药	温补肾阳,缩尿止遗	肾虚所致的小便频数,夜间遗尿,腰膝酸软	
固涩止泻	四神丸	补骨脂(盐炒),吴茱萸(制),肉豆蔻(煨),五味子(醋制),大枣(去核)	温肾暖脾,涩肠止泻	肾阳不足所致的泄泻,症见肠鸣腹胀、五更泄泻、食少不化、久泻不止、面黄肢冷	

（续表）

类别	中成药名	药物组成	功效	主治	禁忌
	固本益肠片	党参,黄芪,补骨脂,炒白术,麸炒山药,炮姜,酒当归,炒白芍,醋延胡索,煨木香,地榆炭,煅赤石脂,儿茶,炙甘草	健脾温肾,涩肠止泻	脾肾阳虚所致的泄泻,症见腹痛绵绵、大便清稀或有黏液及黏液血便、食少腹胀、腰酸乏力、形寒肢冷、舌淡苔白、脉虚	湿热痢疾、湿热泄泻者忌用

附二　外科常用中成药

附表 2 - 1　外科常用中成药

类别	中成药名	药物组成	功效	主治	禁忌
清热利湿	消炎利胆片	穿心莲,溪黄草,苦木	清热,祛湿,利胆	肝胆湿热引起的口苦、胁痛	
	胆宁片	大黄、虎杖、青皮、白茅根、陈皮、郁金、山楂	疏肝利胆,清热通下	肝郁气滞,湿热未清所致的右上腹隐隐作痛、食入作胀、便秘	
	排石颗粒	连钱草,盐车前子,关木通,徐长卿,石韦,瞿麦,忍冬藤,滑石,茼麻子,甘草	清热利水,通淋排石	下焦湿热所致的石淋,症见腰腹疼痛、排尿不畅或伴有血尿	
清肠消痔	马应龙麝香痔疮膏	麝香,人工牛黄,珍珠,炉甘石(煅),硼砂,冰片	清热燥湿,活血消肿,去腐生肌	湿热瘀阻所致的各类痔疮,肛裂,症见大便出血、或疼痛、有下坠感;亦用于肛周湿疹	
	地榆槐角丸	地榆(炭),槐角(蜜炙),槐花(炒),黄芩,大黄,当归,地黄,赤芍,红花,防风,荆芥穗,枳壳(麸炒)	疏风凉血,泻热润燥	脏腑实热、大肠火盛所致的肠风,症见便血、痔疮肛瘘、湿热便秘、肛门肿痛	
解毒消肿	锡类散	牛黄,冰片,珍珠,人指甲,象牙屑,青黛,壁钱炭	消炎解毒,去腐生新	用于烂喉,乳蛾,牙疳,口舌腐烂,现用于阴道溃疡,保留灌肠可治疗直肠、乙状结肠的慢性溃疡	
	如意金黄膏	天花粉,大黄,黄柏,白芷,姜黄,生天南星,苍术,厚朴,陈皮,甘草	清热解毒,消肿止痛	热毒瘀滞肌肤所致疮疡肿痛,丹毒流注,症见肌肤红、肿、热、痛,亦可用于跌扑损伤等	疮疡阴证或已溃禁用
	紫草膏	紫草,当归,生地黄,白芷,防风,乳香,没药	凉血、活血、清热止痛、祛腐生肌	热毒蕴结所致的溃疡,症见疮面疼痛、疮色鲜活、脓腐将尽、久不收口	

211

（续表）

类别	中成药名	药物组成	功效	主治	禁忌
	京万红	黄连,黄芩,黄柏,栀子,大黄,地榆,槐米,半边莲,金银花,紫草,苦参,胡黄连,白蔹,地黄,桃仁,红花,当归,川芎,血竭,赤芍,木鳖子,土鳖虫,穿山甲,乳香,没药,木瓜,罂粟壳,五倍子,乌梅,棕榈,血余炭,白芷,苍术,冰片	清热解毒,凉血化瘀,消肿止痛,去腐生肌	热毒瘀滞或热盛肉腐所致疮疡,症见疮疡肿痛,皮肤损伤,创面溃烂	
	湿润烧伤膏	黄连,黄柏,黄芩,地龙,罂粟壳	清热解毒,止痛,生肌	各种烧、烫、灼伤,症见局部皮肤潮红疼痛,或有水疱	
	季德胜蛇药片	七叶一枝花,蟾蜍皮,蜈蚣,地锦草	清热解毒,消肿止痛	毒蛇、毒虫咬伤,症见局部牙痕,红肿疼痛,头晕头痛	孕妇禁用
软坚散结	内消瘰疬丸	夏枯草,海藻,蛤壳(煅),连翘,白蔹,大青盐,天花粉,玄明粉,浙贝母,枳壳,当归,地黄,熟大黄,玄参,桔梗,薄荷,甘草	化痰,软坚,散结	痰湿凝滞所致的瘰疬,症见皮下结块、不热不痛	
	小金丸	制草乌,木鳖子(去壳去油),五灵脂(醋炒),地龙,枫香脂,乳香(制),没药(制),当归(酒炒),麝香,香墨	散结消肿,化瘀止痛	痰气凝滞所致的瘰疬,瘿瘤,乳岩,乳癖,症见肌肤或肌肤下肿块一处或数处,推之能动,或骨及骨关节肿大,皮色不变,肿硬作痛	
化瘀通脉	脉管复康片	丹参,鸡血藤,郁金,乳香,没药	活血化瘀,通经活络	瘀血阻滞,血脉不畅引起的脉管炎、硬皮病、动脉硬化性下肢血管闭塞症	孕妇禁服
养阴生肌	康复新液	美洲大蠊干燥虫体的乙醇提取物	通利血脉,养阴生肌	内服:用于瘀血阻滞,胃痛出血,胃、十二指肠溃疡;以及阴虚肺痨,肺结核的辅助治疗。外用:用于金疮、外伤、溃疡、瘘管、烧伤、烫伤、褥疮之创面	

附三 妇科常用中成药

附表 3-1 妇科常用中成药

类别	中成药名	药物组成	功效	主治	禁忌
理血调经	益母草膏	益母草	活血调经	月经不调及产后瘀血腹痛,症见经水量少,淋漓不尽,经行腹痛,块下痛减	孕妇禁用
	少腹逐瘀颗粒	五灵脂(醋炒),没药(炒),蒲黄,茴香,肉桂,当归,川芎,延胡索(醋制),炮姜,赤芍,小茴香(盐炒)	活血逐瘀,祛寒止痛	血瘀有寒引起的月经不调,症见经行后错,经血紫暗,小腹冷痛	孕妇忌用
	妇科十味胶囊	香附(醋炙),当归,熟地黄,川芎,延胡索(醋炙),白术,赤芍,白芍,大枣,甘草,碳酸钙	养血舒肝,调经止痛	血虚肝郁所致月经不调、痛经、月经前后诸证,症见行经后错,经水量少,有血块,行经小腹疼痛,血块排出痛减,经前双乳胀痛	孕妇禁用
清热除湿	妇科千金片	千斤拔,功劳木,单面针,穿心莲,党参,鸡血藤,当归,金樱根	清热除湿,益气化瘀	湿热瘀阻所致的带下病、腹痛,症见带下量多、色黄质稠、臭秽、小腹疼痛、腰骶酸痛	孕妇禁用
	金刚藤胶囊	金刚藤	清热解毒、化湿消肿	湿热下注、瘀阻所致的带下、腹痛,症见带下量多、黄稠,经期腹痛	孕妇忌服
	治糜康栓	黄柏,苦参,儿茶,枯矾,冰片	清热解毒,燥湿收敛	湿热下注所致带下病,症见带下量多、色黄质稠、有臭味,或有大便干燥	孕妇禁用
	金鸡胶囊	金樱子,鸡血藤,千斤拔,功劳木,穿心莲,两面针	清热解毒,健脾除湿,通络活血	湿热瘀阻所致的带下病,症见带下量多,少腹疼痛拒按	
益气养血	乌鸡白凤丸	乌鸡(去毛、爪、肠),鹿角胶,鳖甲(制),牡蛎(煅),桑螵蛸,人参,黄芪,当归,白芍,香附(醋制),天冬,甘草,地黄,熟地黄,川芎,银柴胡,丹参,山药,芡实(炒),鹿角霜	补气养血,调经止带	气血两虚所致的月经失调、崩漏、带下病,症见经行错后或提前、月经量多,或淋漓不尽,身体瘦弱,带下量多	孕妇禁用
益气养血	艾附暖宫丸	香附(醋制),艾叶(炭),当归,吴茱萸(制),川芎,白芍(酒炒),黄芪(蜜炙),肉桂,熟地黄,续断	补血调血,暖宫调经	血虚气滞、下焦虚寒所致的月经不调、痛经,症见经行后错,经来腹痛喜热,腰酸带下	孕妇禁用

213

（续表）

类别	中成药名	药物组成	功效	主治	禁忌
滋阴安神	坤泰胶囊	熟地黄,黄连,白芍,黄芩,阿胶,茯苓	滋阴清热,安神除烦	绝经期前后诸证,阴虚火旺者,症见潮热面红、自汗盗汗、心烦不宁、头晕耳鸣、腰膝酸软	
消肿散结	乳癖消片	鹿角,鸡血藤,红花,三七,牡丹皮,赤芍,蒲公英,连翘,天花粉,玄参,夏枯草,漏芦,昆布,海藻,木香	软坚散结,活血消痈,清热解毒	痰热互结所致的乳癖、乳痈,症见乳房结节、数目不等、大小形态不一、质地柔软、或产后乳房结块、红热疼痛	孕妇禁用
活血消癥	桂枝茯苓丸	桂枝,桃仁,牡丹皮,赤芍,茯苓	活血,化瘀,消癥	妇人瘀血阻络所致癥块、痛经、闭经、产后恶露不尽,症见下腹包块推之可移、月经不畅,有小血块,腹痛如刺或血瘀经闭,产后恶露淋漓不尽	体弱、阴道出血多者忌用

附四　儿科常用中成药

附表 4-1　儿科常用中成药

类别	中成药名	药物组成	功效	主治	禁忌
解表散邪	小儿热速清口服液	柴胡,黄芩,板蓝根,葛根,金银花,水牛角,连翘,大黄	清热解毒,泻火利咽	小儿外感风热所致的感冒,症见发热、头痛、咽喉肿痛、鼻塞流涕、咳嗽、大便干结	
	小儿柴桂退热颗粒	柴胡,桂枝,葛根,浮萍,黄芩,白芍,蝉蜕	发汗解表,清里退热	小儿外感发热。症见:发热,头身痛,流涕,口渴,咽红,溲黄,便干等	
清热解毒	小儿化毒散	人工牛黄,珍珠,雄黄,大黄,黄连,天花粉,川贝母,赤芍,乳香(制),没药(制),冰片,甘草	清热解毒,活血消肿	热毒内蕴、毒邪未尽所致的口疮肿痛、疮疡溃烂、烦躁口渴、大便秘结	腹泻患儿忌服。绞窄性肠梗阻患者忌服
清热祛湿	小儿泻速停颗粒	地锦草,儿茶,乌梅,山楂(炒焦),茯苓,白芍,甘草	清热利湿,健脾止泻,缓急止痛	小儿湿热壅遏大肠所致的泄泻,症见大便稀薄如水样,腹痛,食欲不振	
祛痰止咳	贝羚胶囊	川贝母,羚羊角,猪去氧胆酸,麝香沉香,人工竺黄(飞),青礞石(煅,飞),硼砂(炒)	清热化痰,止咳平喘	痰热阻肺,气喘咳嗽,症见咳嗽痰多、痰黏难咳	

(续表)

类别	中成药名	药物组成	功效	主治	禁忌
	小儿肺咳颗粒	人参,茯苓,白术,陈皮,鸡内金,大黄(酒炙),鳖甲,地骨皮,北沙参,炙甘草,青蒿,麦冬,桂枝,干姜,附子(制),瓜蒌,桑白皮,款冬花,紫菀,桑白皮,胆南星,黄芪,枸杞子	健脾益肺,止咳平喘	肺脾不足,痰湿内壅所致咳嗽或痰多稠黄,咳吐不爽,气短,喘促,动辄汗出,食少纳呆,周身乏力,舌红苔厚;小儿支气管炎见以上证候者	
扶正补虚	健脾生血颗粒	党参,茯苓,炒白术,甘草,黄芪,山药,炒鸡内金,醋龟甲,山麦冬,醋南五味子,龙骨,煅牡蛎,大枣,硫酸亚铁	健脾和胃,养血安神	小儿脾胃虚弱及心脾两虚型缺铁性贫血,症见面色萎黄或㿠白,食少纳呆,腹胀脘闷,大便不调,烦躁多汗,倦怠乏力,舌胖色淡,苔薄白,脉细弱等	非缺铁性贫血(如地中海贫血)患者禁用
消导化积	健儿消食口服液	炙黄芪、白术(麸炒)、麦冬、陈皮、莱菔子(炒)、山楂(炒)、黄芩	健脾益胃,理气消食	小儿饮食不节损伤脾胃引起的纳呆食少,脘胀腹满,手足心热,自汗乏力,大便不调,以至厌食,恶食等症	
	小儿化食丸	六神曲(炒焦)、焦山楂、焦麦芽、焦槟榔、醋莪术、三棱(制)、牵牛子(炒焦)、大黄	消食化滞,泻火通便	食滞化热所致的积滞。症见厌食、烦躁、恶心呕吐、口渴、脘腹胀满、大便干燥	

附五　眼科常用中成药

附表 5-1　眼科常用中成药

类别	中成药名	药物组成	功效	主治	禁忌
清热散风	明目上清片	桔梗,熟大黄,天花粉,石膏,麦冬,玄参,栀子,蒺藜,蝉蜕,甘草,陈皮,菊花,车前子,当归,黄芩,赤芍,黄连,枳壳,薄荷脑,连翘,荆芥油	清热散风,明目止痛	外感风热所致的暴发火眼,红肿作痛,头晕目眩,眼边刺痒,大便燥结,小便赤黄	孕妇忌服
	麝珠明目滴眼液	珍珠(水飞),麝香,冬虫夏草,石决明(煅),黄连,黄柏,大黄,冰片,蛇胆汁,猪胆膏,炉甘石(煅),紫苏,荆芥	清热消翳明目	阴虚内热证,症见视物不清,双目干涩,不能久视,及老年性初,中期白内障见上述证候者	
清肝明目	黄连羊肝丸	黄连,龙胆,胡黄连,黄芩,黄柏,密蒙花,木贼,茺蔚子,夜明砂,决明子(炒),石决明(煅),柴胡,青皮(醋炒),鲜羊肝	清泻肝火,明目	肝火旺盛,目赤肿痛,视物昏暗,羞明流泪,胬肉攀睛	

（续表）

类别	中成药名	药物组成	功效	主治	禁忌
	珍珠明目滴眼液	珍珠液,冰片	清热泻火,养肝明目	视力疲劳症和慢性结膜炎	
滋阴养肝	杞菊地黄丸	熟地黄,山茱萸(制),山药,牡丹皮,茯苓,泽泻,枸杞子,菊花	滋肾养肝	肝肾阴亏,所致的眩晕耳鸣,羞明畏光,迎风流泪,视物昏花	
益气养阴	复方血栓通胶囊	三七,黄芪,丹参,玄参	活血化瘀,益气养阴	血瘀兼气阴两虚证之视网膜静脉阻塞,症见视力下降或视觉异常,眼底瘀血征象,神疲乏力,咽干,口干等;以及用于血瘀兼气阴两虚的稳定性劳累型心绞痛,症见胸闷痛,心悸,心慌,气短乏力,心烦口干	

附六 耳鼻喉科常用中成药

附表 6-1 耳鼻喉科常用中成药

类别	中成药名	药物组成	功效	主治	禁忌
聪耳	耳聋左慈丸	熟地黄,山茱萸(制),山药,磁石(煅),竹叶,柴胡,牡丹皮,茯苓,泽泻	滋肾平肝	阴虚阳亢所致的耳鸣耳聋,头晕目眩	
	通窍耳聋丸	龙胆,黄芩,栀子(姜炙),芦荟,青黛,天南星(矾炙),当归,熟地黄,柴胡,木香,青皮(醋炙),陈皮	清肝泻火,通窍润便	肝经热盛所致的耳鸣耳聋,听力下降,耳底肿痛,头目眩晕,目赤口苦,胸膈满闷,大便秘结	
通鼻窍	鼻渊舒口服液	辛夷,苍耳子,栀子,黄芩,黄芪,川芎,柴胡,细辛,薄荷,川木通,茯苓,白芷,桔梗	通利鼻窍	急慢性鼻炎或副鼻窦炎,症见鼻塞不通,流黄稠涕	
	辛芩颗粒	细辛,黄芩,苍耳子,白芷,荆芥,石菖蒲,桂枝,防风,白术,黄芪	益气固表,祛风通窍	正气不足,风邪袭肺所致的鼻渊证,症见恶寒发热,鼻窍不通,鼻流浊涕,头昏脑涨等	
利咽喉	黄氏响声丸	桔梗,薄荷,薄荷脑,浙贝母,连翘,蝉蜕,胖大海,酒大黄,川芎,儿茶,诃子肉,甘草	疏风清热,化痰散结,利咽开音	风热外束,痰热内盛所致的急、慢喉瘖,症见声音嘶哑,咽喉肿痛,咽干灼热,咽中有痰,或寒热头痛,或便秘尿赤等	

（续表）

类别	中成药名	药物组成	功效	主治	禁忌
	金嗓散结胶囊	金银花,丹参,板蓝根,马勃,蒲公英,桃仁(去皮),红花,三棱(醋炒),莪术(醋炒),玄参,麦冬,浙贝母,泽泻,鸡内金(炒),蝉蜕,木蝴蝶	清热解毒,活血化瘀,利湿化痰	热毒蕴结、气滞血瘀所致的声音嘶哑、声带充血、肿胀;慢性喉炎、声带小结、声带息肉见上述症候者	
	清咽滴丸	人工牛黄,薄荷脑,青黛,冰片,诃子,甘草	疏风清热,解毒利咽	外感风热所致的急喉痹,症见咽痛,咽干,口渴,或微恶风,发热,咽部红肿,舌边尖红,苔薄白或薄黄,脉浮数或滑数;急性咽炎见上述证候者	
	六神丸	牛黄,珍珠粉,雄黄,蟾酥,麝香,冰片	清热解毒,消肿止痛	烂喉丹痧,咽喉肿痛,喉风喉痛,单双乳蛾,小儿热疖,痈疡疔疮,乳痈发背,无名肿毒等,症见咽喉红肿疼痛,咽下困难,或疮疡局部红肿热痛等	孕妇禁用
	玄麦甘桔含片	玄参,麦冬,甘草,桔梗	清热滋阴,祛痰利咽	阴虚火旺、虚火上浮所致的口鼻干燥,咽喉肿痛等	
	冰硼散	冰片,硼砂(煅),朱砂,玄明粉	清热解毒,消肿止痛	热毒蕴结所致的咽喉疼痛,牙龈肿痛,口舌生疮	

附七　骨科常用中成药

附表 7-1　骨科常用中成药

类别	中成药名	药物组成	功效	主治	禁忌
接骨续筋	伤科接骨片	红花,土鳖虫,朱砂,马钱子粉,没药(炙),三七,海星(炙),鸡骨(炙),冰片,自然铜(煅),乳香(炙),甜瓜子	活血化瘀,消肿止痛	跌打损伤所致的骨折筋伤,闪腰岔气,症见局部疼痛,皮肤青肿,腰痛,活动不利	孕妇禁用
活血疗伤	云南白药(膏、胶囊、气雾剂)	三七,重楼等	止血化瘀,活血止痛,解毒消肿	跌打损伤、瘀血肿痛、吐血、咳血、便血、痔疮、崩漏下血、疮疡肿毒,症见伤处肿胀疼痛、青紫、出血、月经量多或痔疮出血及疼痛、疮疡红肿疼痛	孕妇及过敏体质者忌用
	活血止痛片	当归,三七,乳香(制),冰片,土鳖虫,自然铜(煅)	活血散瘀,消肿止痛	跌打损伤,或扭挫伤,症见瘀血肿痛,皮青肉肿	孕妇、6 岁以下儿童肝肾功能异常者禁用

（续表）

类别	中成药名	药物组成	功效	主治	禁忌
	独一味胶囊	独一味	活血止痛，化瘀止血	筋骨扭伤，风湿痹痛以及崩漏，痛经，症见伤处剧烈疼痛，肢体畸形，青紫斑块，外伤出血，关节肿痛，痛如针刺样	孕妇禁用
通络止痛	舒筋活血片	红花，香附（炙），狗脊（炙），香加皮，络石藤，伸筋草，泽兰叶，槲寄生，鸡血藤，自然铜（煅）	舒筋活络，活血散瘀	筋骨疼痛，肢体拘挛，腰背酸痛，跌打损伤，症见局部瘀血肿胀，剧烈疼痛，关节活动不利，腰部疼痛，压痛	孕妇禁用
	颈舒颗粒	三七，当归，川芎红花，天麻，肉桂，人工牛黄	活血化瘀，温经通窍止痛	瘀血阻络所致的痹痛，症见颈肩部僵硬，疼痛，患侧上肢窜痛	孕妇禁用
	颈复康颗粒	羌活，川芎，葛根，秦艽，威灵仙，苍术，丹参，白芍，地龙（酒炙），红花，没药（制），乳香（制），黄芪，党参，地黄，石决明，黄柏，桃仁（去皮），土鳖虫（酒炙），王不留行（炒），花蕊石（煅）	活血通络，散风止痛	风湿瘀阻所致的颈椎病，症见头晕，颈项僵硬，肩背酸痛，手臂麻木	孕妇禁用
	狗皮膏	生川乌，生草乌，羌活，独活，青风藤，香加皮，防风，威灵仙，苍术，蛇床子，麻黄，高良姜，小茴香，官桂，当归，赤芍，木瓜，苏木，大黄，油松节，续断，川芎，白芷，乳香，没药，冰片，樟脑，丁香，肉桂	舒筋，活血，散寒，止痛	筋骨痛，风湿痛，关节痛，症见四肢麻木，腰腿疼痛，痛呈走窜，筋脉拘挛，胁痛，肌肉酸痛	孕妇忌贴腰部和腹部
	复方南星止痛膏	生天南星，生川乌，丁香，肉桂，白芷，细辛，川芎，徐长卿，乳香（制），没药（制），樟脑，冰片	散寒除湿，活血止痛	寒湿瘀阻所致的痹病，跌打损伤，症见肿胀，活动不利，遇寒加重，伤处肿痛，青紫	孕妇忌用。皮肤破溃或感染处禁用
	伤湿止痛膏	伤湿止痛流浸膏（生草乌，生川乌，乳香，没药，生马钱子，丁香，肉桂，荆芥，防风，老鹳草，香加皮，积雪草，骨碎补，白芷，山柰，干姜），水杨酸甲酯，薄荷脑，冰片，樟脑，芸香浸膏，颠茄流浸膏	祛风湿，活血止痛	风湿性关节炎、肌肉疼痛，关节肿痛，症见关节疼痛，得温痛减，活动受限	皮肤破溃或感染处禁用
	麝香解痛膏	麝香，生川乌，辣椒，红茴香根，樟脑，水杨酸甲酯，颠茄流浸膏	散寒，活血，镇痛	寒湿瘀阻经络所致痹病及关节扭伤，症见关节疼痛，得温痛减，活动受阻，青紫肿痛，肢体麻木	孕妇忌用。对本品过敏者禁用

（续表）

类别	中成药名	药物组成	功效	主治	禁忌
补肾壮骨	仙灵骨葆胶囊	淫羊藿，续断，补骨脂，地黄，丹参，知母	滋补肝肾，活血通络，强筋壮骨	肝肾不足，瘀血阻络所致骨质疏松症，症见腰脊疼痛，足膝酸软，乏力	孕妇忌用
	壮骨关节丸	狗脊，淫羊藿，独活，骨碎补，续断，木香，鸡血藤，熟地黄	补益肝肾，养血活血，舒筋活络，理气止痛	肝肾不足，气滞血瘀，经络痹阻证，症见节肿胀疼痛、颈、腰、膝部痛有定处，重着而痛遇风寒湿邪加重，屈伸不利	孕妇忌用

附八　皮肤科常用中成药

附表 8-1　皮肤科常用中成药

类别	中成药名	药物组成	功效	主治	禁忌
皮肤科	百癣夏塔热片	地锦草，司卡摩尼亚脂，诃子肉，芦荟，毛诃子肉，西青果	清除异常黏液质、胆液质，消肿止痒	手癣，体癣，足癣，花斑癣，过敏性皮炎，痤疮	
	消银颗粒	地黄，牡丹皮，赤芍，当归，苦参，金银花，玄参，牛蒡子，蝉蜕，白鲜皮，大青叶，红花，防风	清热凉血，养血润燥，祛风止痒	血热风燥型白疕和血虚风燥型白疕。症见皮疹为点滴状，基底鲜红色，表面覆有银白色鳞屑，或皮疹表面附有较厚的银白色鳞屑，较干燥，基底淡红色瘙痒较甚	孕妇禁用
	复方土槿皮酊	土槿皮，苯甲酸，水杨酸	杀菌，止痒	趾痒、皮肤滋痒、一般癣疾	儿童及孕妇禁用。手足癣及伴有继发感染（化脓）者禁用。皮肤破溃处禁用
	冰黄肤乐软膏	大黄，姜黄，硫黄，黄芩，甘草，冰片，薄荷脑	清热燥湿，活血祛风，止痒消炎	湿热蕴结或血热风燥引起的皮肤瘙痒	
	紫归治裂膏	活血，生肌，止痛	手足皲裂	跌打损伤，闪腰岔气，症见伤处皮肤瘀血肿痛，青紫、活动受限	
	皮肤康洗液	金银花，蒲公英，马齿苋，土茯苓，大黄，赤芍，蛇床子，白鲜皮，甘草	清热解毒，凉血除湿，杀虫止痒	湿热阻于皮肤所致湿疹，症见瘙痒、红斑、丘疹、水泡、渗出、糜烂等，或湿热下注所致阴痒、白带过多，急性湿疹及阴道炎见上述证候者	妇女及月经期、重度宫颈糜烂者禁用

索　引

索引一　中药名称索引

221

索引二 方剂名称索引